頸椎症の名医が教える

竹谷内式 首トレ

整形外科医・カイロプラクター
竹谷内康修 著

徳間書店

はじめに

現代人を苦しめる首・肩・腕のつらさ……セルフケアで治す方法を教えます！

現代人が苦しむ「肩こり」

現代の日本人が、日頃からどんな体の不調を持っているか、厚生労働省が定期的に調べています。最近の結果は、1位が「腰痛」で、2位が「肩こり」でした（2016年の「国民生活基礎調査」）。

「肩こり」は、性別でみると、女性では1位、男性では2位。男女合計数は、国民1000人あたり174・5人とのことなので、日本人の全人口に換算すれば、2200万人にも上ることになります。いまや肩こりは、腰痛とならぶ、「国民病」といえる病気となっているのです。

もし、あなたが、「首の痛みを何とかしたい！」と考えてこの本を読んでいるとしたら、肩こりの話から本書が始まったことに、少しずれを感じられたかもしれません。

しかし、肩こりは、首の痛みと不可分の関係にあります。

肩こりの実体は、「首・肩の筋肉の過剰な収縮」のことです。

首・肩の筋肉は、一体となって収縮し、重い頭を支えています。

そして、その筋肉の収縮が悪い姿勢などで過剰になったり、長時間続いたりすると、首こり、肩こり、首の痛み、肩の痛みなどといった、症状が引き起こされるのです。

肩こりが「頸椎症」を招く

厄介《やっかい》なことに、肩こりは、そのまま放置してしまうと、やがては首の部分で骨や軟骨を変形させ、さらにはそれが神経にも影響を与え、痛みの悪化や腕のしびれなど（もっといえば、手足のマヒや内臓の機能低下など）といった症状の重篤化《じゅうとくか》を招いてしまいます。ひどい場合では手術が必要になることもあります。

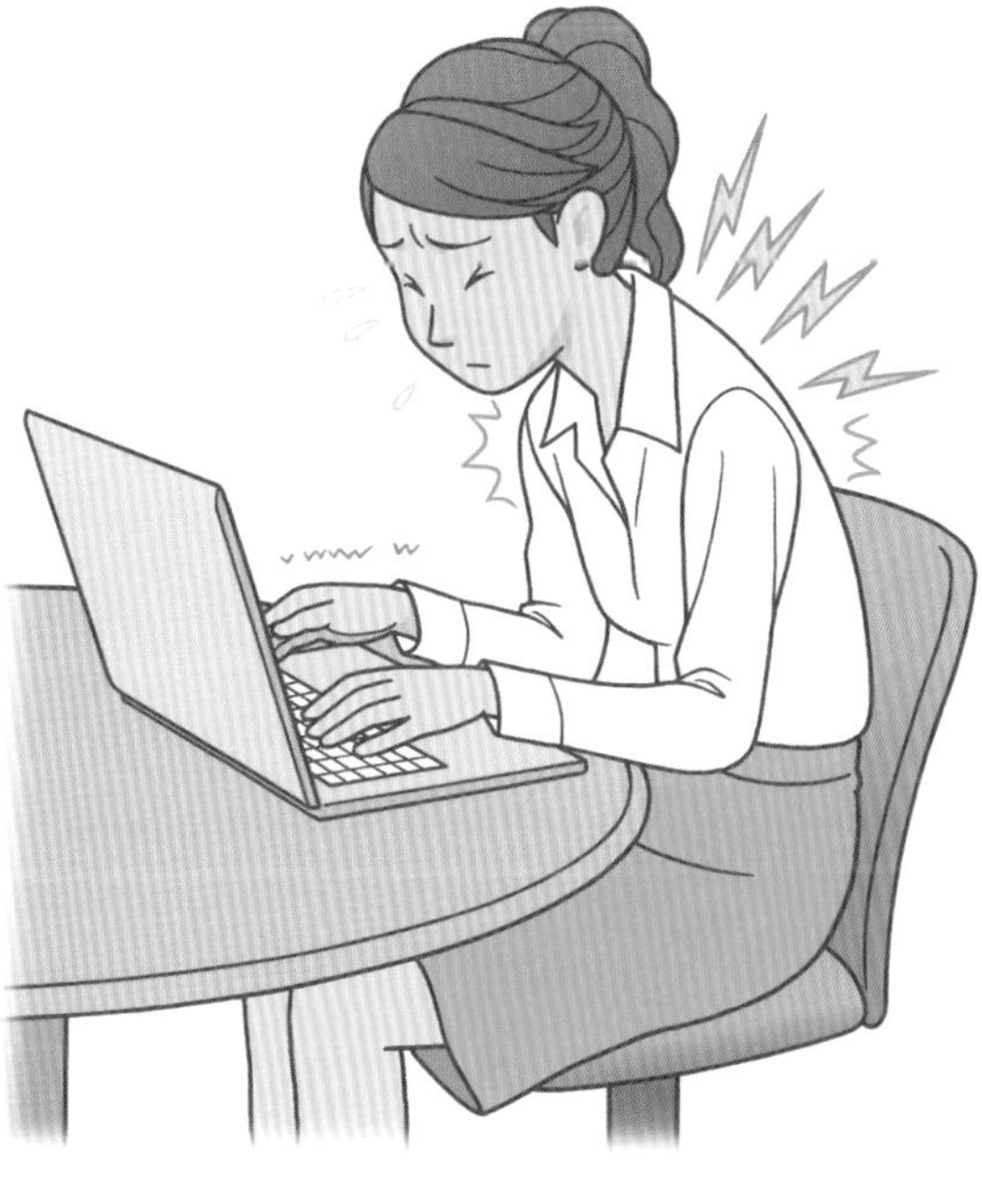

肩こりから始まって、こうして現れる一連の症状が、「頸椎症《けいついしょう》」です。

頸椎症は、医学的な定義があるわけではありませんが、肩こりは「頸椎症の初期段階」だととらえることができるのです。

「たかが肩こり」などと、あなどってはならず、それどころか、首の痛みや腕のしびれなどの症状に悩まされている人にとっては、肩こりがすべての元凶であったことを、まず把握してほしいと思います。

そして、自分のこれまでの生活を振り返ってみてください。ネコ背の姿勢でパソコンを長時間使ったり、肩に力を入れてばかりの日常を送ってこられたのではないでしょうか。首・肩の筋肉の過剰な収縮、つまり首・肩の「緊張」は、自分がつくりだしてきたものなのです。

首・肩の緊張はかんたんにほぐせる

本書の目的は、2200万人が悩まされている、こうした首・肩の緊張から、体を解放させることにほかなりません。

首・肩の緊張をゆるめるには、何も、薬や牽引《けんいん》やマッサージ、あるいは手術といったお金がかかる医療手段である必要はありません。

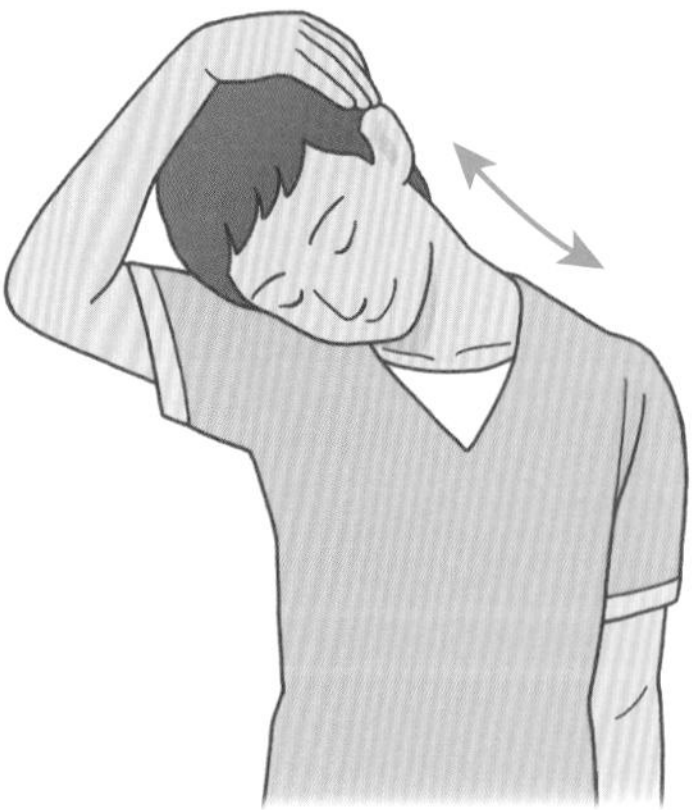

「ストレッチ」や「筋トレ」といった、患者さん自身で行なえる方法だってあります。むしろ、そうした自分1人で行なえる方法（セルフケア）は、やる気さえあれば、いつでもどこでもできるので、非常に有利で、継続すれば効果も高いのです。

本書では、そのノウハウを「首のトレーニング（略して「首トレ」）」という形でご紹介します。5分ほどでできるとてもかんたんなものです。

それと合わせて、首・肩の緊張を抑制する、たとえば、ネコ背の姿勢の改善法や、首・肩のリラックス法も重要な手段となりますので、そのノウハウもご紹介していきます。

これらのことは、私がクリニックでいつも、患者さんに指導しているもので、その効果は実証済みです。ぜひ本書を参考に生活に取り入れてください。

症状の改善に役立てていただければ、こんなに嬉しいことはありません。

竹谷内 康修

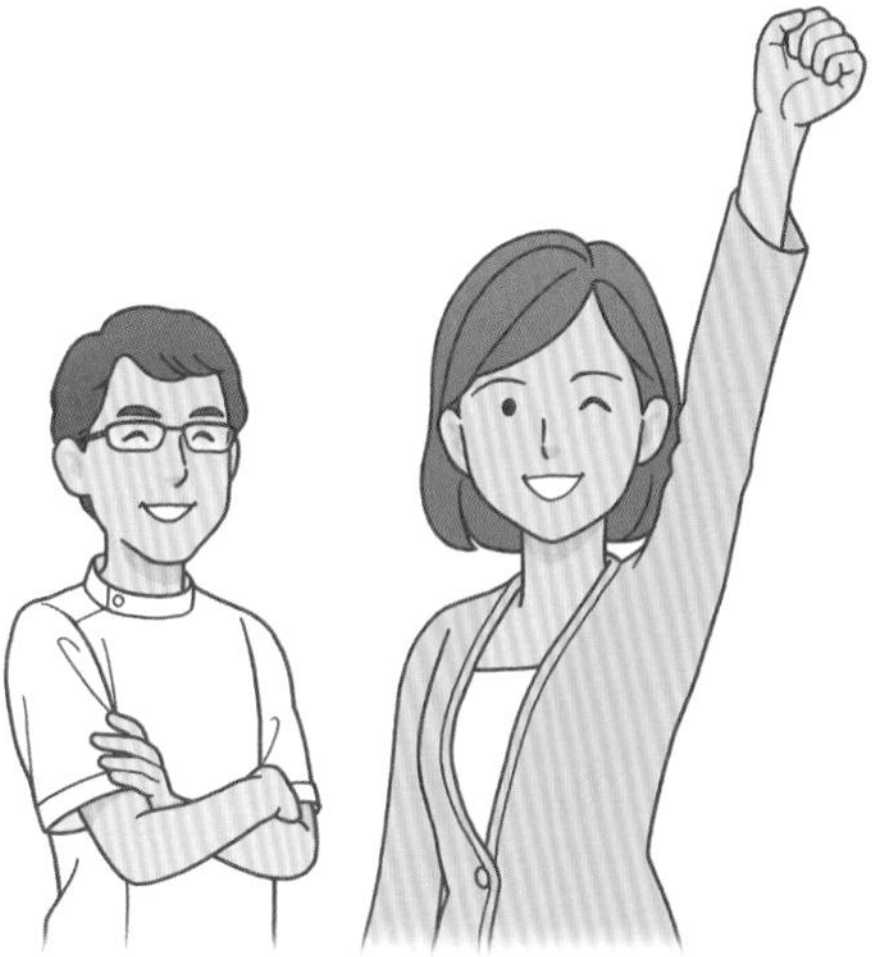

頸椎症の名医が教える 竹谷内式 首トレ
5分の体操で首の痛み・肩こり・腕のしびれが消える

目次

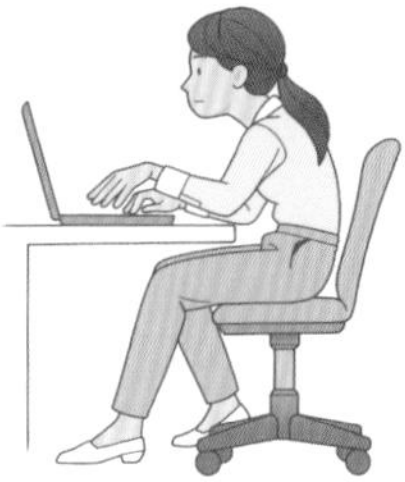
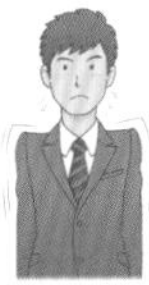
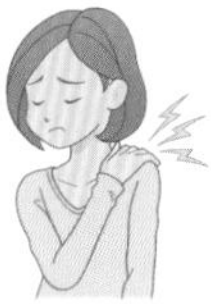

第1章 首・肩のこりや痛み、放っておくと危険です！

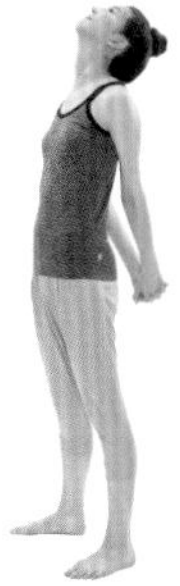
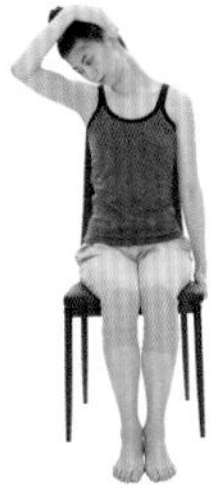
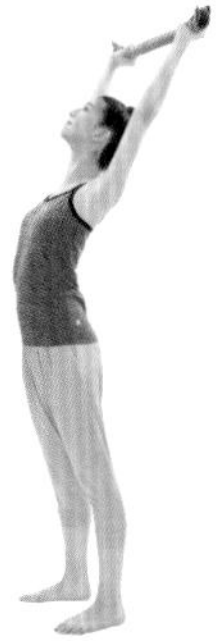

第2章 竹谷内式！ 1日5分の「首トレ」でつらい症状を治す

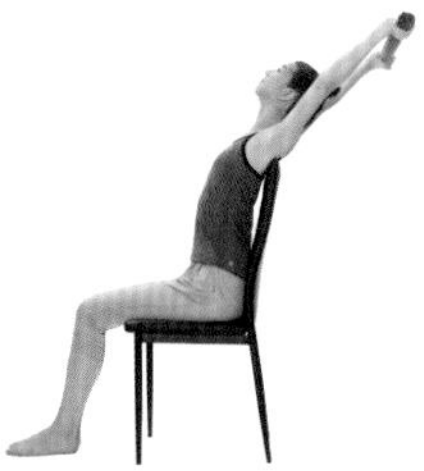
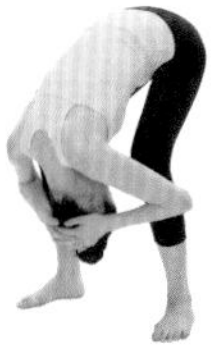
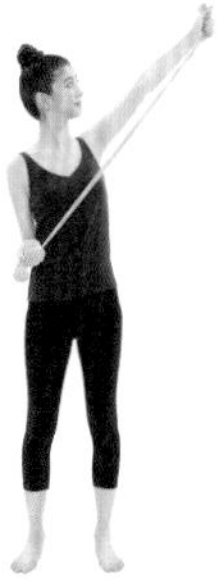

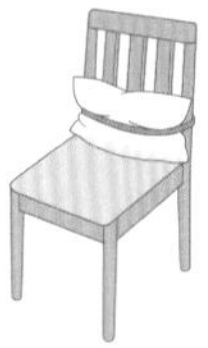
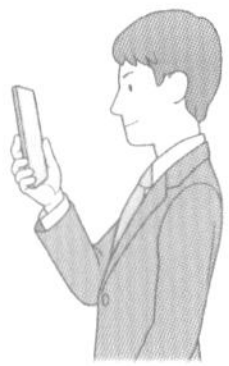
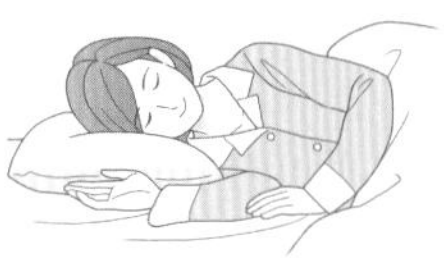

第3章 生活に取り入れたい！「首ケア」のワザ

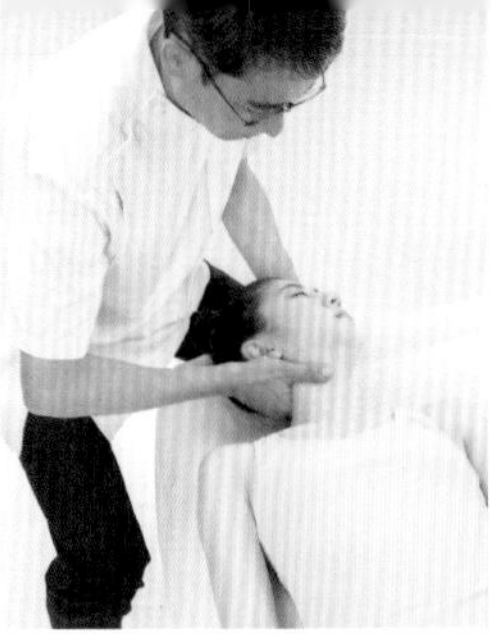

付章 首のスペシャリストが解答！ 頸椎症治療Q&A

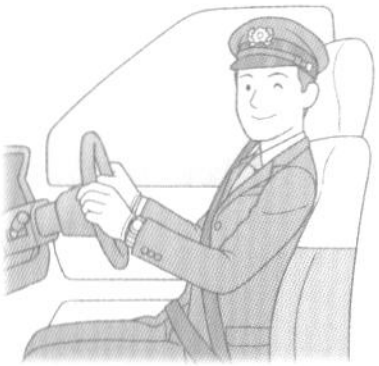

巻末収録 ケース紹介！ つらい頸椎症が改善した4人

第1章

首・肩のこりや痛み、放っておくと危険です！

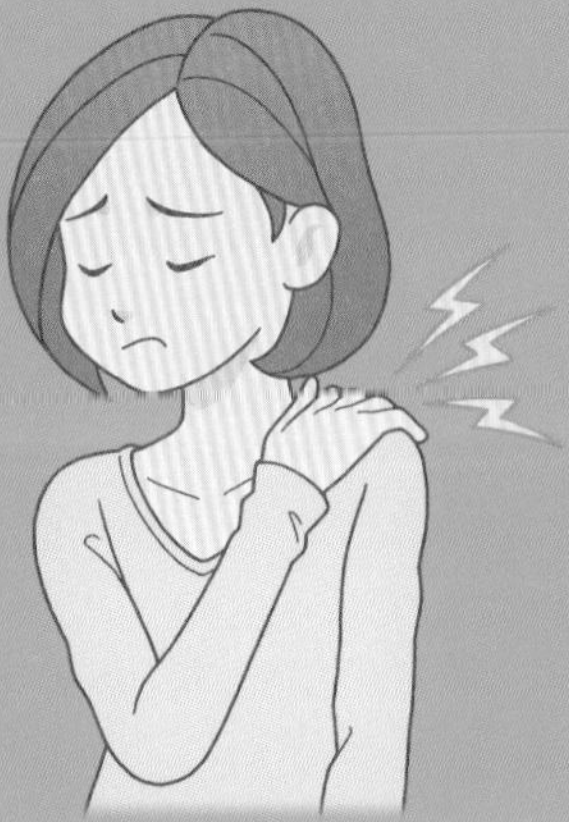

整形外科に行っても、首・肩のつらさは、なかなか治してもらえない

「首が痛いです」と整形外科に行っても……

首・肩が痛み始めたとき、多くの人は整形外科を受診されるでしょう。そこで、X線写真（レントゲン）を撮ってもらうことになります。

その結果、とくに異常が見つからなければ、「薬を飲めば大丈夫です」といわれ、痛み止め（鎮痛薬《ちんつうやく》）が処方されることになるでしょう。これで痛みが解消すればいいのですが、思うように効果が得られない場合も多いものです。

一方で、X線写真で首の骨同士の間が狭くなっていたり、一部が変形してトゲのように尖《とが》っていたりするなどの異常が見つかれば、

「頸椎同士の間が狭いのが原因です」

「骨棘《こつきょく》といいますが、骨にトゲができているから痛むのです」

などの説明を受けるでしょう。

「老化現象ですから、もとに戻りません」といわれる場合もあるでしょう。

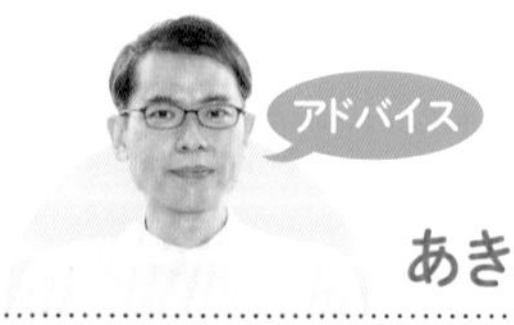

あきらめると悪化が進む

「椎間が狭い」「骨棘」「ストレートネック」などといわれると、ほとんどの方は、「そうか、だから痛むのか」と思うでしょう。しかも、「老化現象」といわれれば、あきらめてしまいがちです。しかし、何の対処もしないでいれば、どんどん悪化が進んでしまいます。本書を参考に、対処しましょう。

あるいは、「頸椎のカーブがなくなっているストレートネックですね。それで痛むのですよ」といわれたりすることもあります。

ただし、**このように原因らしき異常を指摘されたとしても、結局は整形外科の治療は、鎮痛薬や湿布薬が中心です。肝心の首の異変に対し、どう対処すればよいのか明確に指示されることは、ほとんどありません。**

「頸椎症だから、こうしなさい」といわれるわけでなく、何だかよくわからないままぶり返したり、悪化したりして悩み続ける——そんなやるせない状況に陥ってしまうのが、頸椎症によくあるパターンなのです。

首の骨の異常とは

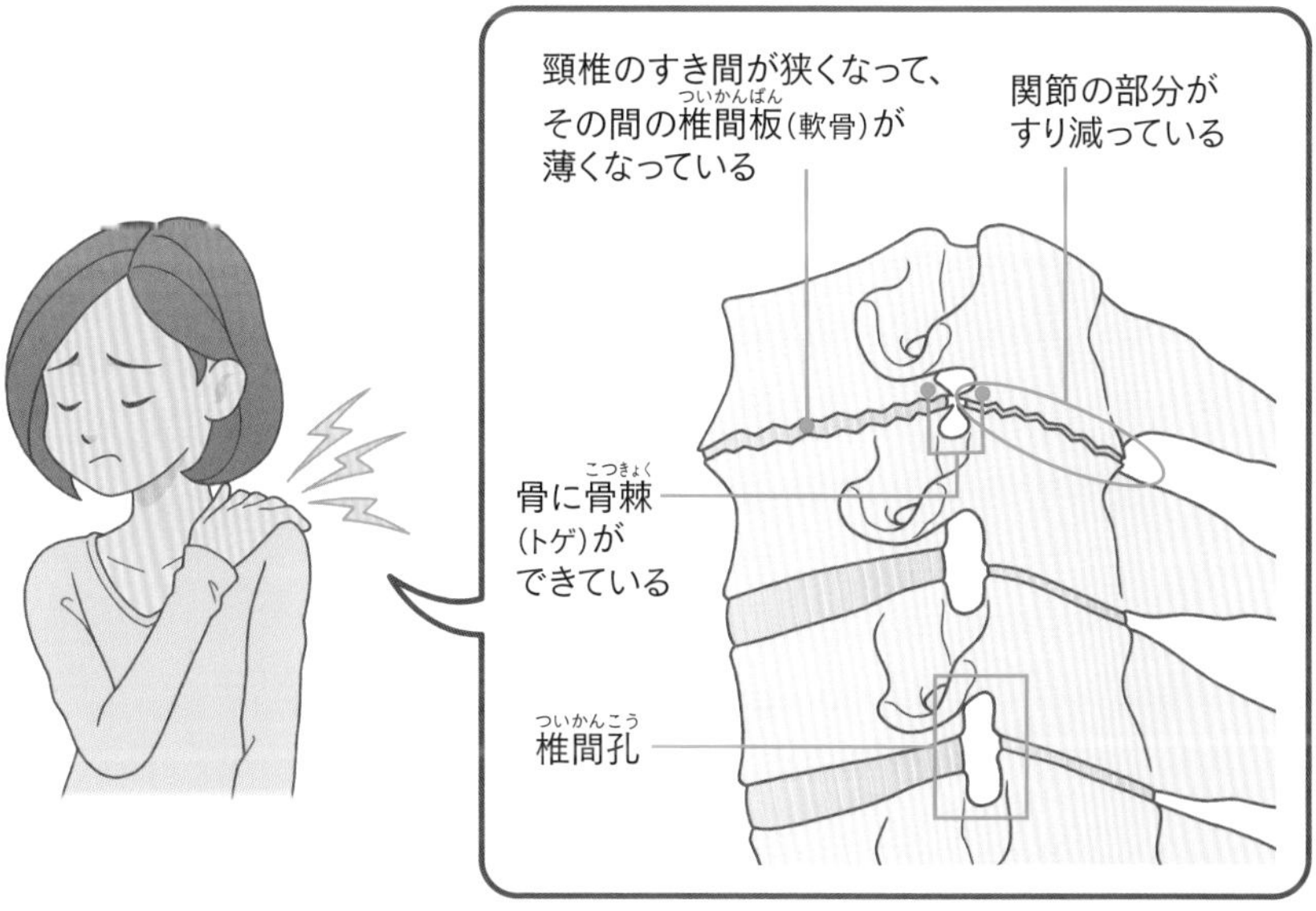
頸椎のすき間が狭くなって、その間の椎間板《ついかんばん》(軟骨)が薄くなっている
関節の部分がすり減っている
骨に骨棘《こつきょく》(トゲ)ができている
椎間孔《ついかんこう》

骨や軟骨の変形は、頸椎の悪化、老化を表すが、必ずしも痛みの原因とは限らない。

「悪い姿勢」と「ストレス」の積み重ねが、首・肩の状態を悪化させていく

首に負担をかける何気ない日常生活に注意

頸椎症を抱える人の多くは、首と頭が前に出て背中が丸まった「ネコ背」の姿勢になっています。頭が前に出る形になると、実際の頭の重さよりも、大きな負担が首にかかることになります。

こうした首に大きな負担のかかる悪い姿勢を、長時間、そして長年続けていくと、首・肩の筋肉や骨の状態が悪化していき、しまいには首・肩の痛みや腕のしびれなどの症状が現れることになるのです。

また、姿勢の問題のほか、心理的な要因も頸椎症と深くかかわっています。

現代人は、仕事や生活の場面で、精神的な緊張を強《し》いられることが多く、ストレスを抱え、それが体に影響を与えるのです。

実際、頸椎症の患者さんの多くは、仕事のノルマが厳しい、仕事と子育ての両立が大変、親の介護で気が休まらない、配偶者と上手くいっていないなど、

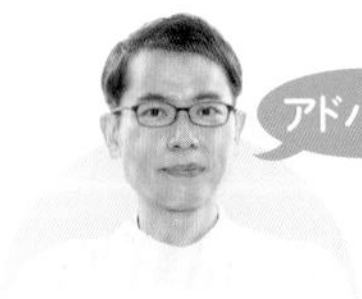

アドバイス

首は負担を感じにくい

人間の頭は約5キロの重さがありますが、その重さを、普段は意識しないまま過ごしています。じつは、首は重さを感知する感覚が鈍く、そのため、私たちは、つい悪い姿勢を続けてしまう傾向にあります。ですから、意識的に姿勢を直す必要があるのです。

さまざまなストレスを抱えています。

ストレスが多いと、自然と姿勢も悪くなり、それで首への負担も増していきます。

さらに、ストレスは交感神経《こうかんしんけい》と副《ふく》交感神経からなる自律《じりつ》神経（呼吸、消化、血液循環など、体の無意識的な活動を調整する神経）のバランスを崩し、交感神経の働きを高めます。すると筋肉の緊張が高まり、首・肩の状態が悪化します。自律神経失調症といった全身の不調の原因になることにもつながります。

首の負担・二大要因

1 悪い姿勢

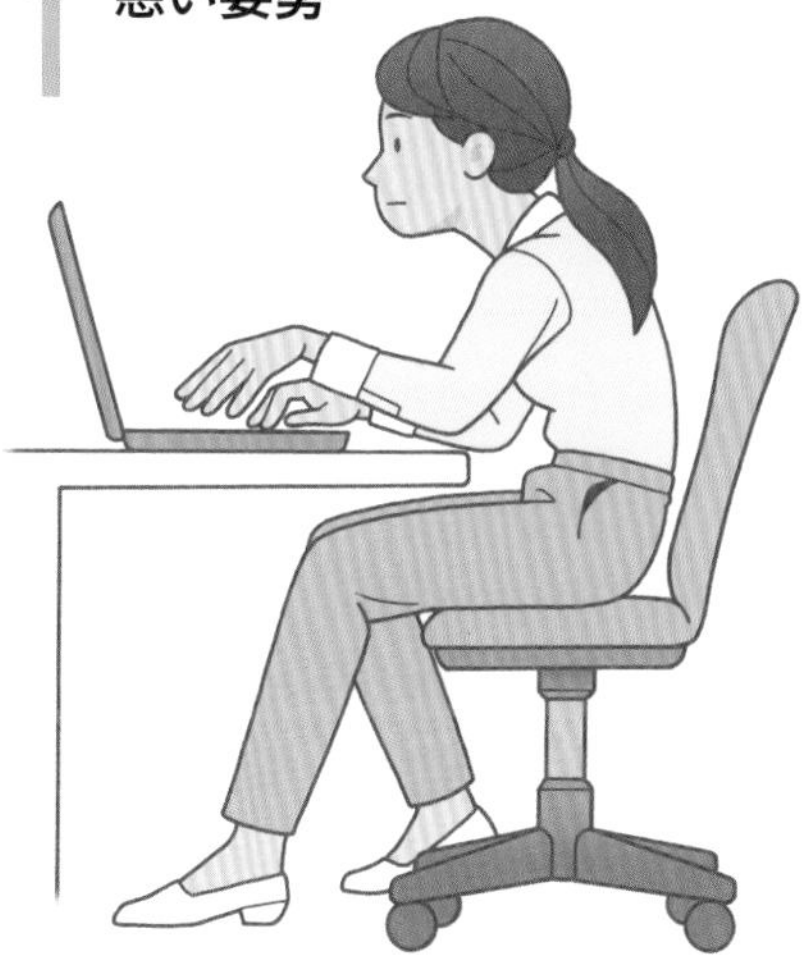

首・肩の痛みは、ネコ背の姿勢を習慣的にとることが大きな原因。ネコ背が定着している人はネコ背の形で背骨が固まり、筋肉もこりやすい。

2 ストレス

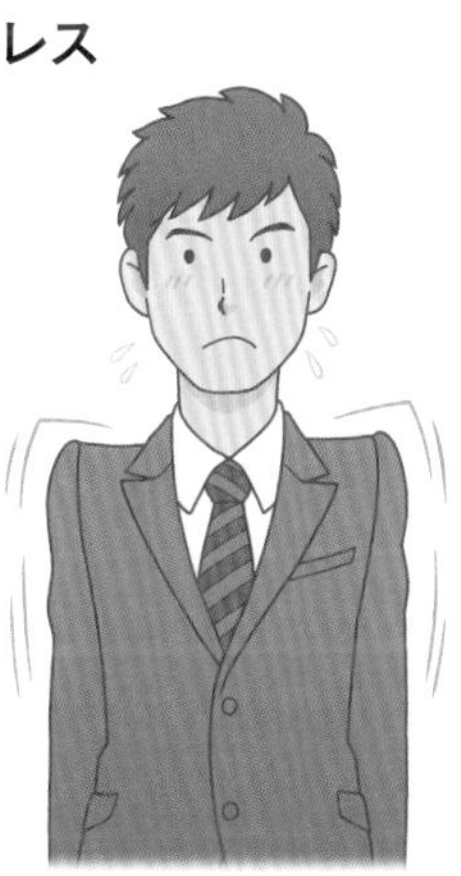

俗にいう「肩に力が入った」状態は、首・肩の筋肉が緊張し、こりを招くことになる。

背骨はS字カーブを描きながら重い頭を真上に支えている

背骨のS字カーブは〝衝撃緩和装置〟

頸椎症について理解するには、背骨《せぼね》の構造を知っておく必要があります。

背骨は脊柱《せきちゅう》ともいいますが、椎骨《ついこつ》という小さな骨が連《つら》なってできており、上半身の大黒柱の役割をしています。その中の、首の部分にあたる7個の椎骨が頸椎です。胸の部分の12個は胸椎《きょうつい》、腰の部分の5個は腰椎《ようつい》です。

　椎骨と椎骨の間には、椎間板《ついかんばん》という軟骨《なんこつ》が挟《はさ》

横から見た背骨（断面図）

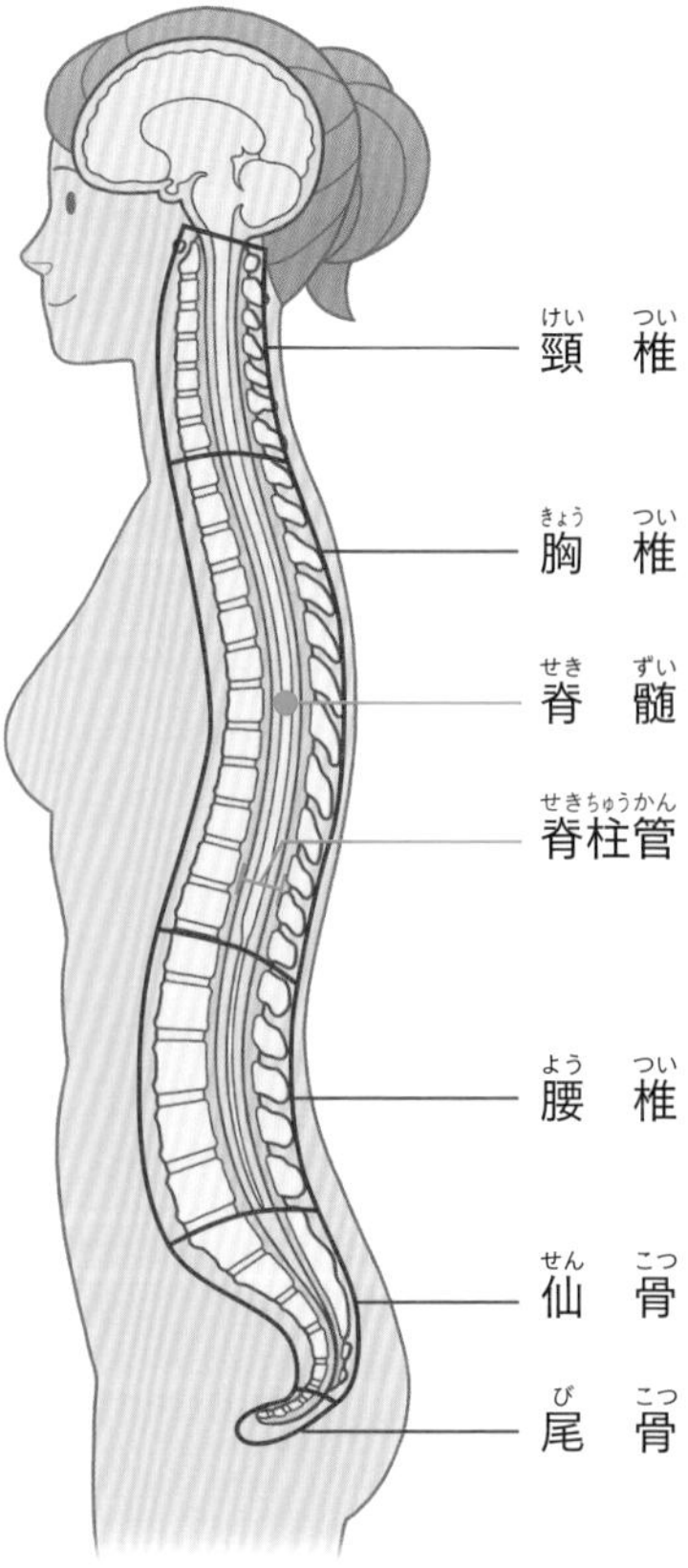

まっています。これは、背骨を前や後ろ、横に曲げられるようにする弾力性に富んだ組織です。また、一つひとつの椎骨は、バラバラにならないように靱帯《じんたい》という線維《せんい》によって頑丈に結合されています。

健康な背骨は、横から見るとゆるいS字のカーブ（弯曲《わんきょく》）をしています。頸椎は丸みが前に向かうやや前弯《ぜんわん》、胸椎は丸みが後ろに向かう後弯《こうわん》、腰椎は再びやや前弯する形をしています。**このS字のカーブは、体を上下に動かすときに背骨にかかる負担や衝撃を和《やわ》らげる働きをしています。また、S字カーブの真上に頭を頂くことで、背骨にかかる負担が少なくなっています。**

この健全なカーブが、日頃の悪い姿勢や加齢による骨の変形などで失われると、背骨への負担が増してしまいます。

それが、常に重い頭を支えている頸椎の部分で起これば、頸椎自体への大きな負担増は避けられず、頸椎の状態のさらなる悪化を生む事態となるわけです。

横から見た頸椎

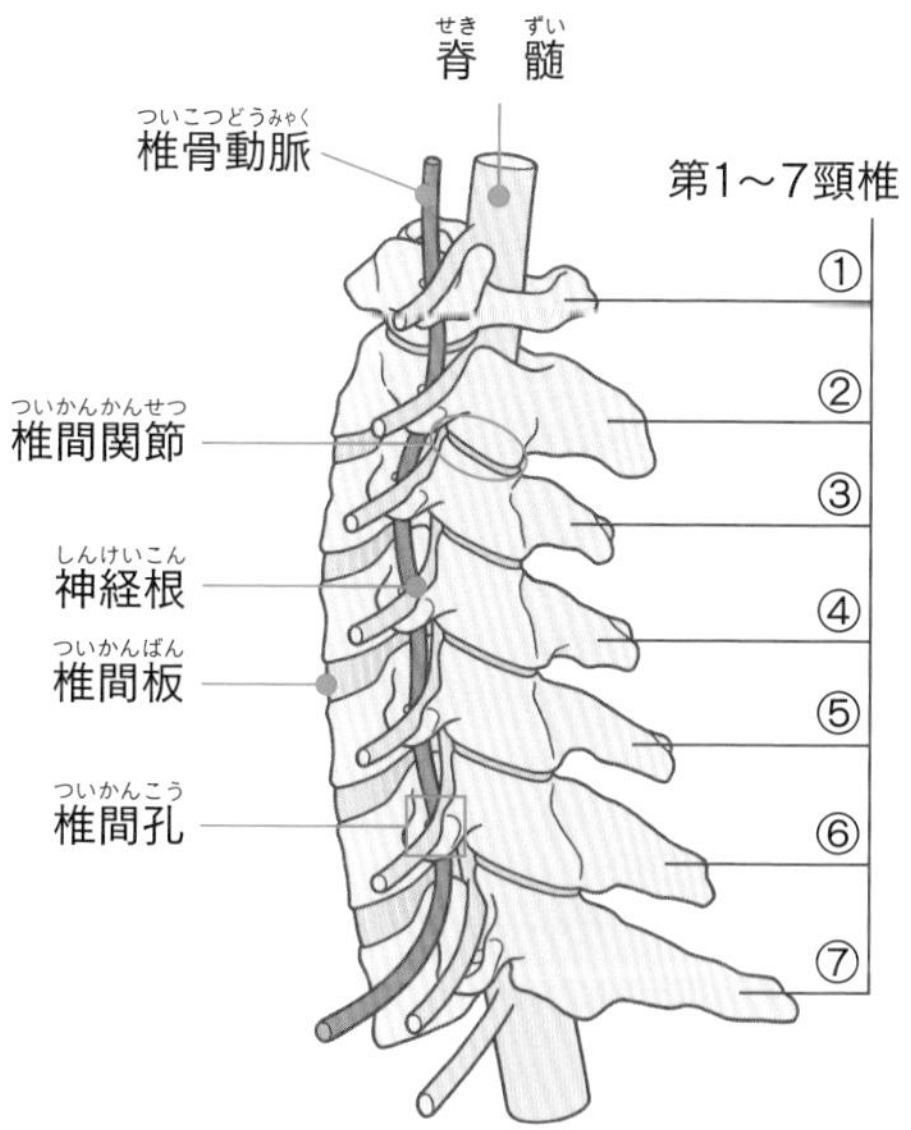
脊《せき》髄《ずい》
椎骨動脈《ついこつどうみゃく》
第1～7頸椎
①
②
③
④
⑤
⑥
⑦
椎間関節《ついかんかんせつ》
神経根《しんけいこん》
椎間板《ついかんばん》
椎間孔《ついかんこう》

※7つの頸椎は、上から順に「第1頸椎」「第2頸椎」……と呼ばれる。

体にとってきわめて重要な「神経」が、首の骨の中を通っている

神経と密接に関係している頸椎の構造

背骨は体の重さを支えていますが、もう1つ大切な働きをしています。それは、脊髄《せきずい》という神経を通すトンネルの役割です。

人間の体には、末梢神経《まっしょうしんけい》という神経ネットワークが張り巡らされていて、その支配や統合の役目をするのが中枢《ちゅうすう》神経であり、人体にとって非常に大切な神経です。**そして、脊髄は脳と並ぶ中枢神経で、背骨の中にはこの脊髄が通っているのです。**

背骨の中を通っている脊髄は、いわば神経のメインストリートです。そこからは、左右に枝分かれした神経が数多く伸びていきます。この1本1本が、枝分かれした支線として、体のさまざまな部位に到達しているのです。

一つひとつの椎骨の左右両側にはくぼみがあり、椎骨を重ねると、そのくぼみは小さな穴を形成します。この穴を椎間孔《ついかんこう》（13ページの図参照）といい、脊

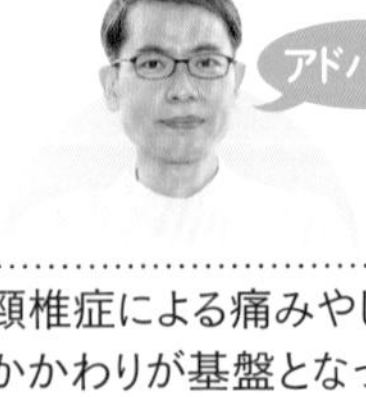

アドバイス

骨や神経の構造を知ろう

頸椎症による痛みやしびれは、頸椎の骨独特の構造や、神経とのかかわりが基盤となって起こるので、図示したような構造を知っておけば、自分の症状のメカニズムを理解する助けになります。大まかにでもよいので、頭に入れておきましょう。

髄から枝分かれした神経は、この椎間孔から出てきます（17ページの図参照）。**ちょうどこの椎間孔を通る神経の部分は、枝分かれする「根もと」の部分という意味で、神経根《しんけいこん》と呼ばれています。**

このように、頸椎は神経と深く結びついた構造をしています。頸椎症が重篤化した場合に、しびれやマヒなどの神経症状が現れるのは、このことと深く関係しているのです。

頸椎の椎骨の構造

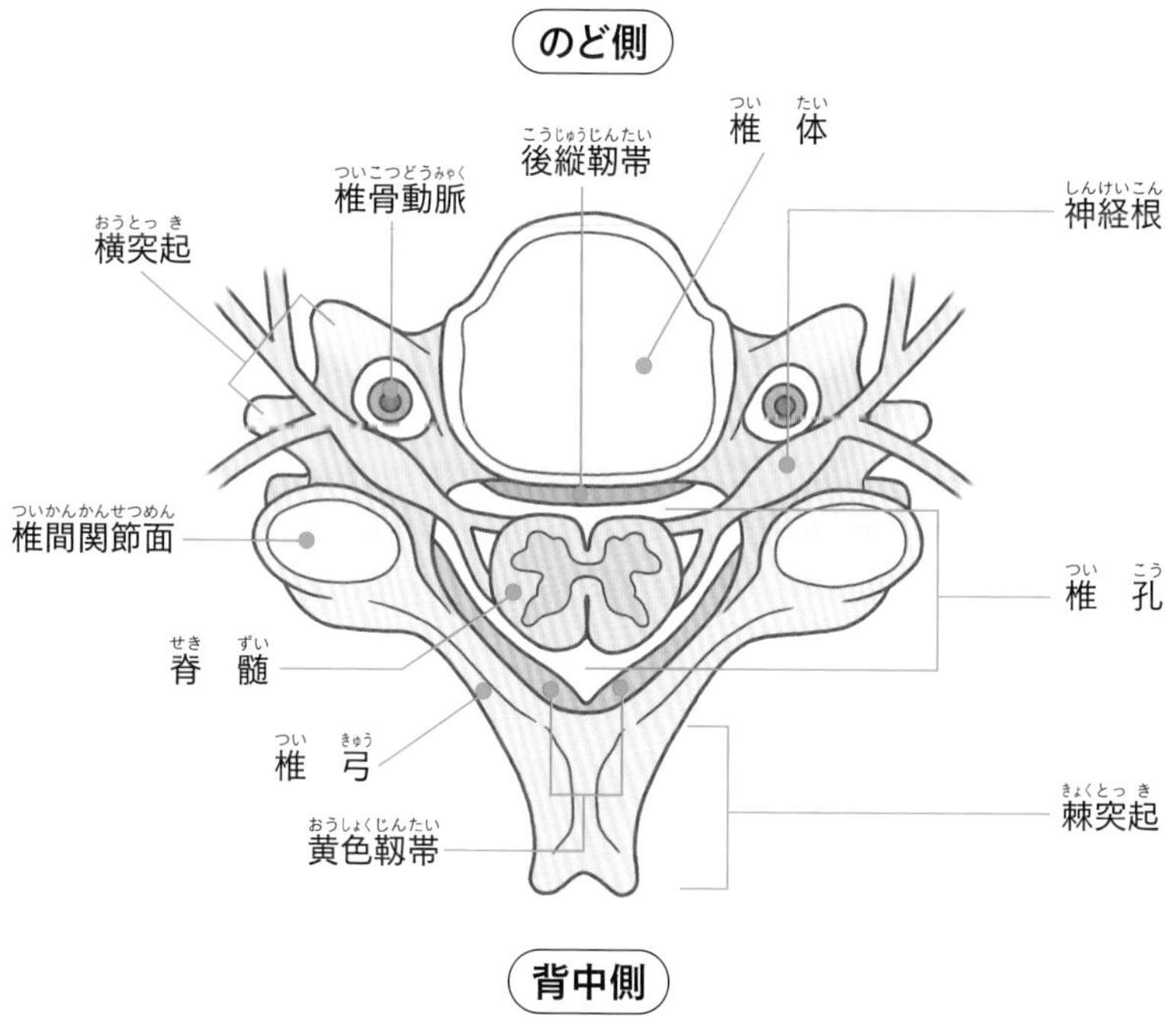

椎体と椎弓の間の背骨の中央部分は、椎孔という穴になっており、それが連なることで、背骨の中を縦に走る長いトンネル（脊柱管）ができている。そこは脊髄の通り道となっている。

首を支える筋肉がかたくなると、こり、痛み、さらなる症状へつながる

「首こり」「肩こり」は頸椎症の入り口

「はじめに」で述べたとおり、「頸椎症の入り口は肩こり」です。

「こり」とは、筋肉が収縮してかたくなったり、こわばったりしている状態です。最初はかたさ、重たさなどを感じますが、ひどくなると痛み始めます。その意味で、「こり」と「痛み」は別ものではありません。「こり」は「痛み」の軽いものであり、ひとつながりの症状といえるのです。

肩こりは、首を支えている筋肉（具体的には、背中の上部の僧帽筋《そうぼうきん》、首から肩にかけての肩甲挙筋《けんこうきょきん》や斜角筋《しゃかくきん》など）の緊張が原因です。 ですから、こりは肩だけでなく、首、肩、肩甲骨《けんこうこつ》周辺といった広い範囲に生じるものです。

首を支える筋肉は、毎日、同じ姿勢や悪い姿勢を長く続けたり、ストレスの多い生活を続けていると、縮んでかたくなり、こりを生じさせます。

それが一時的なもので、ゆっくり休んだり、運動したりしてほぐされれば問

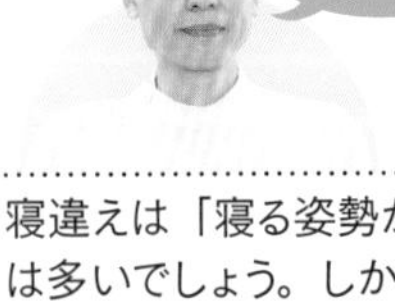

アドバイス

「寝違え」も頸椎症の症状

寝違えは「寝る姿勢が悪かったときに起こるもの」と思っている人は多いでしょう。しかし、よく寝違えを起こす患者さんは、たいてい慢性的な肩こりを抱えているものです。寝違えの痛みは、基盤に首・肩の筋肉の緊張があってこそ起こるもので、それは肩こりよりもさらに症状が進んだ状態と位置付けられます。

題ありませんが、慢性化したら、そのときは頸椎症の初期段階であるととらえる必要があります。**やがては、こりそのものが痛みを引き起こし、さらには頸椎の骨に変形を及ぼす要因となるからです。**

首・肩に慢性的なこりを抱えている人は、自分はすでに頸椎症なのだという自覚を持ち、筋肉や骨の状態が悪化しないように注意する必要があります。

こりやすい首の筋肉

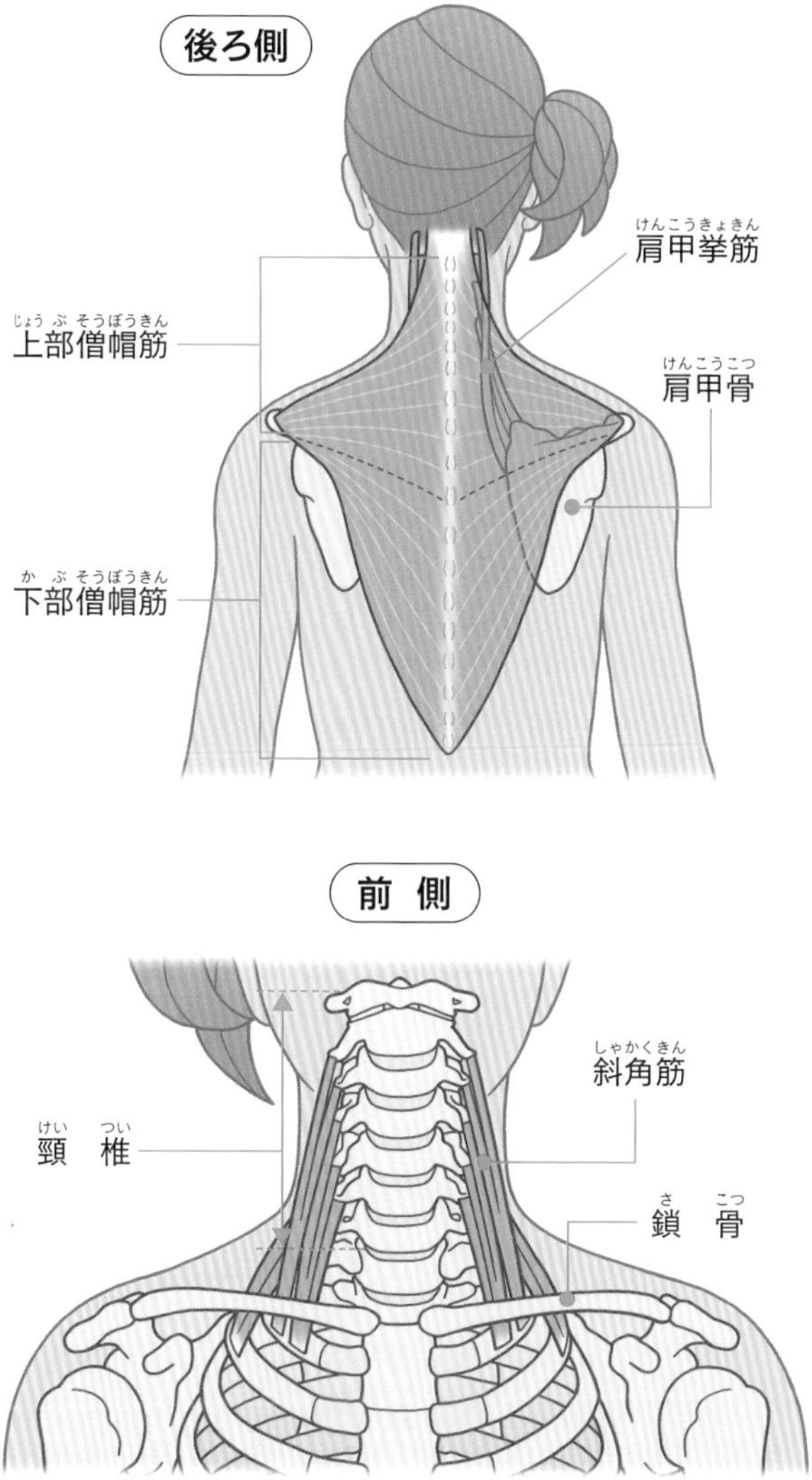
後ろ側
肩甲挙筋《けんこうきょきん》
上部僧帽筋《じょうぶそうぼうきん》
肩甲骨《けんこうこつ》
下部僧帽筋《かぶそうぼうきん》
前側
斜角筋《しゃかくきん》
頸《けい》椎《つい》
鎖《さ》骨《こつ》

背中の上部の僧帽筋、首から肩に通っている肩甲挙筋、首の前から横にある斜角筋などの緊張が頸椎症の原因となる。

頸椎症には5段階あり、「ステージ0」から徐々に進行していく

ステージ0 頸椎症予備軍と
ステージ1 首・肩のこりタイプ

頸椎症の症状が、「ひとつながり」であることを、わかりやすく整理するため、「スペクトラム（連続体《れんぞくたい》）」という概念を使って説明しましょう。

スペクトラムは、たとえば、虹にもあります。虹は7色とされますが、くっきりと7つに分かれてはおらず、赤から徐々に橙《だいだい》→黄→緑→青へと、中間色を挟みながら変わっていきます。このような連続性が頸椎症にもあり、軽症から重症まで、別々の症状が現れながらも、それらは基本的には同じメカニズムから生じているというわけです。

それで、私は頸椎症を、次のページで図示したような0〜4のステージに分類しています。頸椎症の数ある症状を、5つの進行度別にまとめたものとなっています。

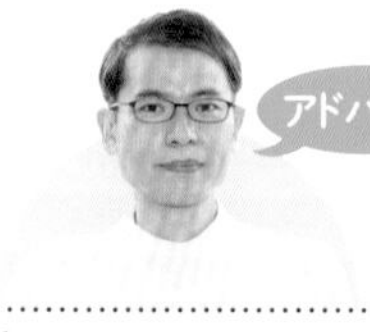

アドバイス

頸椎症に気づいて早めに対処

痛みはなくても首・肩にこりを感じている人は、ステージ１であり、れっきとした頸椎症です。本書で紹介する首のトレーニングや生活上の工夫を心がけましょう。また、ステージ0の段階でも本書を参考にして同様に心がけ、頸椎症を予防しましょう。低いステージだからこそ、油断は禁物です。

当然ながら首・肩に何の異常もない人が「健康（正常）」です。

そして、**「ステージ1」にあたるのが、前述してきた頸椎症の入り口、すなわち自覚的な「こり」が現れた、「首・肩のこりタイプ」です。**

なお、健康とステージ1の間には、**「ステージ0」があり、自覚症状はなくても、首・肩の筋肉のこり、つまり緊張が現れ、首の動きが悪くなり始めた段階、いわば頸椎症予備軍です。**

首の動きが悪いとは、首を回せる角度が小さくなることです。健康な人は、肩を動かさずに首だけを90度近くまで横に回せますが、筋肉の緊張や頸椎に変形といった頸椎症の要因があれば、そこまで回せなくなります。

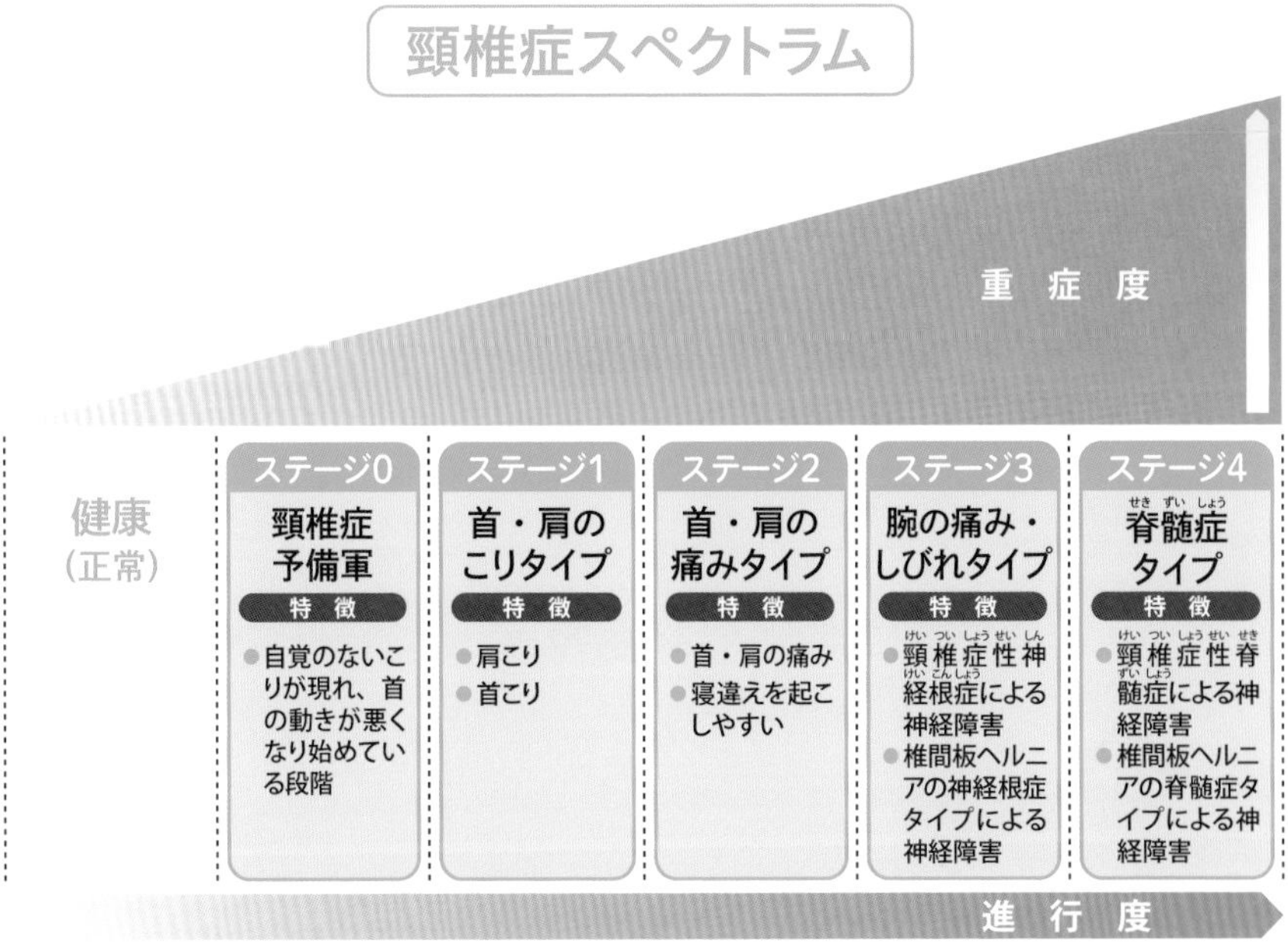
頸椎症スペクトラム
重症度
健康（正常）
ステージ0
頸椎症予備軍
特徴
自覚のないこりが現れ、首の動きが悪くなり始めている段階
ステージ1
首・肩のこりタイプ
特徴
肩こり
首こり
ステージ2
首・肩の痛みタイプ
特徴
首・肩の痛み
寝違えを起こしやすい
ステージ3
腕の痛み・しびれタイプ
特徴
頸《けい》椎《つい》症《しょう》性《せい》神《しん》経《けい》根《こん》症《しょう》による神経障害
椎間板ヘルニアの神経根症タイプによる神経障害
ステージ4
脊《せき》髄《ずい》症《しょう》タイプ
特徴
頸《けい》椎《つい》症《しょう》性《せい》脊《せき》髄《ずい》症《しょう》による神経障害
椎間板ヘルニアの脊髄症タイプによる神経障害
進行度

症状は、必ずしも0から4への順番で現れるわけでなく、上位のステージから急に現れることもある。いずれにせよ、現在は低いステージにいても、放置すれば将来的にステージ3や4に移行する恐れがある。

こりを放置すると関節や椎間板に炎症が生じ、「痛み」タイプに移行する

ステージ2 首・肩の痛みタイプ

前ページで述べた、ステージ1「首・肩のこりタイプ」を放っておいて、頸椎の状態を悪化させてしまうと、ステージ2「首・肩の痛みタイプ」に移行していきます。

「痛み」とは、こった筋肉そのものの痛みもありますが、椎骨の関節や椎間板などの組織に起こった炎症による痛みもあります。この炎症による痛みが、ステージ2での特徴的な症状です。

ステージ1「首・肩のこりタイプ」が高じて定着してしまった人は、たとえリラックスして寝ていたとしても、頸椎周辺の筋肉では、四六時中、緊張状態が続くことになります。この緊張は、頸椎の椎骨同士を引き寄せ、押しつぶす力を生み出してしまいます。

そして、**こうした押しつぶす力が持続すると、ある時点で、椎骨の椎間関節**

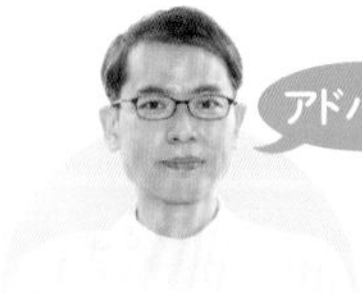

アドバイス

腕には症状がない段階

頸椎の関節や椎間板が変形して痛みが生じていても、腕の痛みやしびれ、マヒなどは見られない状態がステージ2です。この段階で、第2章で紹介する「首トレ」などのセルフケアに努めれば、ステージ3・4へ移行することを予防できます。

や椎間板などの組織に痛みを生じる炎症が起きてしまうのです。

なお、医療機関での画像診断（X線写真やMRIなど）で、頸椎の椎骨が押しつぶされて変形しているのが確認された場合でも、患者さん自身には、痛みの症状が出ていないことがよくあります。

椎骨や椎間板が変形していたとしても、画像を撮ったときに必ずしも炎症が起きているわけではないからです。

しかし、そのような人の場合でも、何の対処もせず、骨や関節の変形をさらに悪化させてしまえば、炎症を起こし始める可能性が高くなります。気付いたのであれば、早めに対処しておくべきでしょう。

頸椎が押しつぶされて炎症が起こる

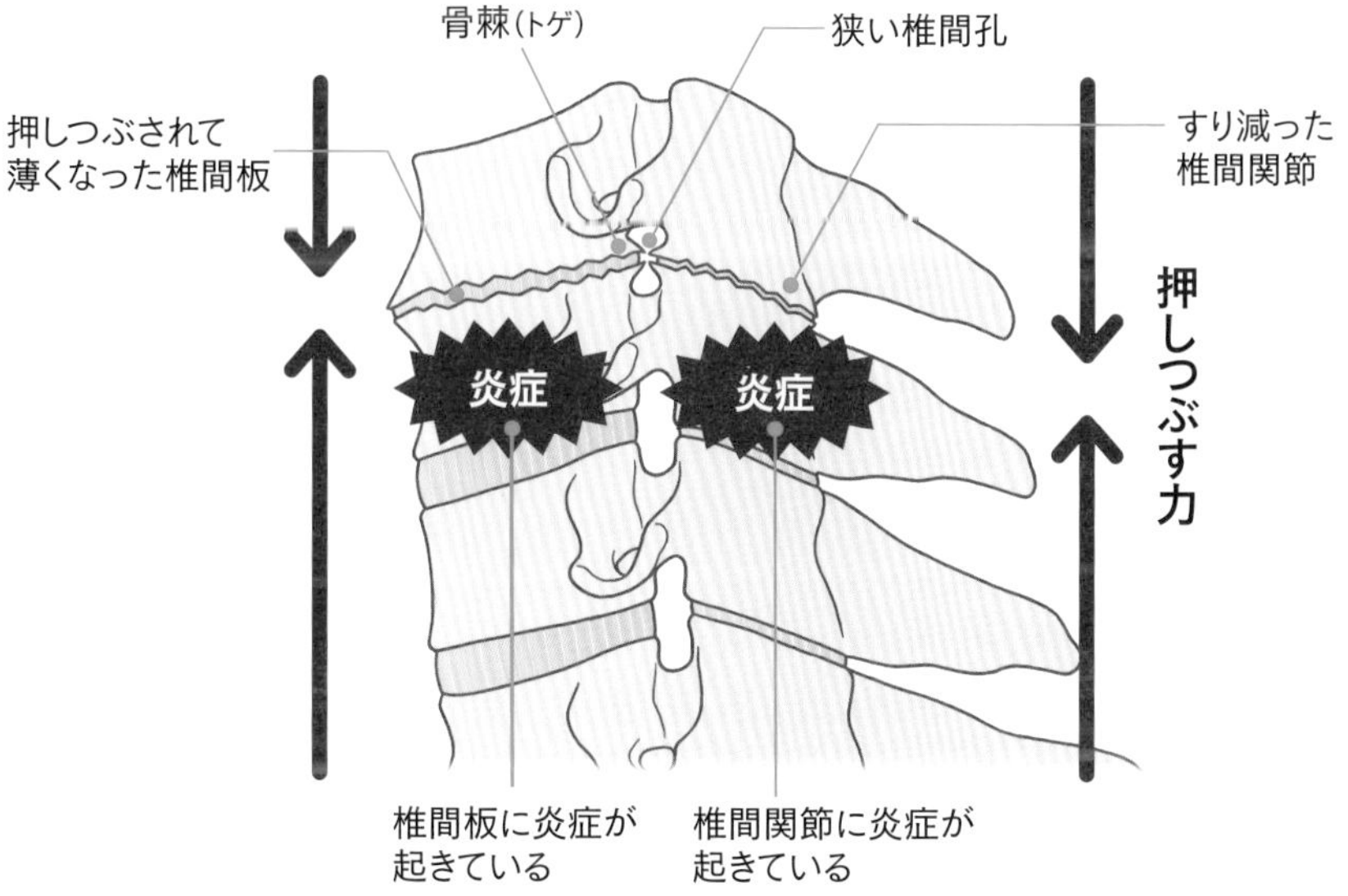
骨棘(トゲ)
狭い椎間孔
押しつぶされて
薄くなった椎間板
すり減った
椎間関節
押しつぶす力
炎症
炎症
椎間板に炎症が
起きている
椎間関節に炎症が
起きている

首・肩の筋肉が緊張し、頸椎に押しつぶす力が加わると椎間関節・椎間板などに変形が生じる。これに伴う炎症で、痛みを起こす物質が発生する。

頸椎の状態がさらに悪化すると、神経を圧迫し、腕の痛み・しびれが加わる

ステージ3 腕の痛み・しびれタイプ

頸椎症が進むと、首・肩のこりや痛みに加えて、腕にまで痛みやしびれが生じる、ステージ3の「腕の痛み・しびれタイプ」に移行します。

このステージ3の症状は、たいていの場合で、左右どちらか一方の腕に起こり、その症状は手や指も含めた腕全体に現れます。

症状の現れかたとしては、①ひじより上（上腕《じょうわん》）にはしびれよりも痛みが現れる、②ひじより下（前腕《ぜんわん》）には痛みとしびれのどちらか、あるいは両方が現れる、③手や指には痛みよりもしびれが現れることが多い、といった傾向があります。また、しびれや痛みがさらに悪化すると、皮膚の感覚が鈍《にぶ》くなったり、手や腕に力を入れにくくなったりもします。

ステージ3の人の頸椎では、前述した「神経根」が、頸椎の変形によって圧迫された状態にあります。神経根から枝分かれした神経は、肩→上腕→前腕→

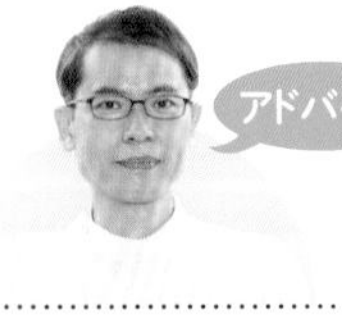

アドバイス

腕の症状でも首が原因

ステージ3では、首・肩の痛みとともに腕の症状が出る場合が多いのですが、中には首・肩のほうの自覚症状が少なく、腕の症状ばかりが気になる人も多くいます。こういう人の場合は、腕に原因があると思い込みがちですが、原因は頸椎なので、首のケアに目を向けなければなりません。

手→指へと届くため、根もとの部分である神経根が圧迫されると、腕全体の広範囲に症状が出るのです。

なお、肩、背中、胸、わきの下にも痛みが出るケースもあります。

神経根（C2～T1）が圧迫された場合に症状が出る領域

頸椎部分で枝分かれする神経には図のようにC1～C8があり、それぞれ色分けした帯状のゾーンとつながっている。神経根の部分で圧迫されると、その領域に症状が現れる。

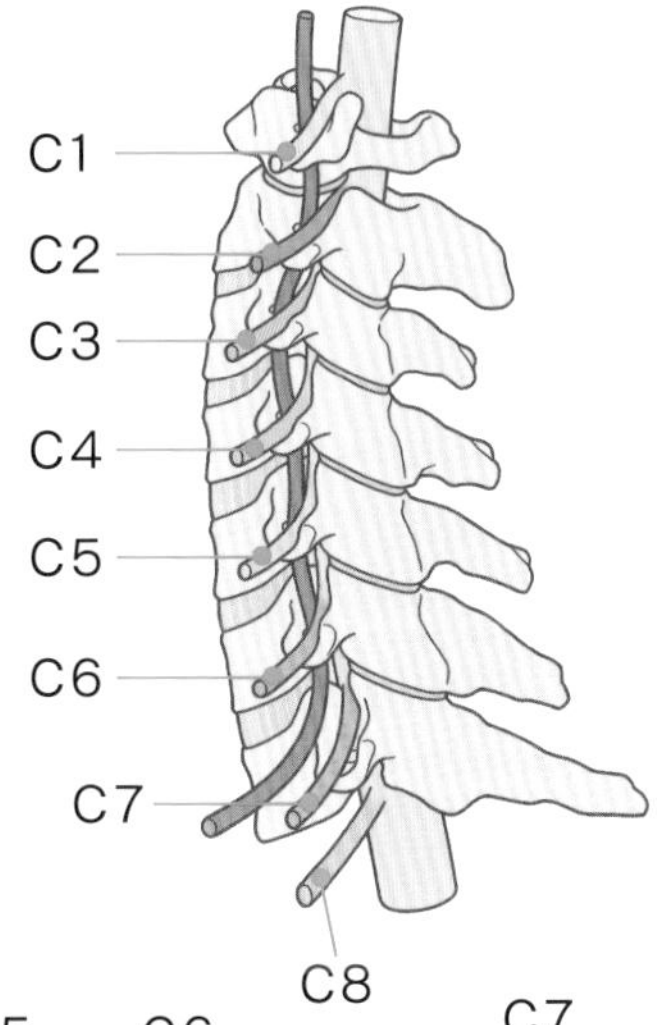

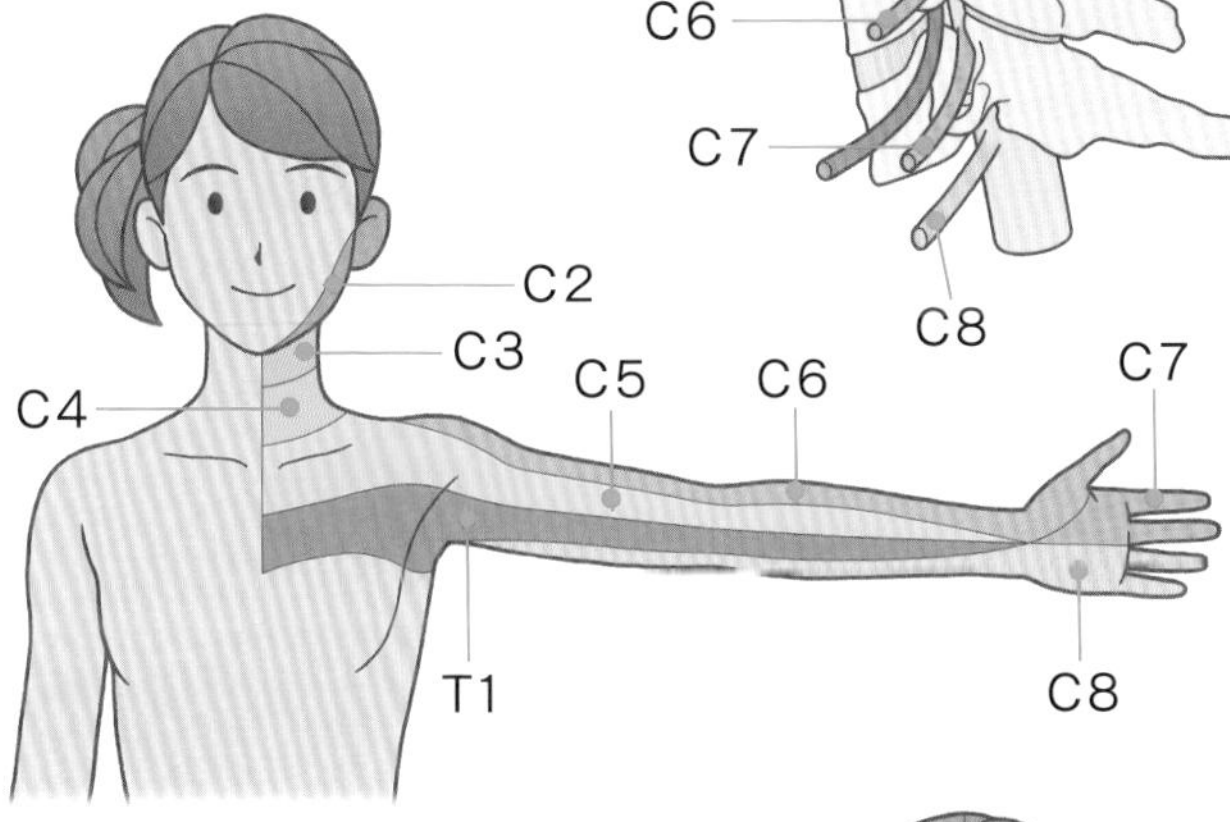

※図中の「T1」は、第1胸椎《きょうつい》と第2胸椎の間から出る神経根が圧迫されたときに症状が出るゾーンである。

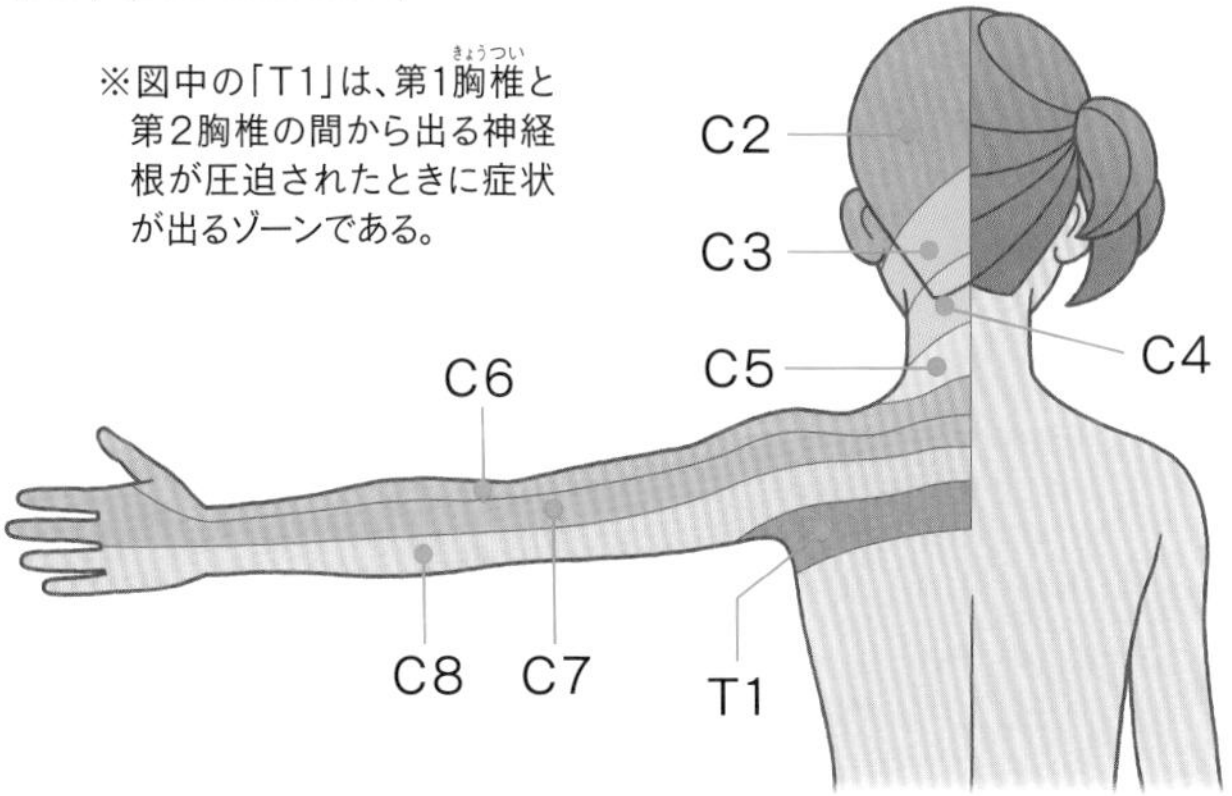

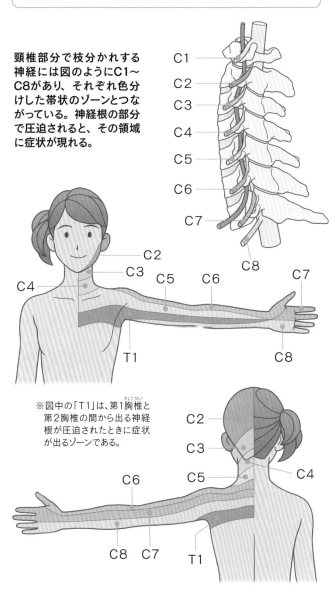

変形した骨や軟骨が「神経根」を圧迫することで症状が現れる

神経根を圧迫する２つの病気

ステージ３で、神経根が圧迫される原因は、大きく２つあります。

１つ目の原因は、椎体や椎間関節に骨棘《こつきょく》が形成されたり、椎間板が薄くなって頸椎同士の間隔が詰まったり、靭帯が肥厚《ひこう》（腫れて厚くなること）したりすることによって、**椎間孔が狭くなってしまい、それで神経根が圧迫されている場合です。**これは「頸椎症性神経根症《けいついしょうせいしんけいこんしょう》」と呼ばれる病気です。

もう１つの原因は、「頸椎椎間板《けいついついかんばん》ヘルニア」によるものです。

頸椎にかかる負担が増すと、頸椎と頸椎の間にある椎間板が強く圧迫され、**椎間板の組織が後ろに飛び出してしまい、それが頸椎の左右にある神経根を圧迫することがあります。**こうなると、頸椎症性神経根症と同じ症状が現れます。

本書では、これを「頸椎椎間板ヘルニアの神経根症タイプ」と呼び、「頸椎症性神経根症」と合わせて、ステージ３に分類します。

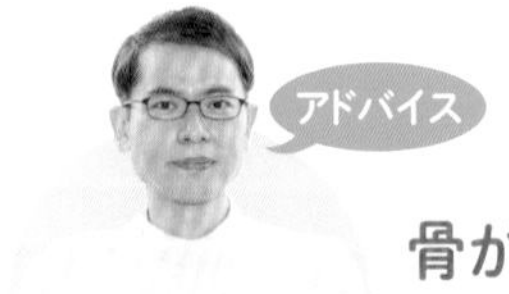

骨が原因でも対処法はある

骨棘などの頸椎の変形や、ヘルニアなどによって、神経根が圧迫されることで症状が現れるステージ3ですが、本書で紹介する首のトレーニングや生活改善を実践・継続すれば、ステージ1・2よりは時間がかかりますが、多くの場合で症状は改善します。できるだけ早く取り掛かりましょう。

頸椎症性神経根症

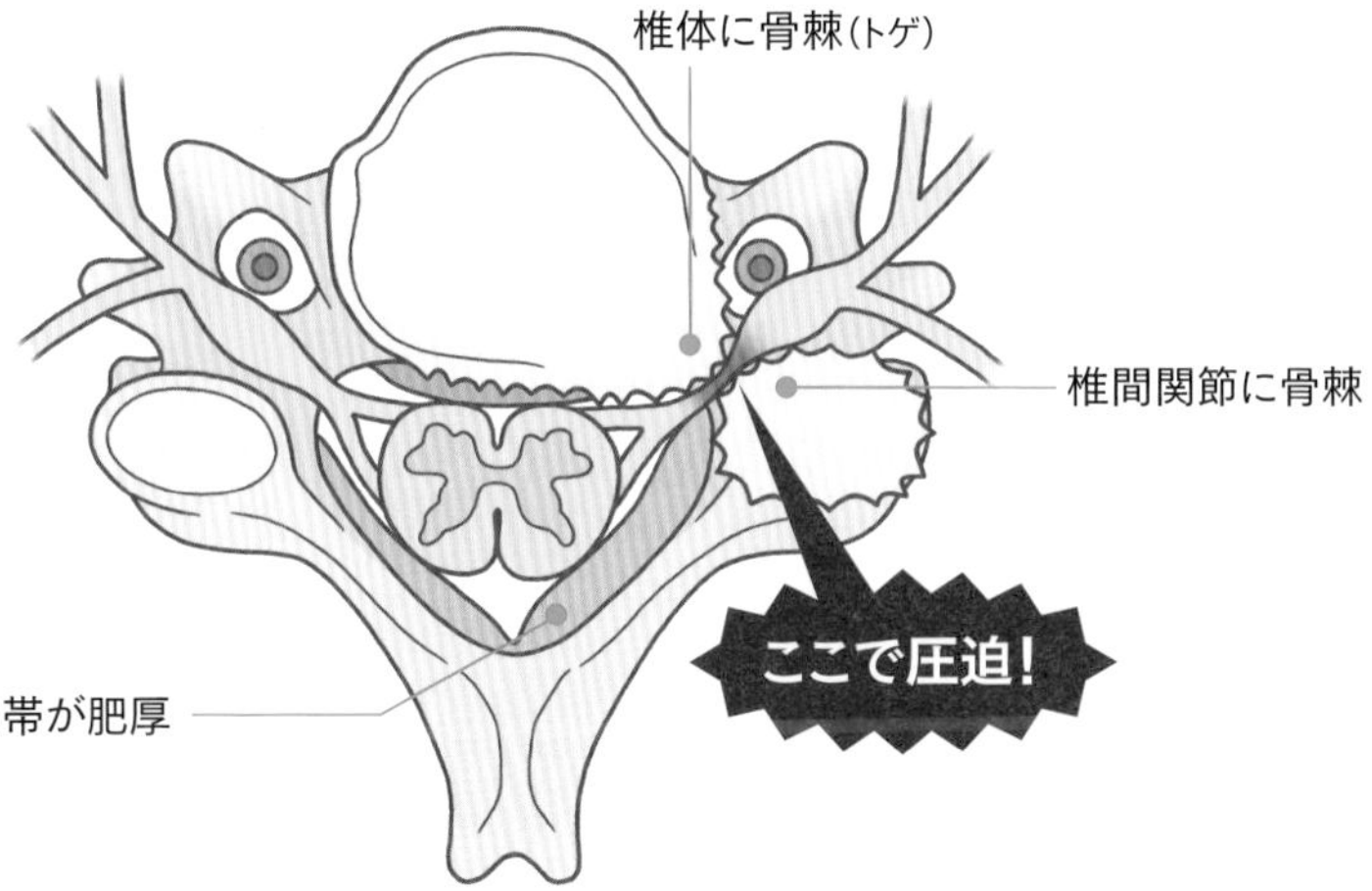
椎体に骨棘(トゲ)
椎間関節に骨棘
ここで圧迫！
黄色靭帯が肥厚

頸椎の変形によって椎間孔が狭くなり、神経根が圧迫される。

頸椎椎間板ヘルニアの神経根症タイプ

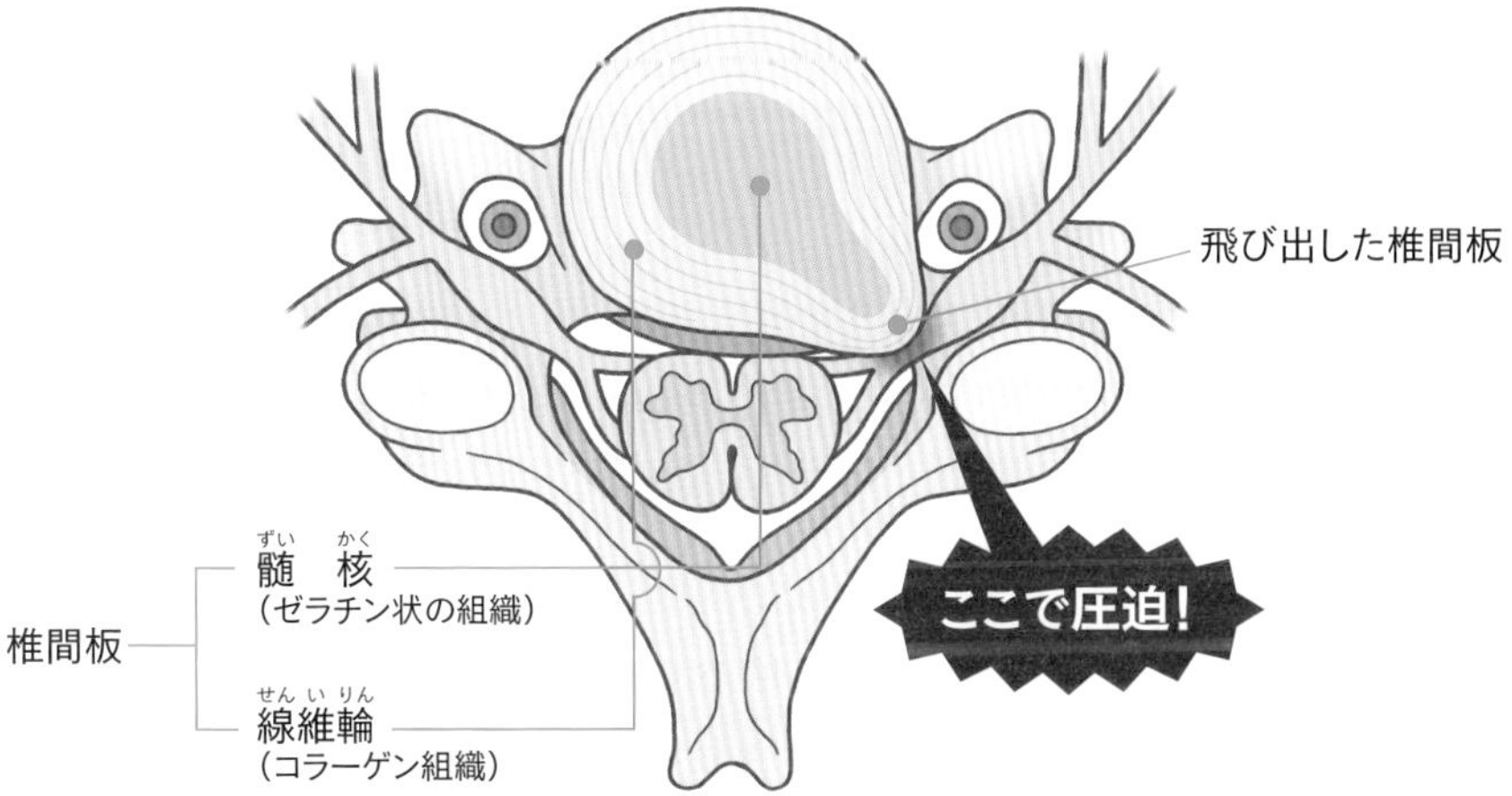
飛び出した椎間板
ここで圧迫！
椎間板
髄《ずい》 核《かく》
(ゼラチン状の組織)
線維輪《せんいりん》
(コラーゲン組織)

椎間板が押しつぶされると、髄核が線維輪を押し出す。すると、傷んだ線維輪が外に飛び出すことがある。それによって神経根が圧迫される。

重症化してしまうと、手や足にマヒが加わり、治療もきわめて困難になる

ステージ4 脊髄症タイプ

頸椎症が最も進んだ形がステージ４「脊髄症《せきずいしょう》タイプ」で、これは左ページのような仕組みで、神経根だけでなく、脊髄が圧迫されて起こる症状です。

このタイプでは、ほとんどの場合、両方の腕にしびれが起こります。さらに、**皮膚の感覚が鈍くなったり、手や腕がマヒして動かしにくくなったり、握力も低下します。**箸《はし》を使う、文字を書く、服のボタンをとめるといった手先を使う緻密《ちみつ》な作業がしにくくなってくる「巧緻《こうち》障害」も現れます。

さらに進行すると、**脊髄は首から下全体の神経を支配する中枢神経系なので、首から下の多くの場所に症状が出てきます。**足では、しびれが出たり、歩く際に力が入らずふらついたり、足が突っ張ったりします。

また、膀胱の機能が低下し、頻尿《ひんにょう》や残尿などの排尿障害が起こったり、腸の機能が低下し、便秘になったりすることもあります。

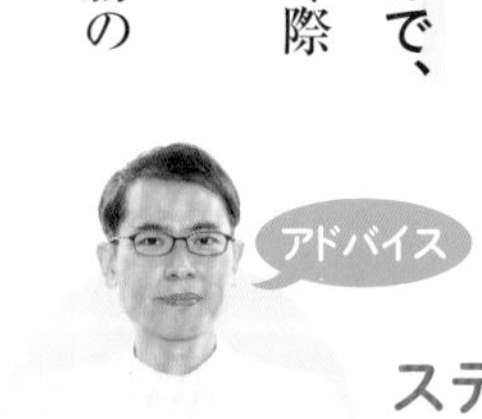

ステージ4は手術を視野に

このステージ4の症状がある人は、早急に整形外科にかかりましょう。手術を行なったほうがよい場合もあります。本書で紹介する首のトレーニングは、医師に相談してから行ないましょう。なお、手術後に回復した場合であれば、本書のトレーニングや生活改善法を参考にしてもよいでしょう。再発防止に役立つと思います。

頸椎症性脊髄症

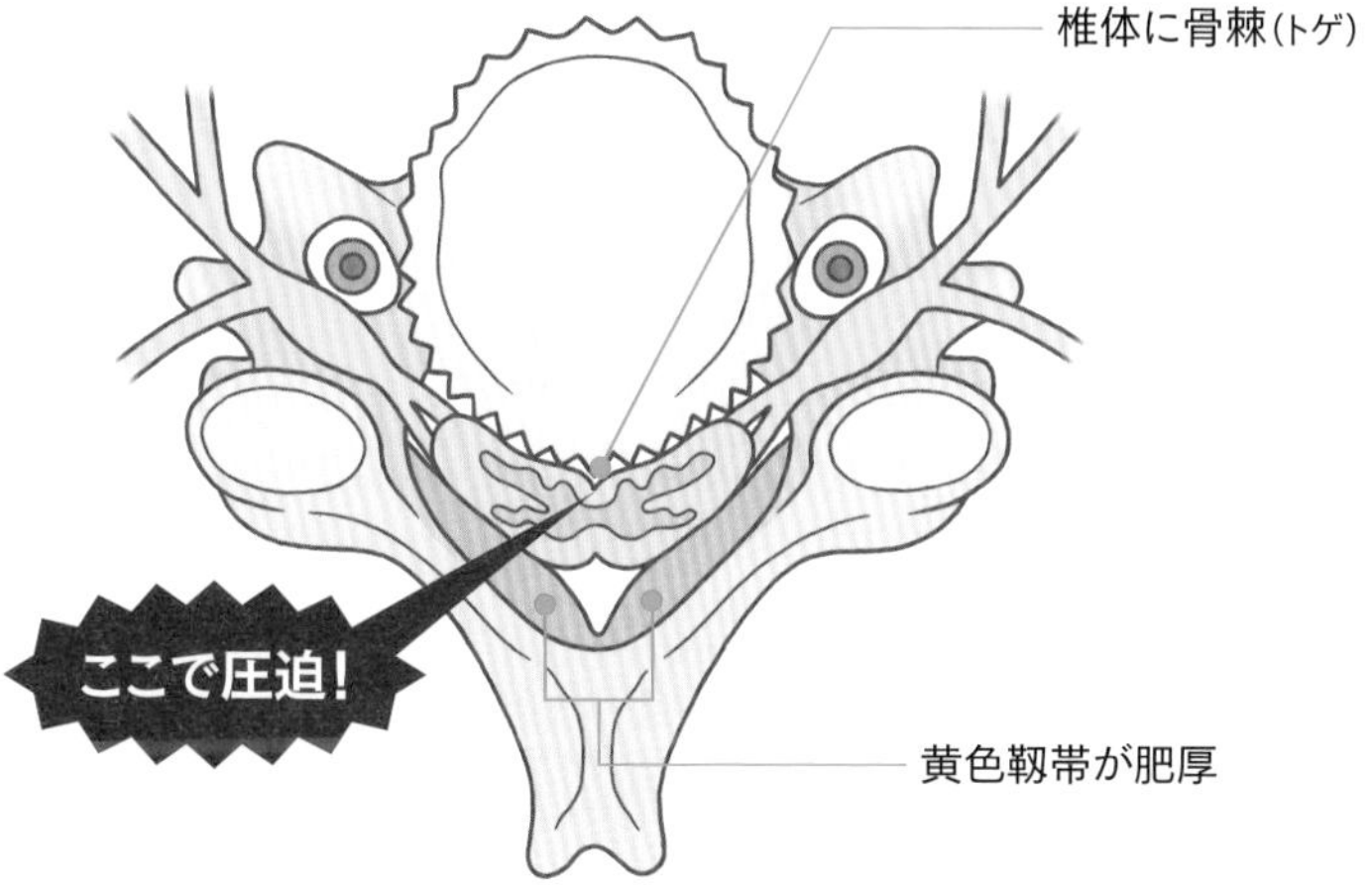
椎体に骨棘(トゲ)
ここで圧迫！
黄色靭帯が肥厚

ステージ3の「頸椎症性神経根症」よりも骨棘や靭帯の肥厚などがさらに進み、脊髄が圧迫される。

頸椎椎間板ヘルニアの脊髄症タイプ

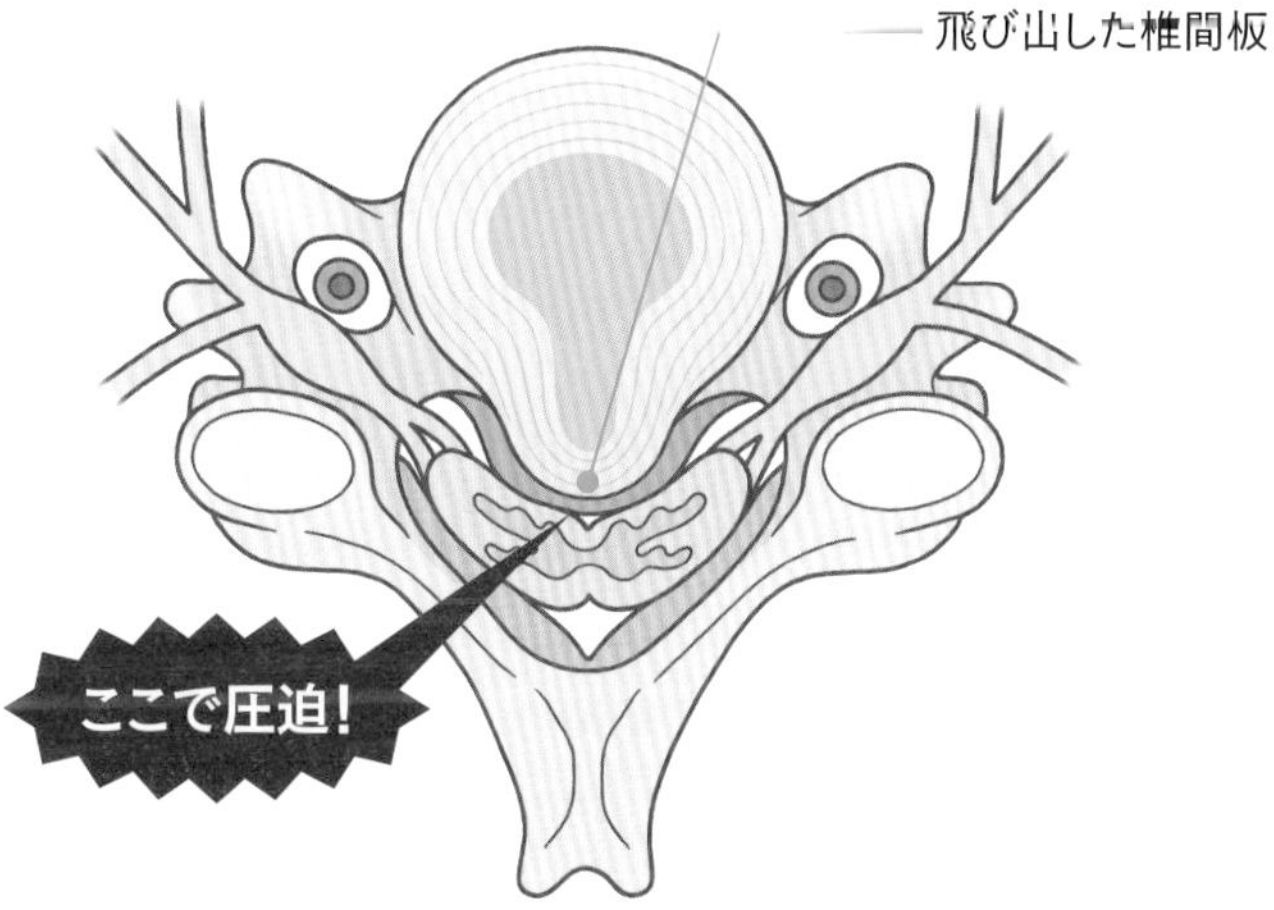
飛び出した椎間板
ここで圧迫！

「頸椎椎間板ヘルニア」が、真後ろの方向に大きく出っ張って、それによって脊髄が圧迫される。

自分の首の動きを確認して、頸椎の健康度合いをチェックしよう

頸椎症の自己診断① 2人で行なう頸椎症チェック

ここまでで、頸椎症スペクトラム（ステージ0～4の分類）についてご説明してきましたが、「それでは、私はどのステージにあたるのだろう?」と思われた方も多いでしょう。

そこで、本項と次の項では、自分でできるステージの自己診断法をご紹介していきます。まずは、首の動きを自分でチェックする方法です。

先に、筋肉や骨に異常を生じ、頸椎の状態が健康でなくなると、首を回せる角度が小さくなると述べましたが、それがあるのかどうかを確認するため、左ページの「2人で行なう頸椎症チェック」を試してみてください。

頸椎症の自覚症状がない人にとっては、自分が健康なのか、あるいはステージ0の頸椎症予備軍なのかが判定できます。また、首を回して症状が出た人にとっては、自分の進行度合いを知る手掛かりになります。

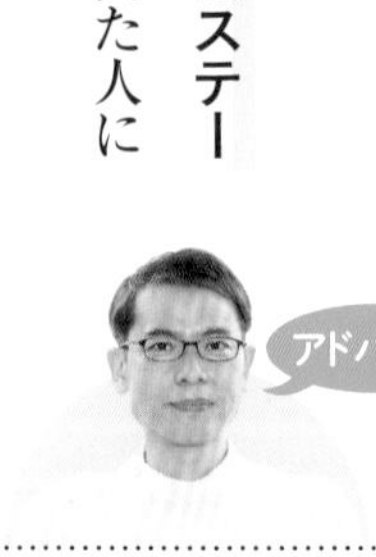

アドバイス

改善具合も確かめられる

このチェックを行ったあと、第2章で紹介する首のトレーニングを行なって、再びチェックしてみてください。ほとんどの場合、首が回りやすくなっているはずです。こうした効果を確かめると、トレーニングへのやる気が高まるうえ、効果が測れるので、自分にとってよりよいやりかたを見つけるツールにもなるでしょう。

2人で行なう頸椎症チェック

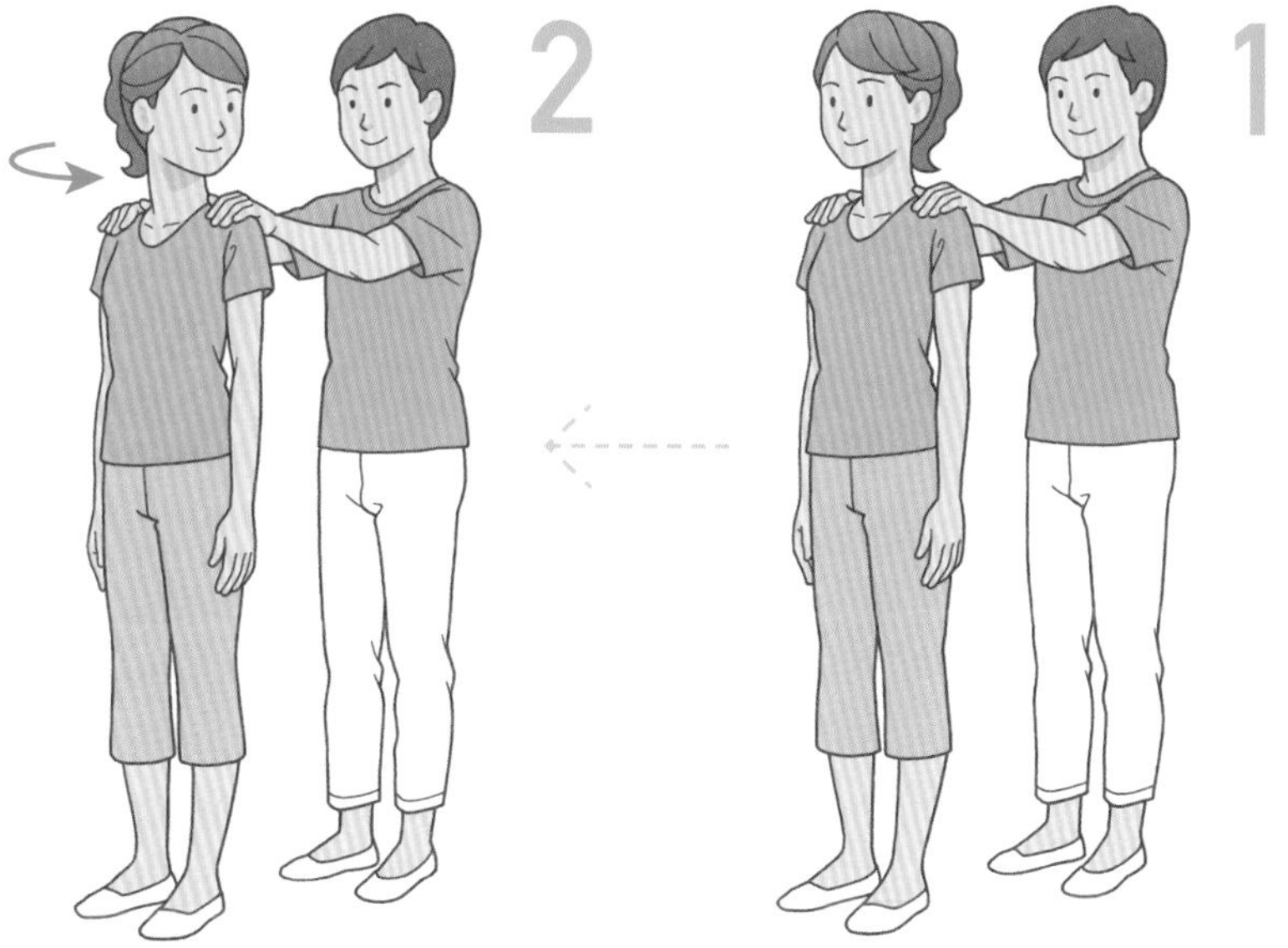

1　チェックされる人の真後ろにチェックする人が立つ。後ろの人は、両腕をしっかり伸ばして前の人の肩に手を置く。このチェック法は、肩が動かないように気をつけながら行なう。

2　チェックされる人は、首だけを回して後ろを振り向く。そして、後ろの人の顔や肩が、どこまで見えるか確かめる。左右とも行ない、どのくらい左右差があるかもチェック。振り向く動作を何度もくり返さず、できるだけ１回で行なう。

判　定

症状が出ない

後ろの人の顔の一部が見える

→ 健康と判定できる

左右どちらか一方でも後ろの人の顔まで見えない、あるいは真横を向けない

→ ステージ0（頸椎症予備軍）

症状が出る

首を回すと首に痛みが出る

→ ステージ2（首・肩の痛みタイプ）以上

首を回すと腕や手に痛み、しびれが出る

→ ステージ3（腕の痛み、しびれタイプ）以上

自分が今、どのステージなのか、かんたんなチャートで確認してみよう

頸椎症の自己診断②

ステージ判定のフローチャート

首の動きを確認したところで、さらに詳しくステージを判定していきましょう。次ページのチャートを「スタート」から始め、「YES」か「NO」か、あてはまるほうを選んで進めていってください。

なお、前ページの「2人で行なう頸椎症チェック」で、**首を動かしたときに、こりや痛み、しびれなどの症状を感じた方は、その症状があるものとして質問に回答してください。**

「健康（正常）」以外に行きついた場合は、そのステージの頸椎症（あるいは頸椎症予備軍）である可能性が高いと判定できます。

なお、ここで紹介するチェック法は、第2章以降で紹介するトレーニングを実践する際の目安として活用するものです。あくまでも目安としてお考えいただき、正確な診断は医療機関で受けてください。

ステージ判定のフローチャート

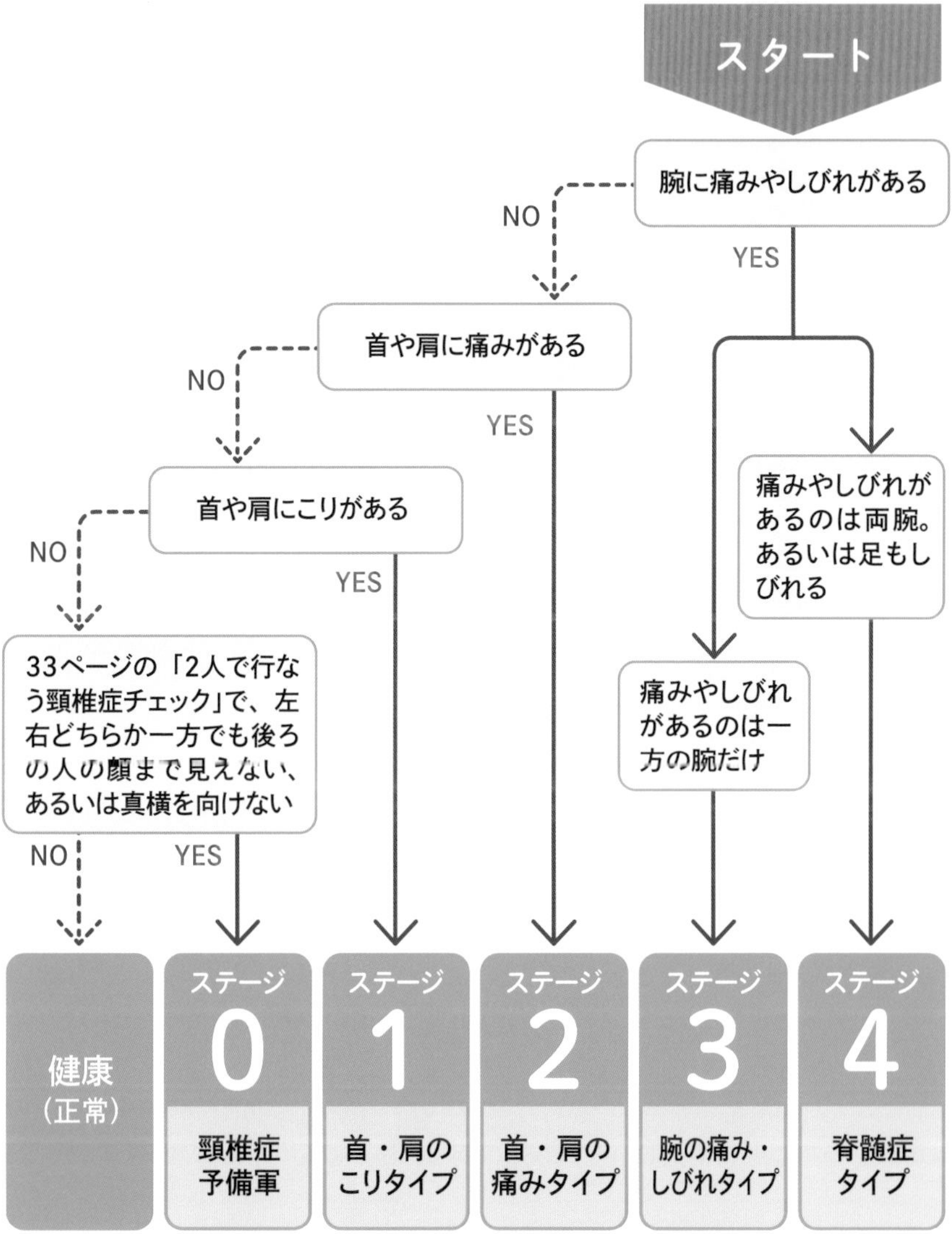
スタート
腕に痛みやしびれがある
NO
YES
首や肩に痛みがある
NO
YES
首や肩にこりがある
NO
YES
33ページの「2人で行なう頸椎症チェック」で、左右どちらか一方でも後ろの人の顔まで見えない、あるいは真横を向けない
NO
YES
痛みやしびれがあるのは両腕。あるいは足もしびれる
痛みやしびれがあるのは一方の腕だけ
健康（正常）
ステージ0 頸椎症予備軍
ステージ1 首・肩のこりタイプ
ステージ2 首・肩の痛みタイプ
ステージ3 腕の痛み・しびれタイプ
ステージ4 脊髄症タイプ

判定が出たとしても、頸椎の悪化がさらに進むとステージが上がっていくので、現在の判定が必ずしも最終形とは限らない。

コラム

なぜ頸椎症は治りにくい？❶ ストレートネックで負担が固定化する

首・肩で悩んでいる人には、整形外科で「ストレートネック」といわれた人が少なくないと思います。

では、ストレートネックとは何でしょう。

頸椎はやや前弯しているのが正常ですが、ストレートネックは、その弯曲（カーブ）がなくなってまっすぐになり、その状態で固定化してしまうことです。

頸椎がまっすぐになると、骨格の構造上、頭が前に出た形になります。すると、首には頭の重さより大きな負担がかかります。ストレートネックは、常に首へ大きな負担がかかった状態なのです。

ストレートネックは、大きく2つに分けられます。

1つは、「筋性のストレートネック」です。これは、悪い姿勢を続けるなどして筋肉がこわばり、それによってストレートネックになる場合です。

もう1つは、「骨性のストレートネック」で、頸椎そのものが変形して起こるものです。たとえば、頸椎が押しつぶされて変形したり、頸椎同士のすき間が狭くなったりして、全体がまっすぐになる場合です。筋性のストレートネックが長く続いた末に、椎骨や椎間板に影響が出ることで生じます。

ストレートネックは、生まれつきの体質ではありません。次章でご紹介する「首トレ」が、本来の頸椎のカーブの回復に役立ちます。

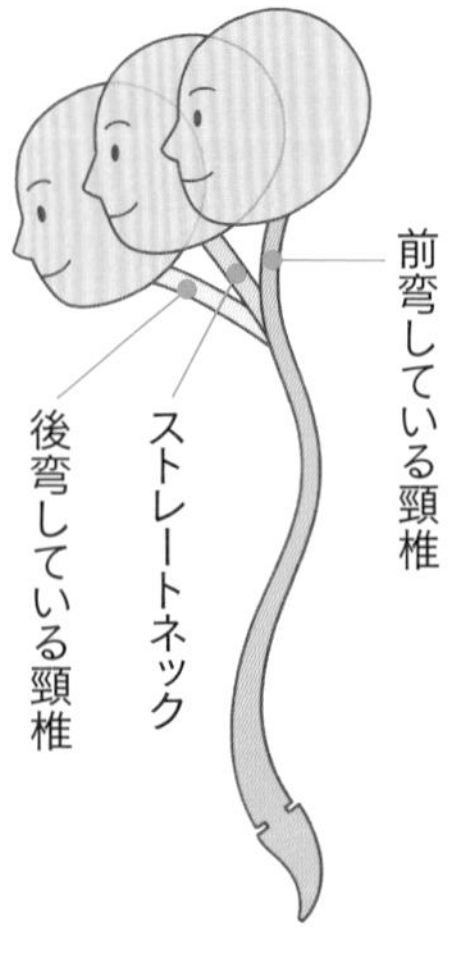

ストレートネックでは、頭が前に出るかたちとなる。さらに悪化すると頸椎が後弯する場合もあり、ますます頭が前に出る。

第2章

竹谷内式!
1日5分の「首トレ」で
つらい症状を治す

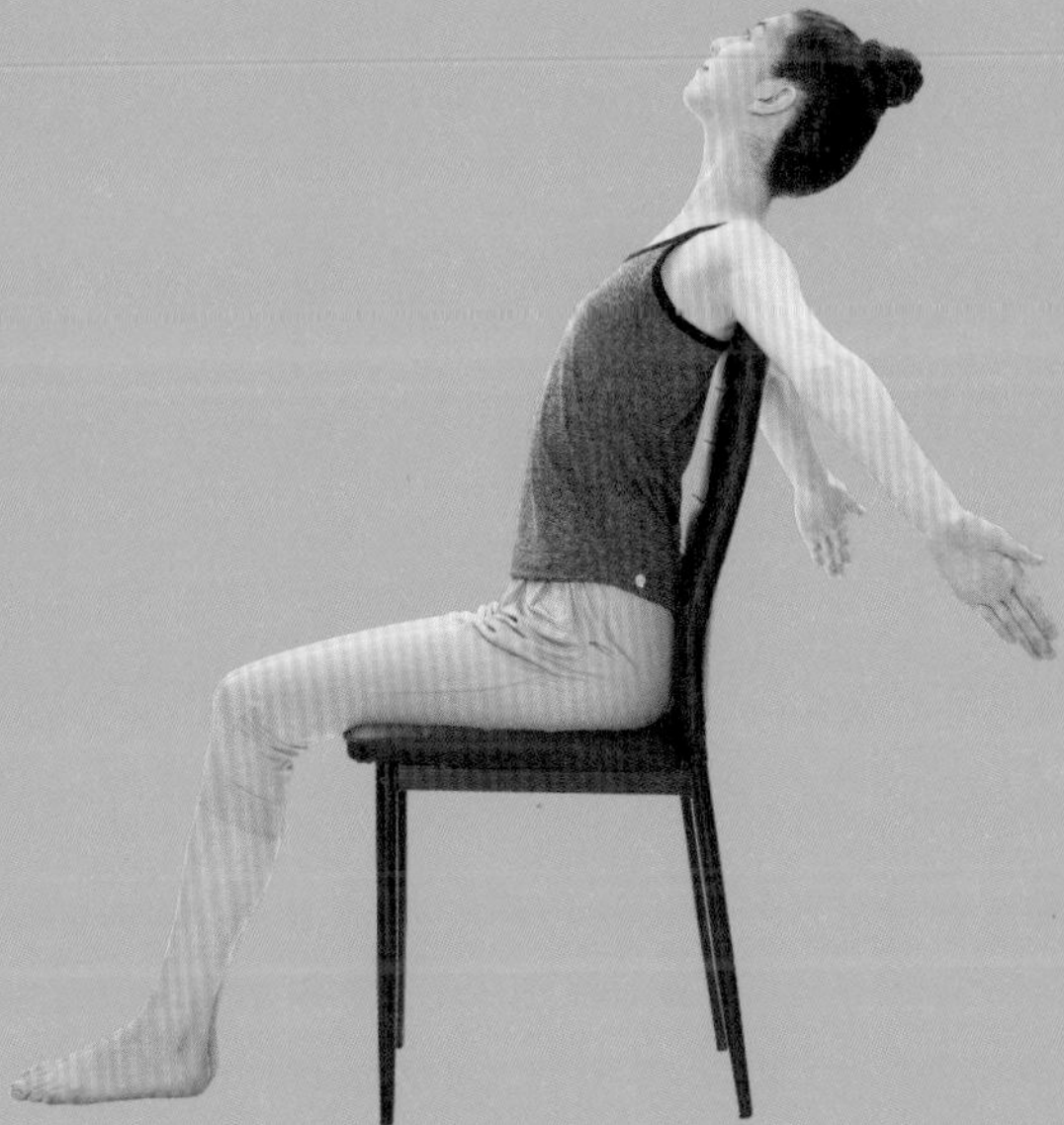

「首トレ」を行なって、しなやかな首・肩を取り戻す

ストレッチと筋トレに注目！

前章で説明したとおり、頸椎症では、首・肩の筋肉が長期間にわたって緊張（収縮）して、こりや痛みを生じさせるほか、それが椎骨を押しつぶす力となって骨や軟骨を変形させ、炎症や神経圧迫を起こし、症状が現れます。

症状の根本となっているのは筋肉の緊張です。ですから、**筋肉がゆるめば、筋肉のこりや痛みも緩和し、骨や軟骨の炎症も治まり、神経への圧迫も軽くなるわけです。**

つまり、頸椎症の軽減や解消を目指すには、筋肉の緊張を取り除いて、しなやかな状態に保つことが、まず何よりも大事なこととなります。

これに対して、大きな効果をもたらしてくれるのが運動療法です。

運動療法とは、言葉そのままで、体を動かして病気を治す方法です。ストレッチや筋トレなど、体の一部を動かすもののほか、ウォーキング、ジョギン

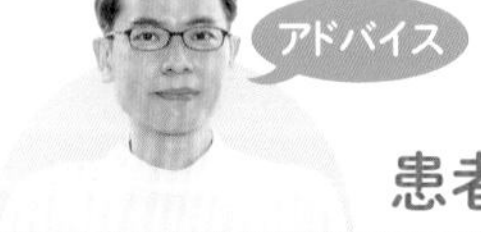

患者さん自身の力で治す

私は頸椎症の患者さんには、施術するだけでなく運動療法の指導もしています。なぜなら、カイロプラクティックで筋肉や頸椎を改善できても、次の診療日まで何のケアもしていなければ、体はもとの状態に戻ろうとしてしまうからです。患者さん自身の日々の努力があってこそ、早く着実に治すことができるのです。

グなどの全身運動もあります。

これらのうち、とくに頸椎症に対して、私がおすすめしたい運動療法が、本章で紹介するかんたんなストレッチや筋トレです。

継続して行なえば、筋肉の緊張が解消し、椎骨同士を押しつぶす力が弱まり、首の動きもよくなって、頸椎症が和《やわ》らいでいきます。また、首に負担をかける悪い姿勢（ネコ背や、うまくいけばストレートネック）が矯正されます。

頸椎症で悪くなってしまった首を、根本に働きかけることで復活させる「首のトレーニング」といえます。略して「首トレ」と呼びましょう。

「首トレ」とは？

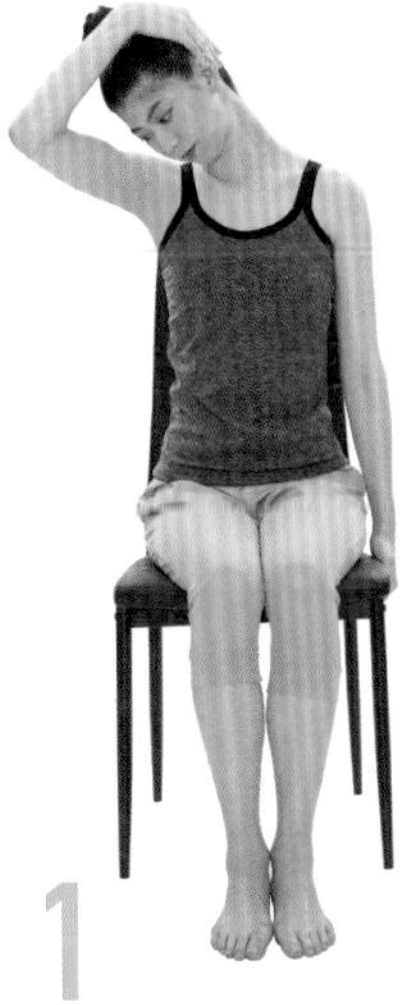

1
緊張している首・肩の筋肉をゆるめるストレッチ

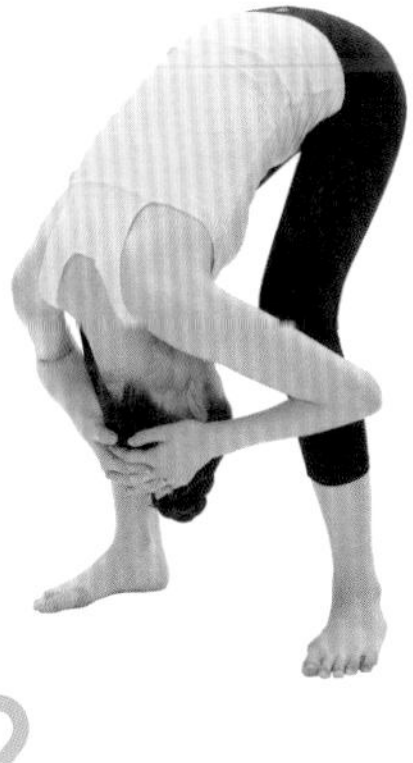

2
狭くなっている椎骨同士の間を広げ、傷んだ神経を回復させるストレッチ

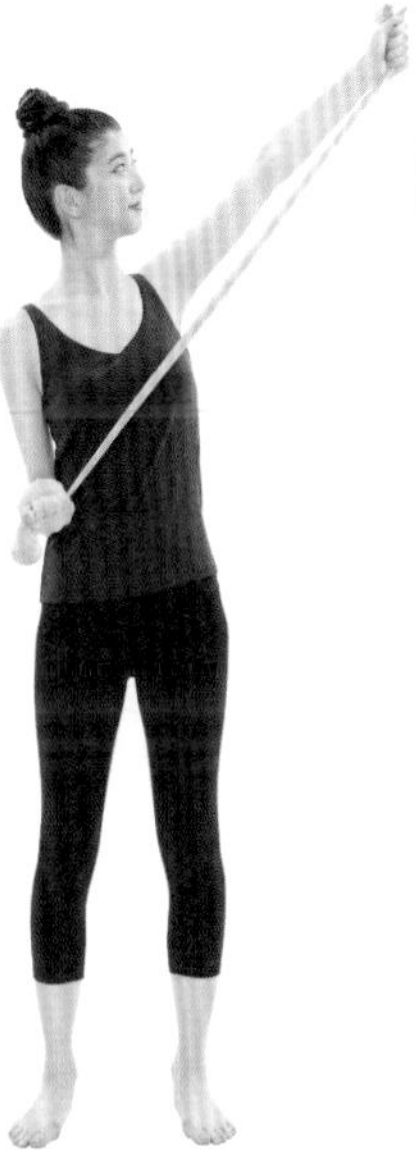

3
首に負担をかける悪い姿勢や体のクセを直す筋トレ

目的　首・肩を症状が出ない状態に保つ！

「首トレ」は、筋肉の緊張を取り除き、神経が傷んでいるなら回復させ、さらには、筋肉に緊張を強いる悪い姿勢を矯正する効果を有する。

「首トレ」を継続することで、悪化した頸椎の状態を改善させていく

「未病」で押し止めるという考えかた

加齢とともに体は衰《おとろ》えていきます。そして、**首に負担をかける生活を続けている人は、骨や軟骨の変形や、靭帯の肥厚がどんどん進んでいきます。**

頸椎症の症状が現れた後も、とくに何のケアもしなければ、時間経過とともに首の状態は次第に悪化していきます。

これを図示したのが、次ページのグラフで対角線上に書かれた矢印①です。

グラフの上部のオレンジ色で塗られた範囲はステージ2以降の頸椎症の発症状態です。下部の白い範囲は、ときどきこりなどの症状があるものの、ステージ2以降の頸椎症に関してはまだ「未病」の段階です。「未病」とは、発症するまでには悪化していないが、とはいえ健康ともいえない状態のことです（ここでは肩こりは、未病の範囲内として説明します）。

未病では、それほど強い自覚症状は出ません。しかし、それがある時点で、

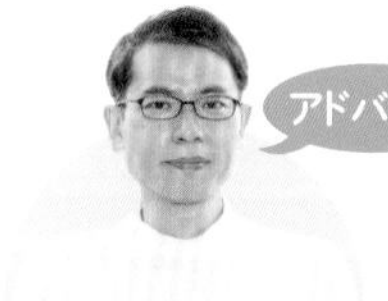

アドバイス

適切なケアで悪化を防ぐ

本書を読まれている方には、左のグラフで示した発症のメカニズムと悪い習慣の積み重ねの関係を認識していただいたうえ、ぜひ本書で紹介するノウハウを“人生”に取り入れていただきたいと思っています。「首トレ」や生活改善、必要であれば医療機関で治療を受けるなど、適切なケアを継続しましょう。

河川の水が溢《あふ》れて土手が決壊するように、発症に至るのです。

ここで心を改めて、首に悪い生活を変えれば違った展開に持ち込めます。**「首トレ」や第3章で紹介する生活改善などの適切なケアを行なえば、完治は難しくても、頸椎の悪化度合いを下げることが可能なのです。**

どの時点からでも、それなりの効果は期待できます。ステージ2の症状が出て間もない時点であれば、矢印②のように未病の範囲に戻れるかもしれません。

頸椎症が発症するイメージ

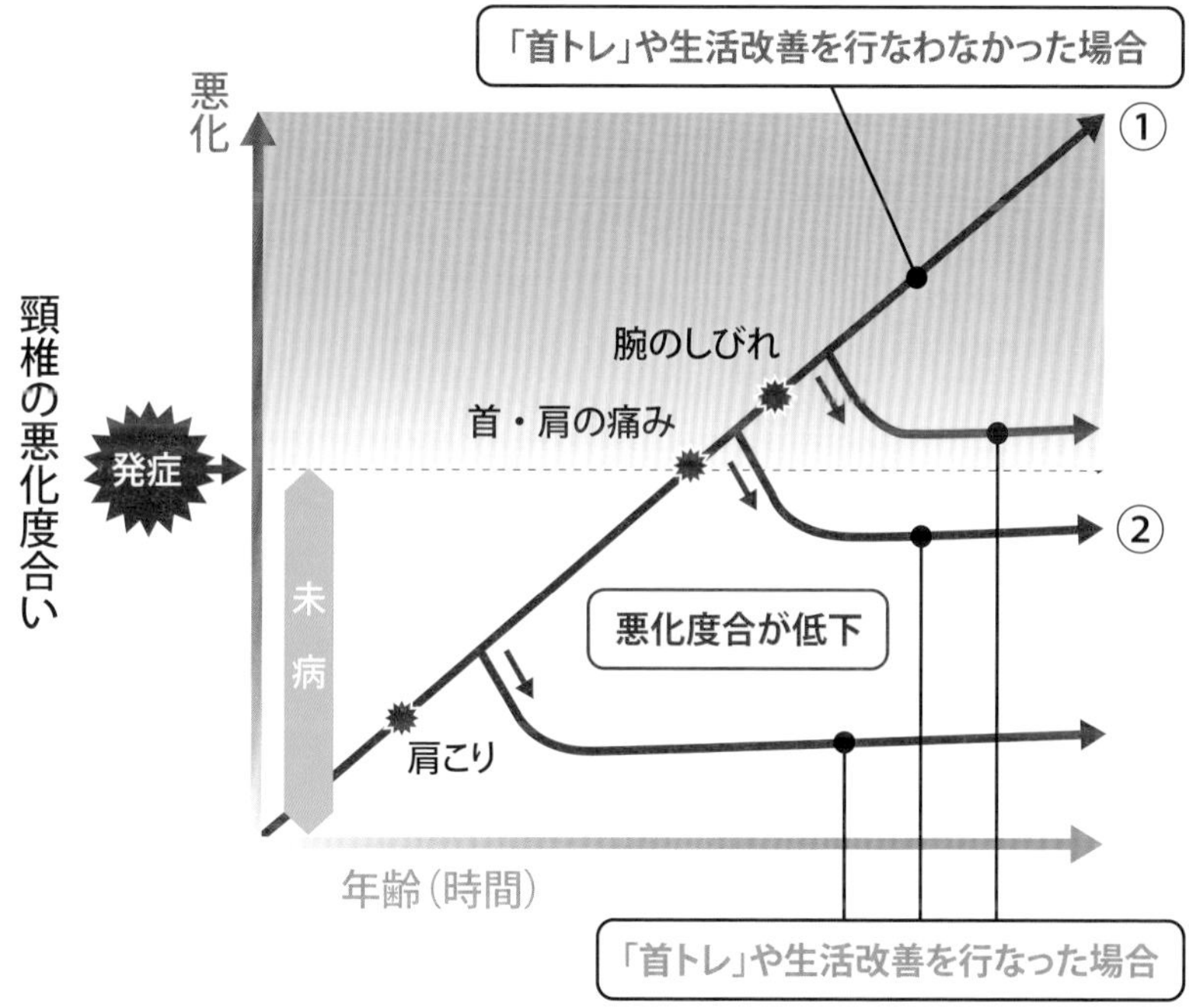

「首トレ」や生活改善を行なわなかった場合
悪化
①
頸椎の悪化度合い
腕のしびれ
首・肩の痛み
発症
②
未病
悪化度合が低下
肩こり
年齢（時間）
「首トレ」や生活改善を行なった場合

首に問題を抱えている人は、年齢（時間）とともに頸椎症の重篤化が進んでいく。しかし、適切なケアを行なえば、その傾向をゆるやかにできる。うまくいけば、発症を抑え込める。

1回5分ほどの体操を毎日行なえば、改善が期待できる

「首トレ」を正しく行なうポイント

次のページから、ステージ１「首・肩のこりタイプ」、ステージ２「首・肩の痛みタイプ」、ステージ３「腕の痛み・しびれタイプ」の各ステージで効果のある、「首トレ・メニュー」を紹介していきます。

ステージ２は、〈首を前に曲げると痛む人向け〉と〈首を後ろに反らすと痛む人向け〉の２つを用意しました。自分の首を動かしてみて症状の具合を確認し、自分にあてはまるほうを選択しましょう。

各「首トレ・メニュー」は、３～４つの体操の組み合わせで構成されています。**この3~4つの体操を連続して行なうことを1セットとします。1セットは、慣れれば5分程度で行なえます。**

また、時間とやる気があれば、各メニューで紹介する「プラスα《アルファ》」も加えて行なってください。症状の改善を早められるでしょう。

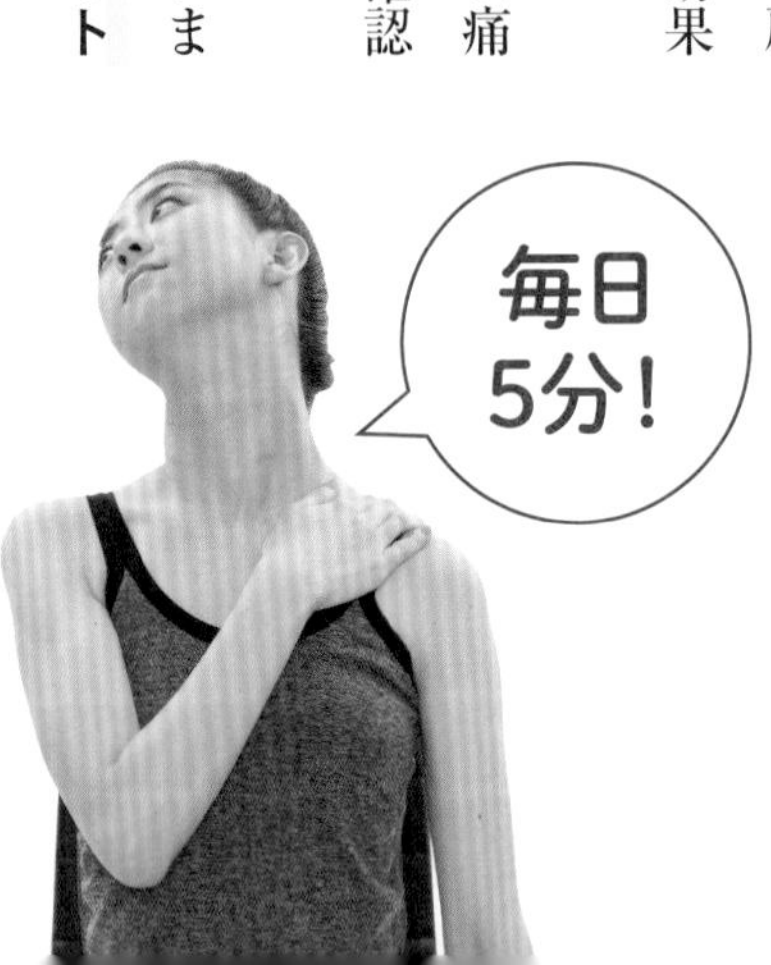

これを毎日実践しましょう。1日1セットでも継続すれば、効果が現れてきますが、可能であれば1日に2セット（朝・晩）、あるいは3セット（朝・昼・晩）行なえば、より効果的といえます。

なお、継続的な「首トレ」の実践をスタートする前に、32ページで紹介した「2人で行なう頸椎症チェック」をやって、自分の首の回り具合を憶えておきましょう。そして、**しばらくの期間行なったあとに、再びチェックしてみて、首の回り具合を比べてみましょう。正しく行なっていれば、首を回せる角度が増えるので、効果を実感できるはずです。**また、首の回りかたの左右差も次第にそろってくることにも気づくはずです。

なお、「首トレ」を始めるに際して、下記の5点に注意し、安全に行なっていきましょう。

「首トレ」を行なう際の注意点

1 めまいや立ちくらみを感じたら行なわない

首トレの中には、首を曲げたり反らしたりするものや、頭を低くするものがある。それらの動作で、めまいや立ちくらみが起こるようであれば中止する。

2 高血圧や脳血管障害のある人は医師と相談したうえで行なう

高血圧や脳血管障害(脳梗塞など)で治療中の人は、主治医に「こういう体操を行なってよいか」と相談したうえで行なう。

3 手術やケガのあとは行なわない

首以外も含めて、手術やケガのあとは行なわない。充分に回復してから行なう。

4 痛みやしびれが出たり、ひどくなったりしたら中止する

首トレで、緊張した筋肉がゆるんで背骨が伸びれば、通常は気持ちよく感じるはず。しかし、もし、痛みやしびれが出たり、行なった前より症状が悪化したりした場合は、中止する。

5 ステージ4「脊髄症タイプ」の人は医師と相談したうえで行なう

重症のステージ4ではストレッチや筋トレの効果は期待しにくいため、ステージ4向けのメニューは用意していない。本書で紹介している運動は医師に相談してから行なう。

ステージ
1

首・肩のこりタイプ

首トレ・メニュー

——ステージ0、ストレートネックにも効果的

首・肩周辺の、緊張しやすい筋肉をまんべんなく伸ばして、こわばりをゆるめることができるメニューです。続けることで、首の動きがよくなっていきますし、ストレートネックの場合は、少しずつ矯正される効果も望めます。

※なお、このメニューは、ステージ0「頸椎症予備軍」の人、あるいは、整形外科などで「ストレートネック」といわれたものの症状はまだない人にもおすすめ

基本の5分メニュー

1 首の後ろ側を伸ばす

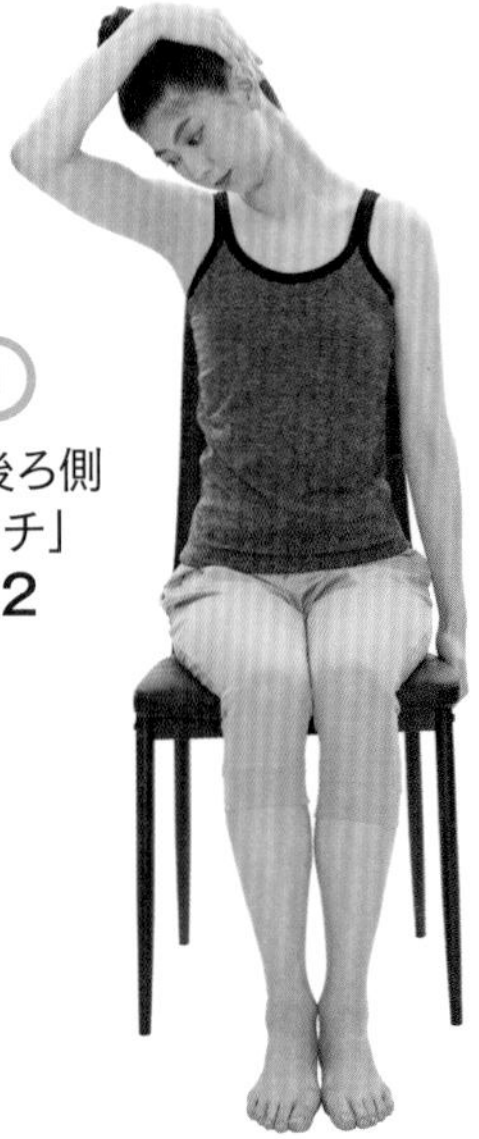

種目 1
「首の後ろ側ストレッチ」
→P.52

2 首の前側を伸ばす

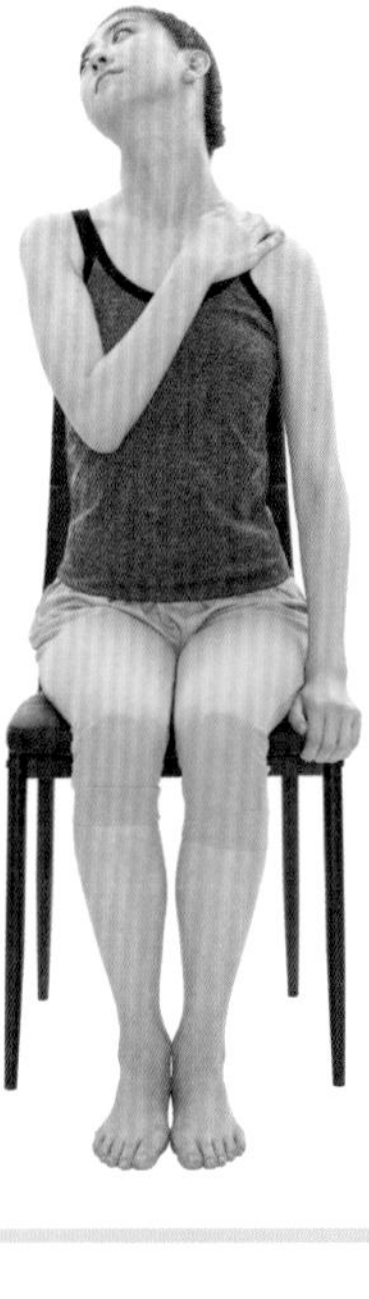

種目 2
「首の前側ストレッチ」
→P.54

プラスα《アルファ》

その1
★ストレートネックが気になる人は…
首の深層筋を鍛える

種目19
「チンタック」
→P.88

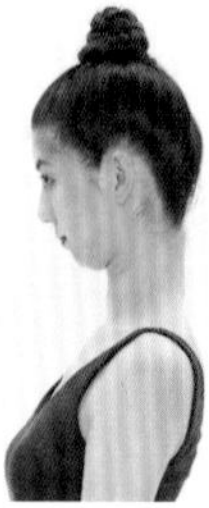

＊P.90の「種目20」もおすすめ

その2 ★早く治したい人は…

1 肩甲骨を寄せる筋肉を鍛える〈基本〉

種目21
「腕の外回し運動」
→P.92

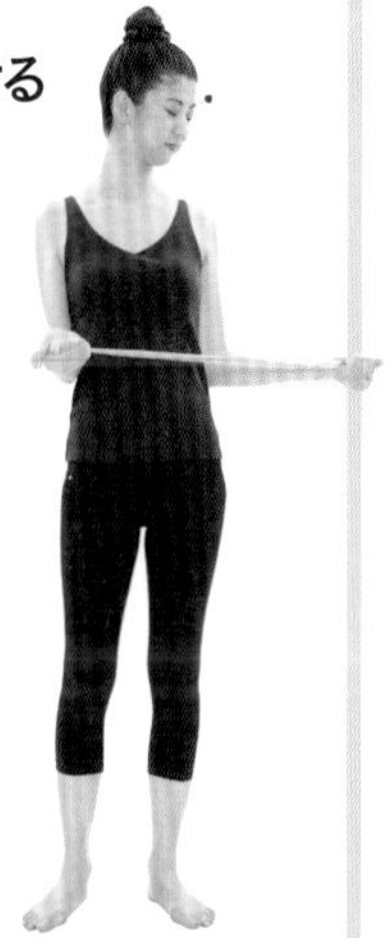

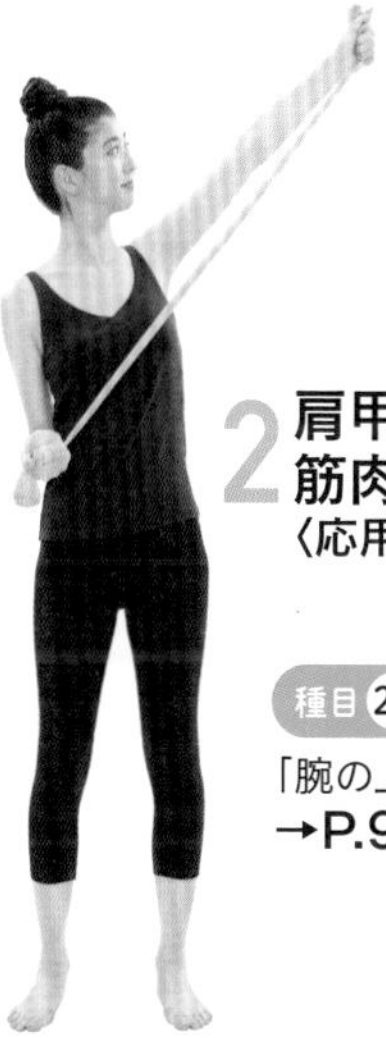

2 肩甲骨を寄せる筋肉を鍛える〈応用〉

種目22
「腕の上下運動」
→P.94

3 胸を伸ばす

＊種目を1つ選択！

立って行なう方法

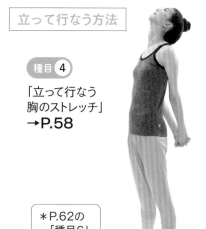

種目4
「立って行なう胸のストレッチ」
→P.58

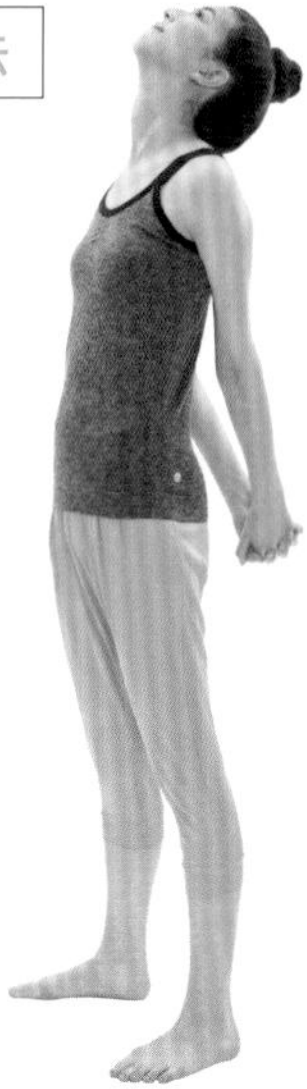

＊P.62の「種目6」でもOK

座ったままできる方法

種目8
「座って行なう胸のストレッチ」
→P.66

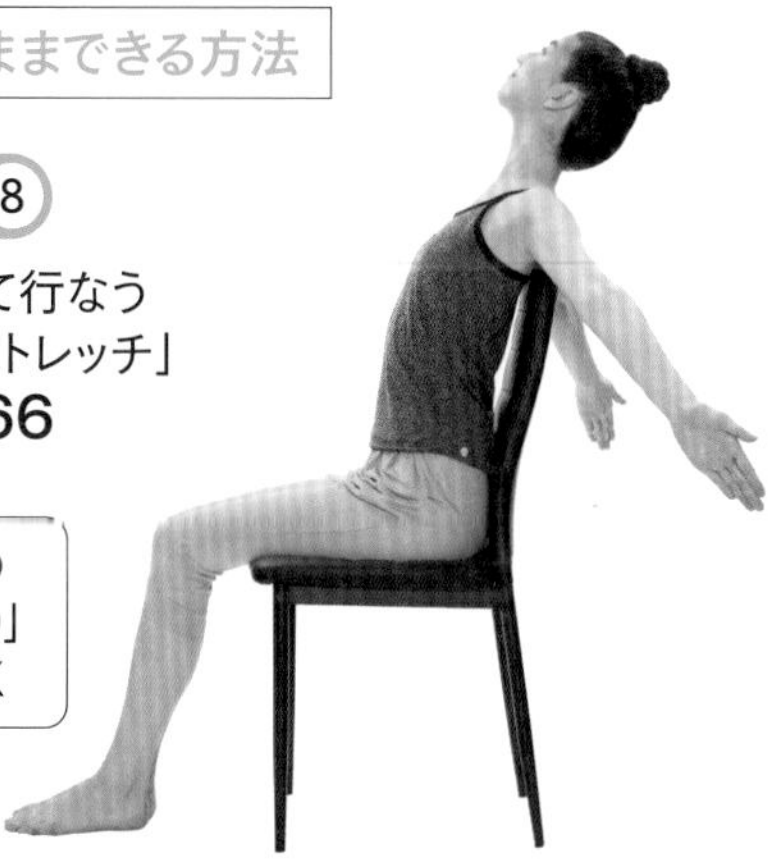

＊P.68の「種目9」でもOK

寝て行なう方法

種目10 「寝て行なう胸のストレッチ」→P.70

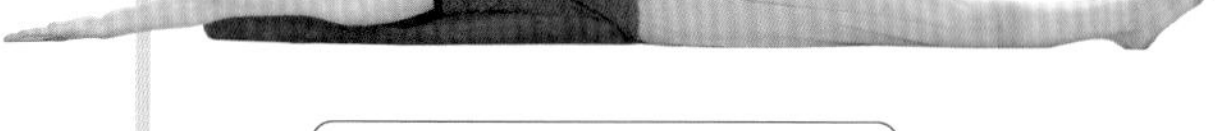

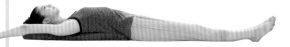

＊P.72の「種目11」でもOK

ステージ
2

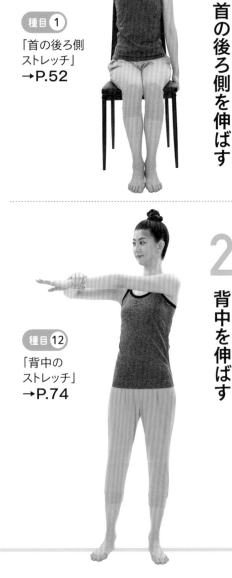

首・肩の痛みタイプ

首トレ・メニュー

〈首を前に曲げると痛む人向け〉

ステージ2の中でも、首を前に曲げると痛む場合と、後ろに反らすと痛む場合があります。このメニューは、〈首を前に曲げると痛む人向け〉です。

※なお、首を左右に回すときだけ痛む人もこのメニューを行なう

基本の5分メニュー

1 首の後ろ側を伸ばす

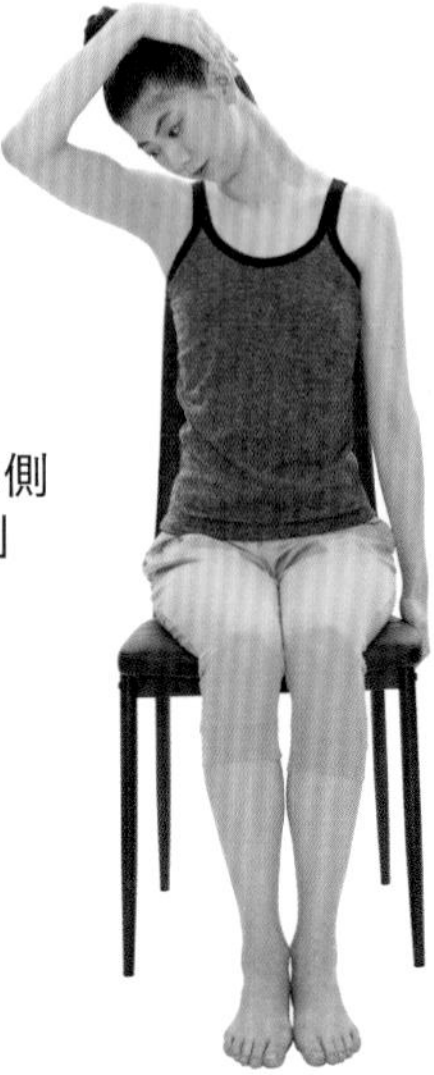

種目 1
「首の後ろ側ストレッチ」
→P.52

2 背中を伸ばす

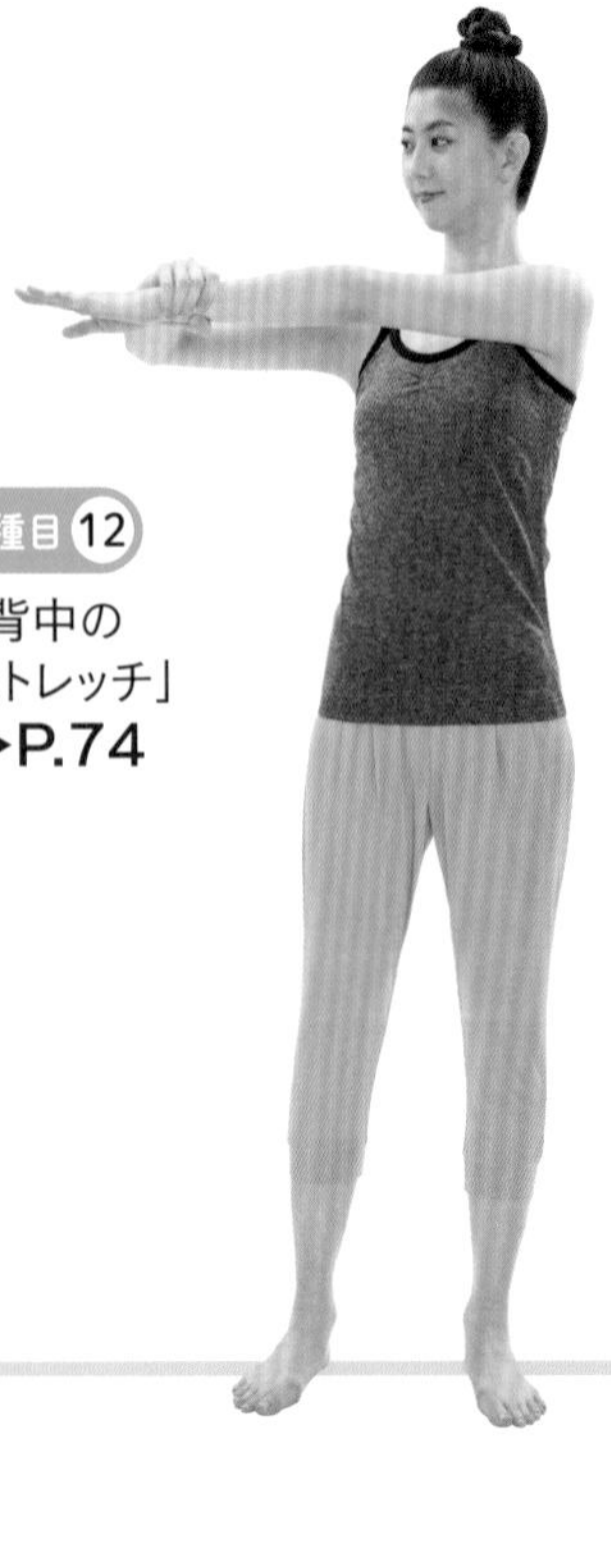

種目 12
「背中のストレッチ」
→P.74

プラスα《アルファ》

その1 ★痛みがつらい人は…

頭を下に向けて首の後ろを伸ばす

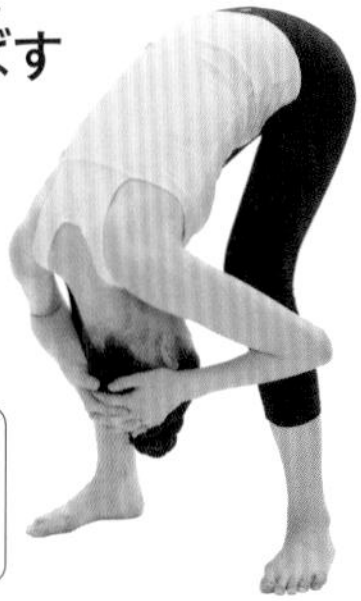

種目13
「首伸ばし」
→P.76

＊P.78〜84の「種目14〜17」のいずれかでもOK

※行なってみて痛みが生じた場合はこの体操は、中止する

その2 ★早く治したい人は…

1 肩甲骨を寄せる筋肉を鍛える〈基本〉

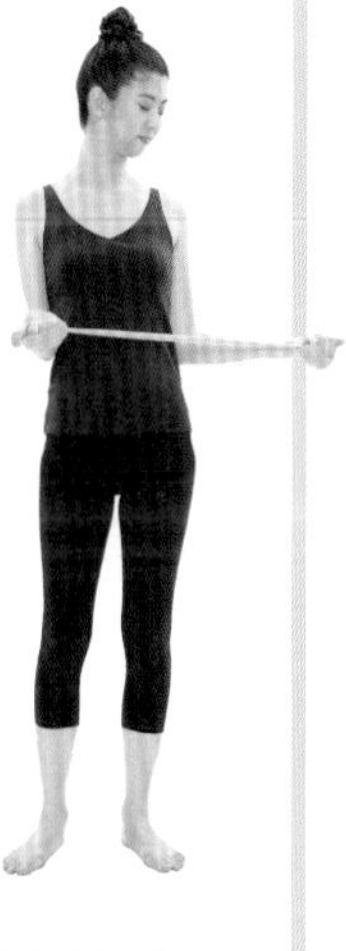

種目21
「腕の外回し運動」
→P.92

2 肩甲骨を寄せる筋肉を鍛える〈応用〉

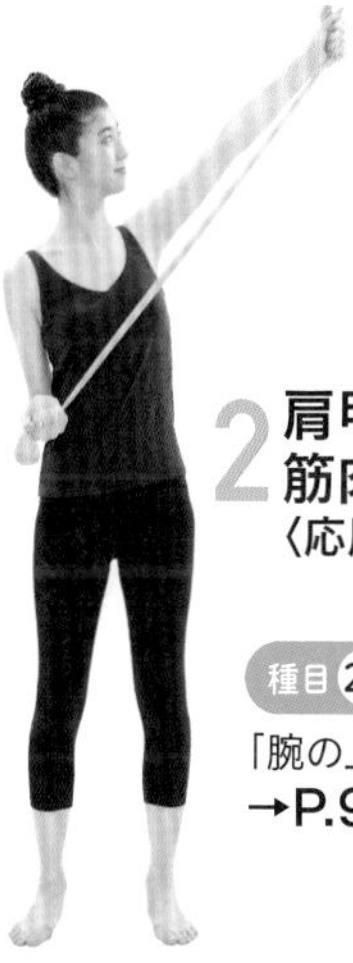

種目22
「腕の上下運動」
→P.94

3 胸を伸ばす

＊種目を1つ選択！

いつでも手軽に

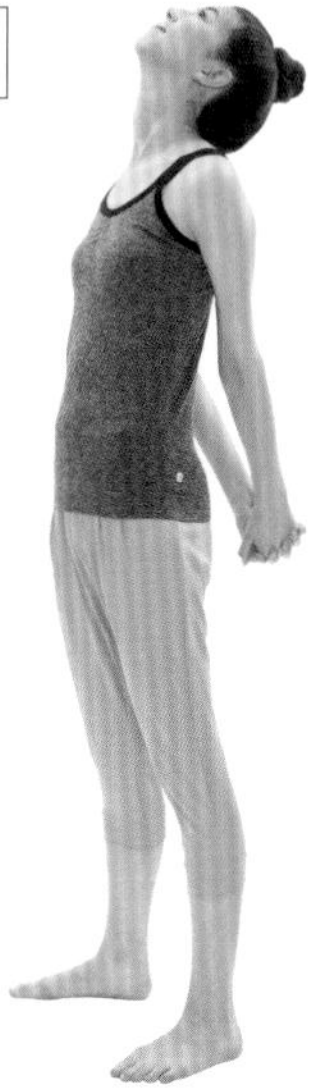

種目4
「立って行なう胸のストレッチ」
→P.58

＊P.62の「種目6」でもOK

仕事の合間などに

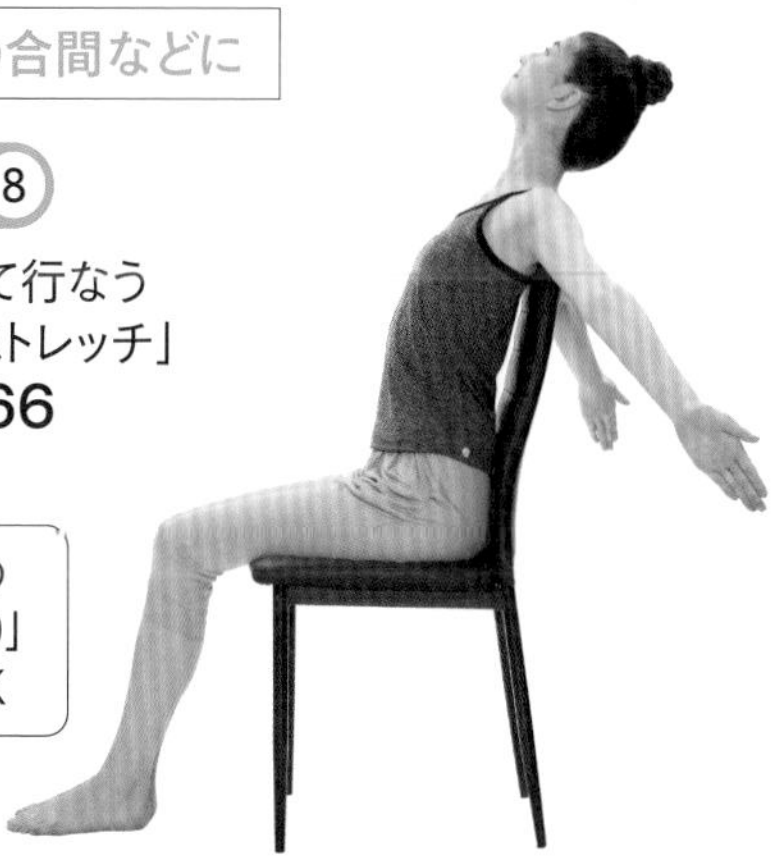

種目8
「座って行なう胸のストレッチ」
→P.66

＊P.68の「種目9」でもOK

じっくり取り組むなら

種目10 「寝て行なう胸のストレッチ」→P.70

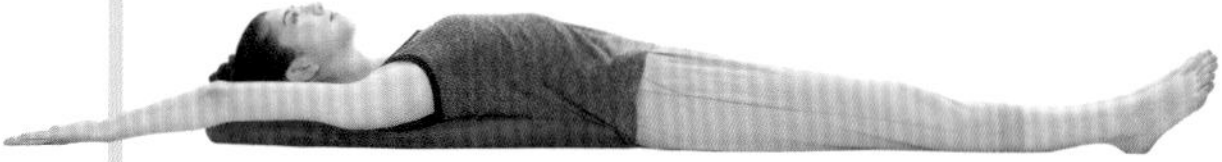

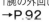

＊P.72の「種目11」でもOK

ステージ **2**

首・肩の痛みタイプ

首トレ・メニュー

〈首を後ろに反らすと痛む人向け〉

痛みの原因となっている首や胸の筋肉の緊張をゆるめます。痛みの出る首を後ろに反らす動作（上を向く動作）をせずに、ゆるめることができるメニューです。

※なお、首を前に曲げたときと後ろに反らしたときの両方で痛む人も、このメニューを行なう

基本の5分メニュー

1 首の後ろ側を伸ばす

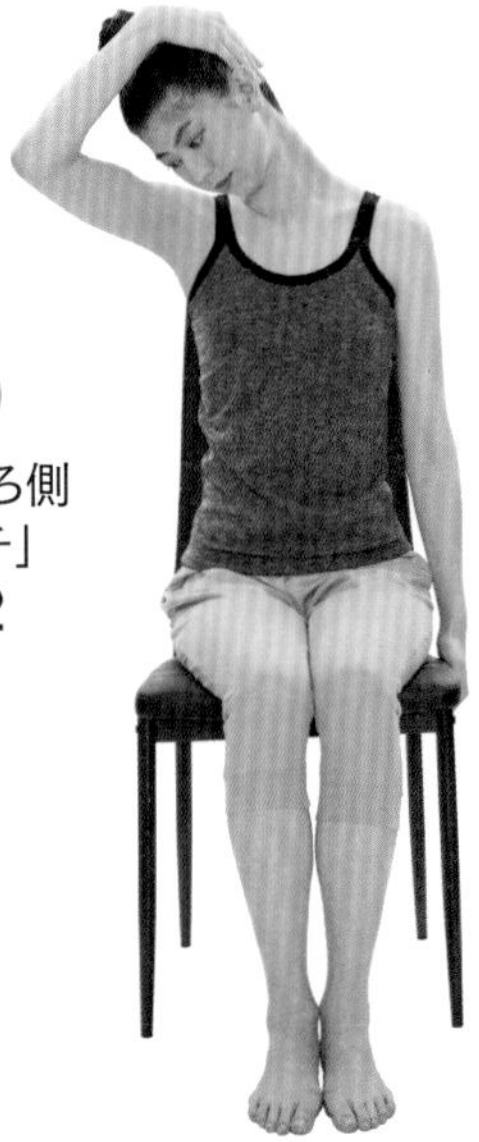

種目 1
「首の後ろ側ストレッチ」
→P.52

2 首の前側を伸ばす

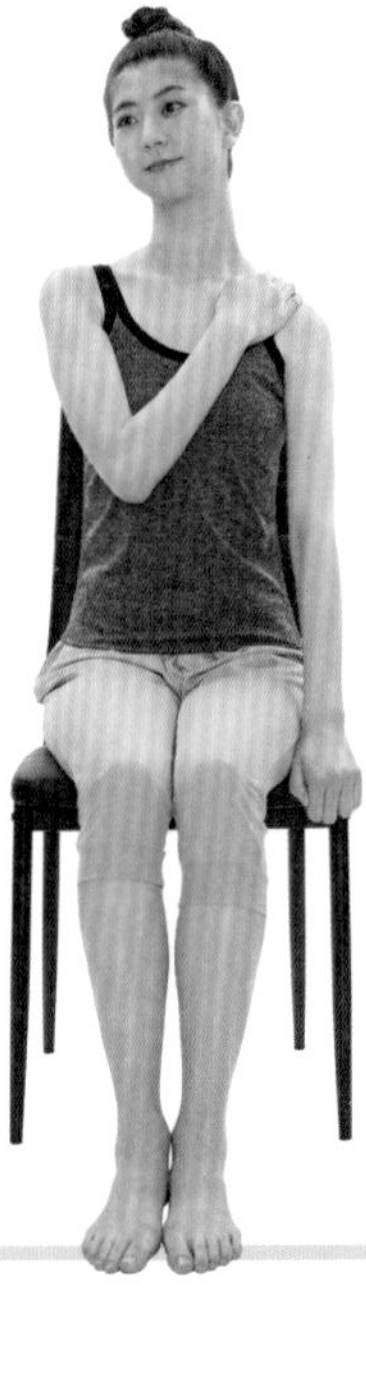

種目 3
「首の前側ストレッチ・バリエーション〈首を反らさない〉」→P.56

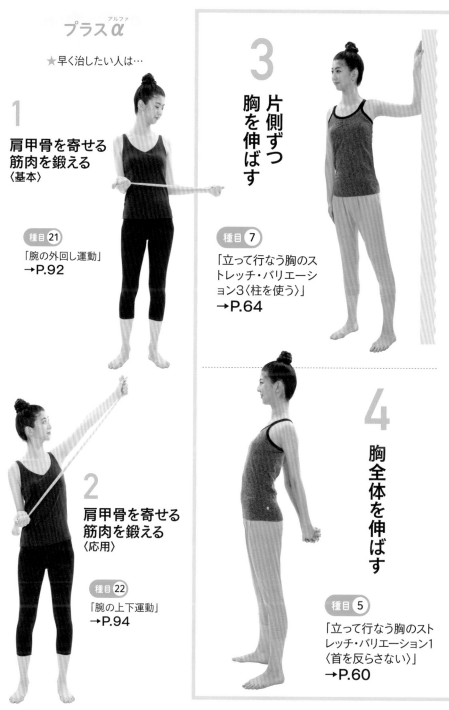

プラスα《アルファ》

★早く治したい人は…

1
肩甲骨を寄せる筋肉を鍛える
〈基本〉

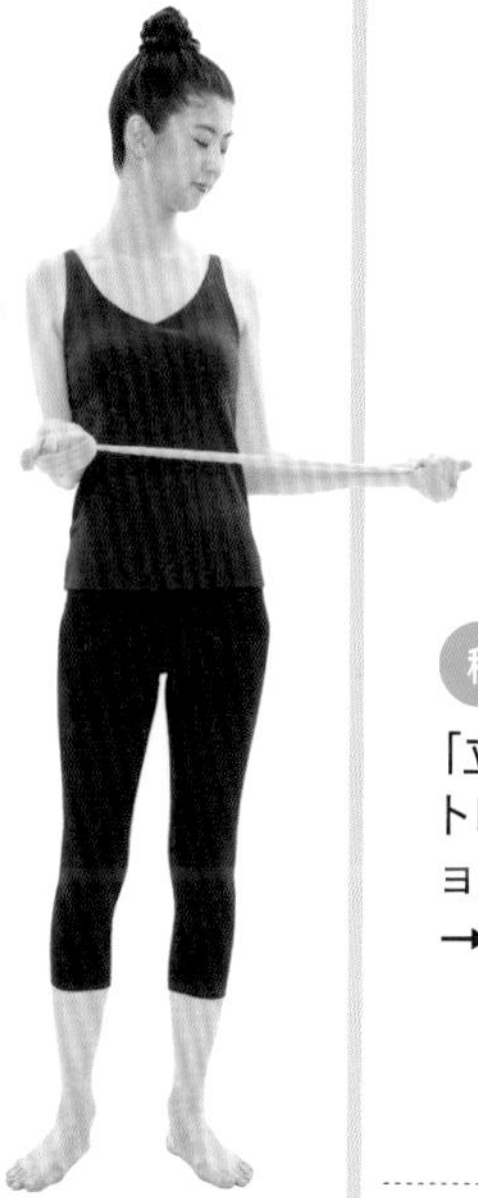

種目21

「腕の外回し運動」

→P.92

2
肩甲骨を寄せる筋肉を鍛える
〈応用〉

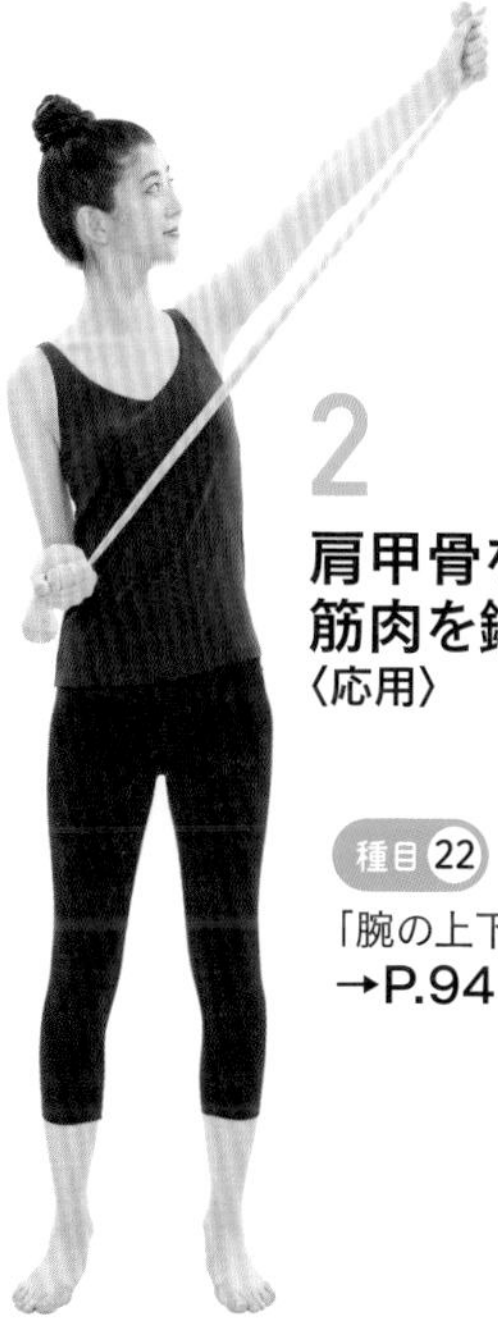

種目22

「腕の上下運動」

→P.94

3
片側ずつ胸を伸ばす

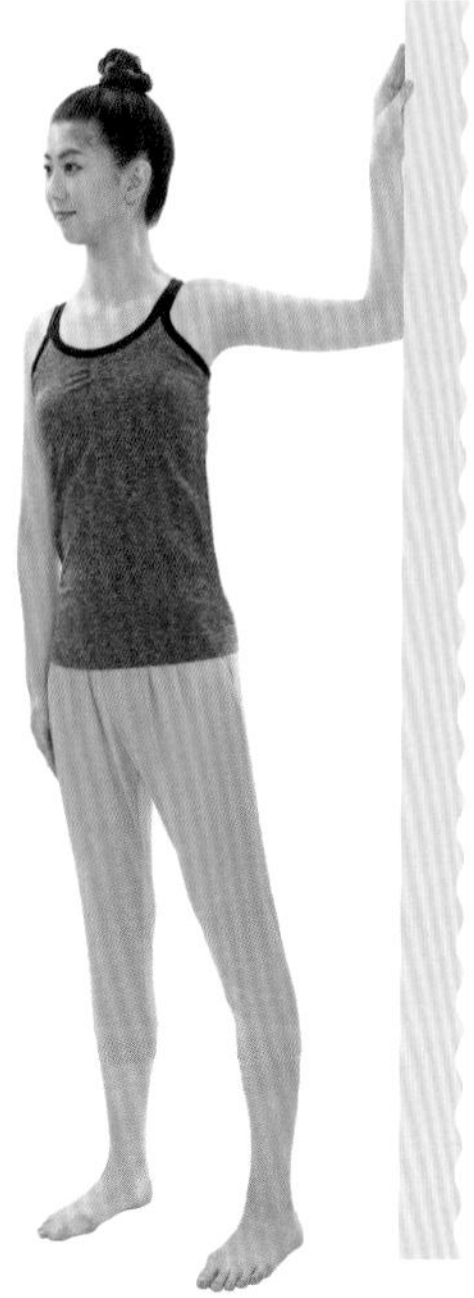

種目7

「立って行なう胸のストレッチ・バリエーション3〈柱を使う〉」

→P.64

4
胸全体を伸ばす

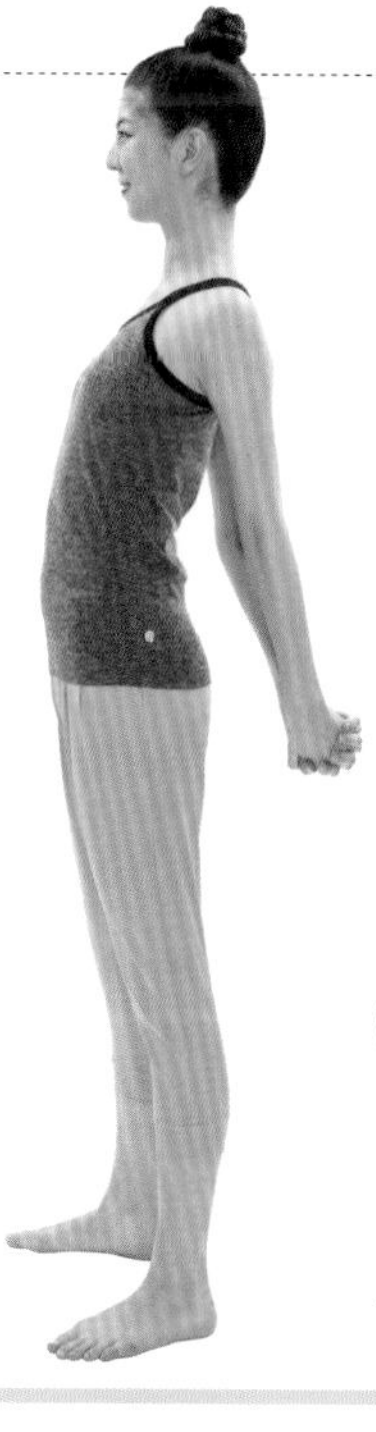

種目5

「立って行なう胸のストレッチ・バリエーション1〈首を反らさない〉」

→P.60

ステージ
3

腕の痛み・しびれタイプ

首トレ・メニュー

頸椎の変形によって神経根が圧迫されると、腕の痛みやしびれが現れるようになります。こうした神経の圧迫を解除するための体操として、私が考案したのが「首伸ばし」です。ステージ3のメニューでは、これを中心に行ないます。

基本の5分メニュー

1 「首伸ばし」で神経の圧迫をゆるめる

種目13 「首伸ばし」→P.76

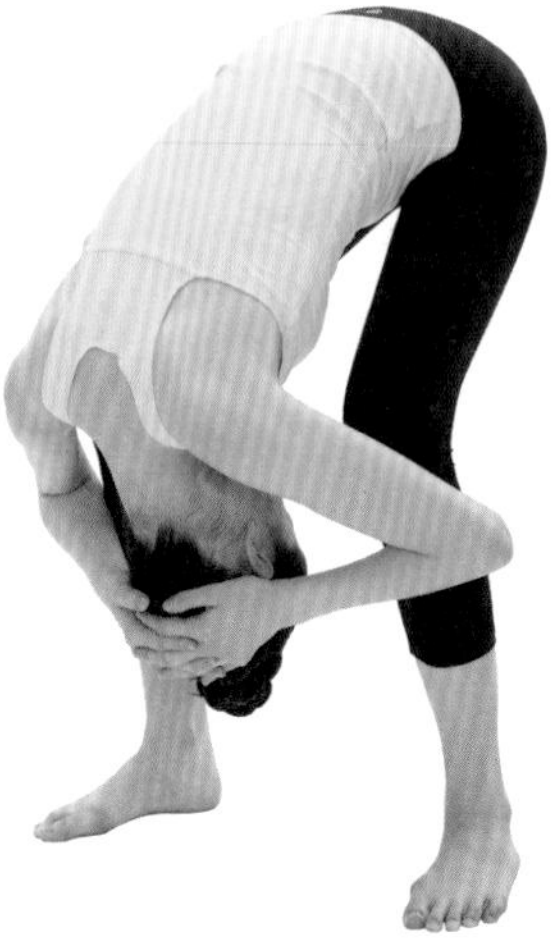

＊P.78～84の「種目14～17」のいずれかでもOK

2 長めに「首伸ばし」を行なう

種目18 「横向き首伸ばし」→P.86

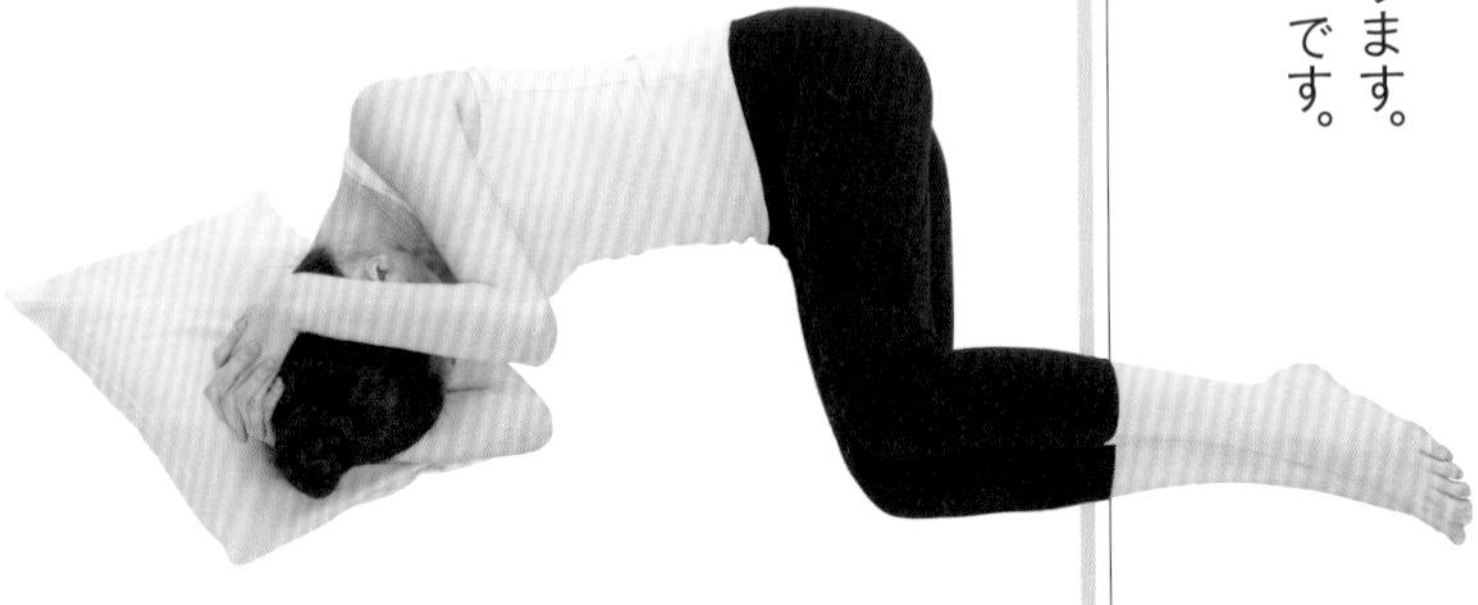

3 胸を伸ばす

種目5

「立って行なう胸のストレッチ・バリエーション1〈首を反らさない〉」

→P.60

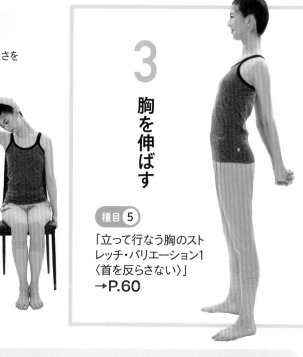

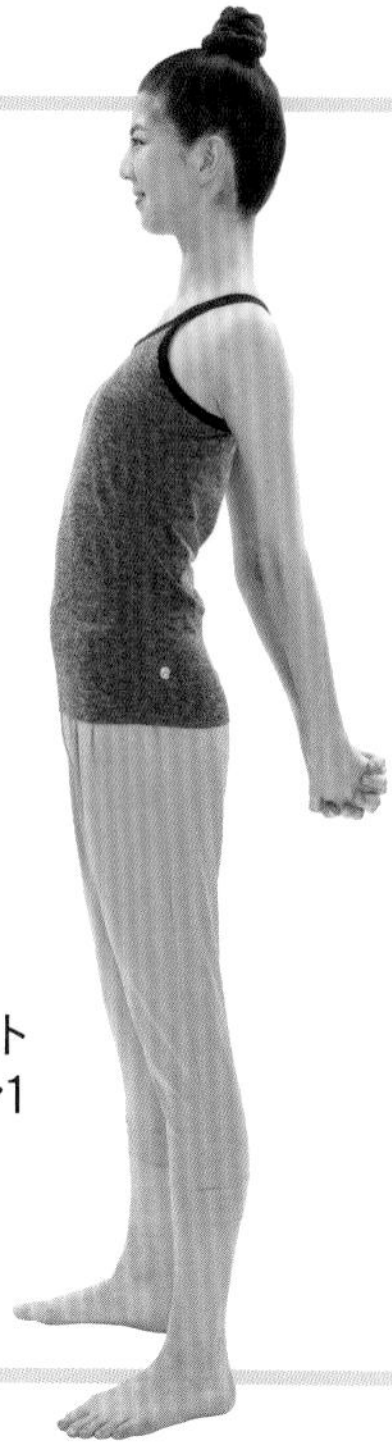

プラスα《アルファ》

★首の後ろ側にかたさを感じる人は…

首の後ろ側を伸ばす

種目1

「首の後ろ側ストレッチ」

→P.52

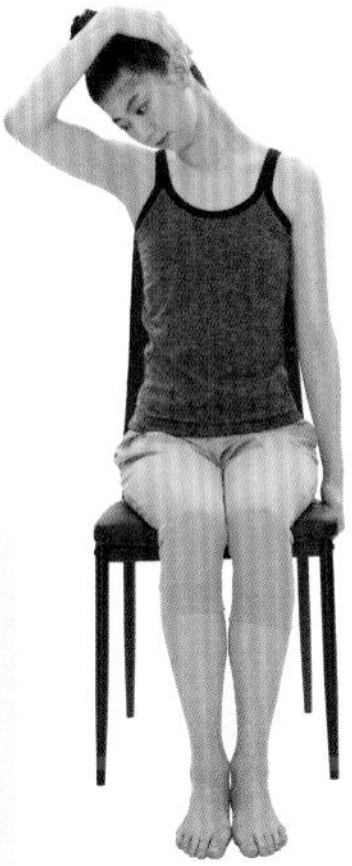

※この体操は、症状のある側のみでOK。行なってみて痛みやしびれが生じた場合は中止する

「首伸ばし」とは？

首の後ろを伸ばしながら頸椎を曲げることで、椎骨と椎骨の間の椎間孔を広げる体操。神経根の圧迫を取り除き、回復を促す。

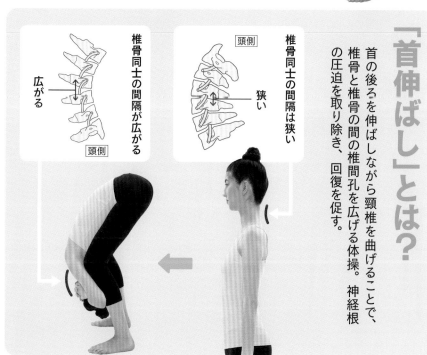

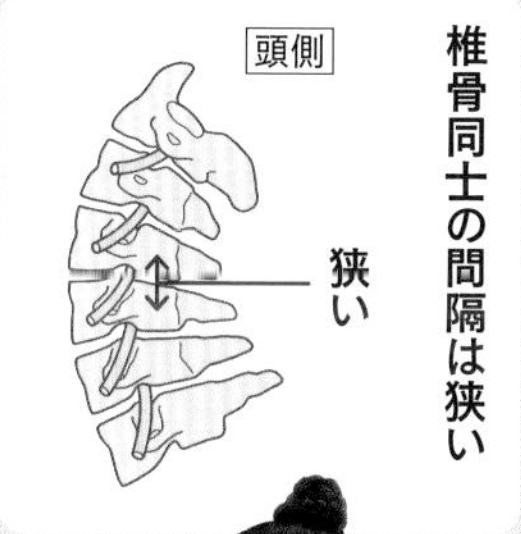
椎骨同士の間隔は狭い
頭側
狭い

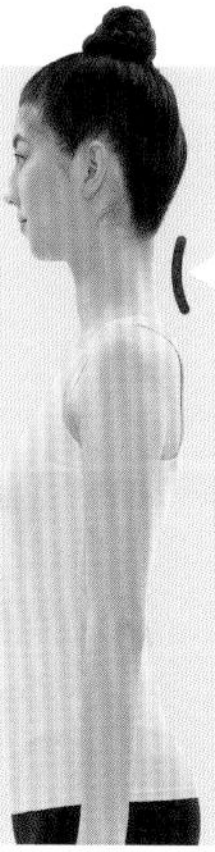

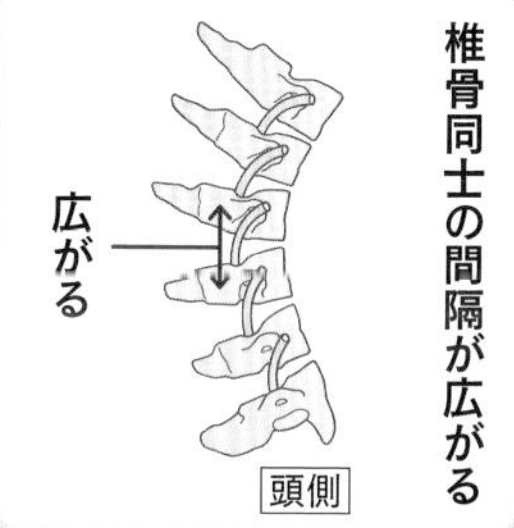
椎骨同士の間隔が広がる
広がる
頭側

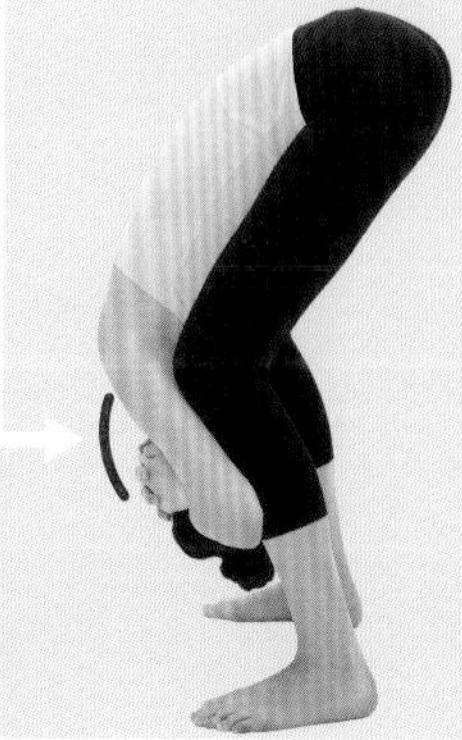

首トレ
種目 1

首の後ろ側ストレッチ

肩甲挙筋と僧帽筋上部に効果的

首の後ろのストレッチで、とくに肩甲挙筋と僧帽筋上部（20ページ参照）の緊張をほぐす効果があります。こり固まったこれらの筋肉を無理なく伸ばし、ゆるめます。座って行なう方法を紹介しますが、立って行なってもOKです。

1 リラックスしてイスに座る。左手で座面のへりを持つ。

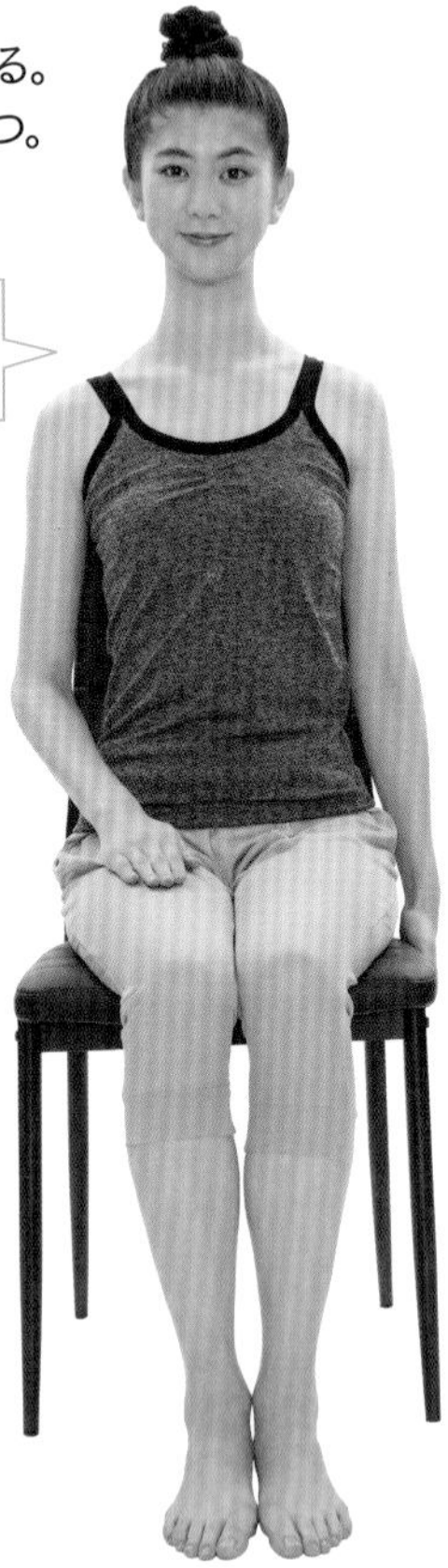
ネコ背にはならないように注意

真横ではなく斜め前に倒す

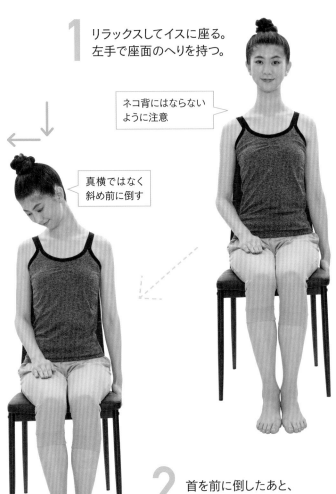

2 首を前に倒したあと、右に向ける。

別アングルで見る！

耳の後ろから肩にかけてしっかり伸ばす

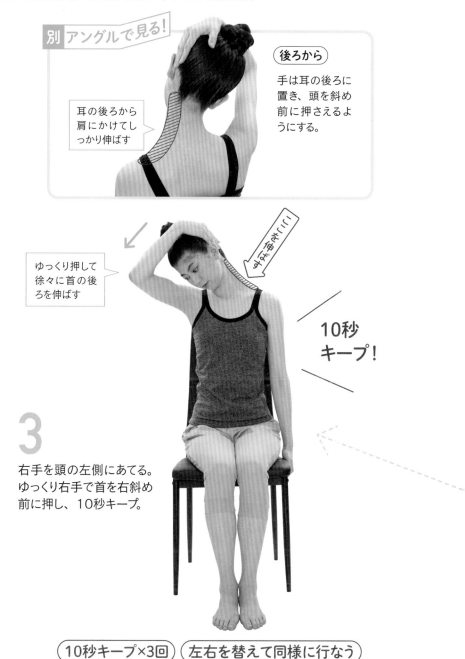

後ろから

手は耳の後ろに置き、頭を斜め前に押さえるようにする。

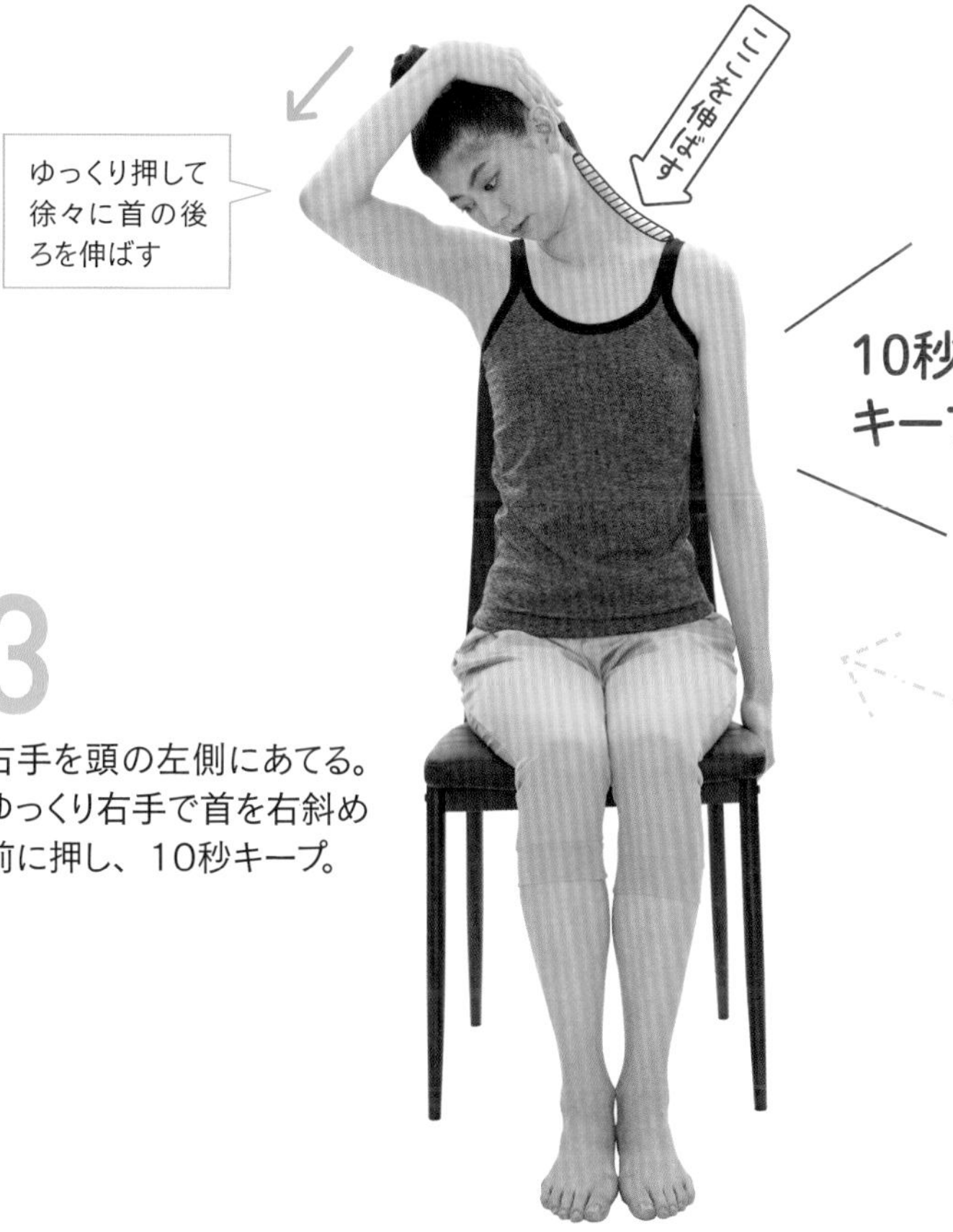
ゆっくり押して徐々に首の後ろを伸ばす
ここを伸ばす
10秒キープ！

3

右手を頭の左側にあてる。ゆっくり右手で首を右斜め前に押し、10秒キープ。

10秒キープ×3回 **左右を替えて同様に行なう**

アドバイス 頭の角度を少しずらしたりして、よりこっている部分を探し、そこを伸ばすようにするとさらに効果的です。

首トレ

種目 2

首の前側ストレッチ

斜角筋に効果的

頸椎症の人は首の前側もこわばっていることが多く、中でもこりやすいのが、斜角筋（20ページ参照）です。この斜角筋を伸ばしてゆるめるストレッチです。座って行なう方法を紹介しますが、立って行なってもOKです。

1 リラックスしてイスに座る。左手でイスの座面の前側を持つ。右手は左の肩から鎖骨の部分にあて、上から押さえる。

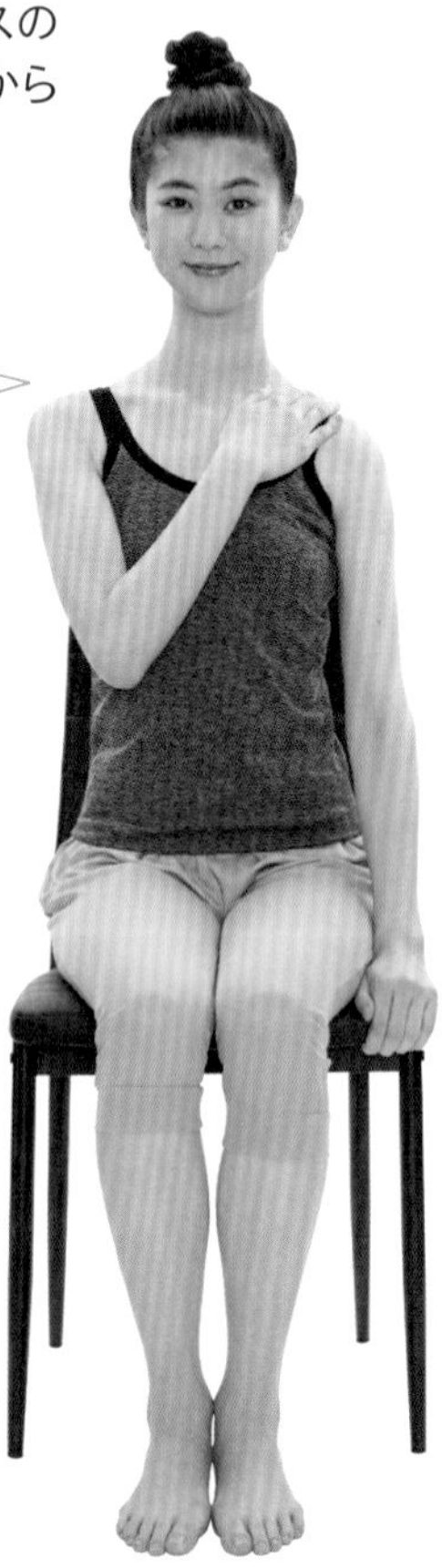

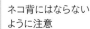

ネコ背にはならないように注意
座面の前側を持つ

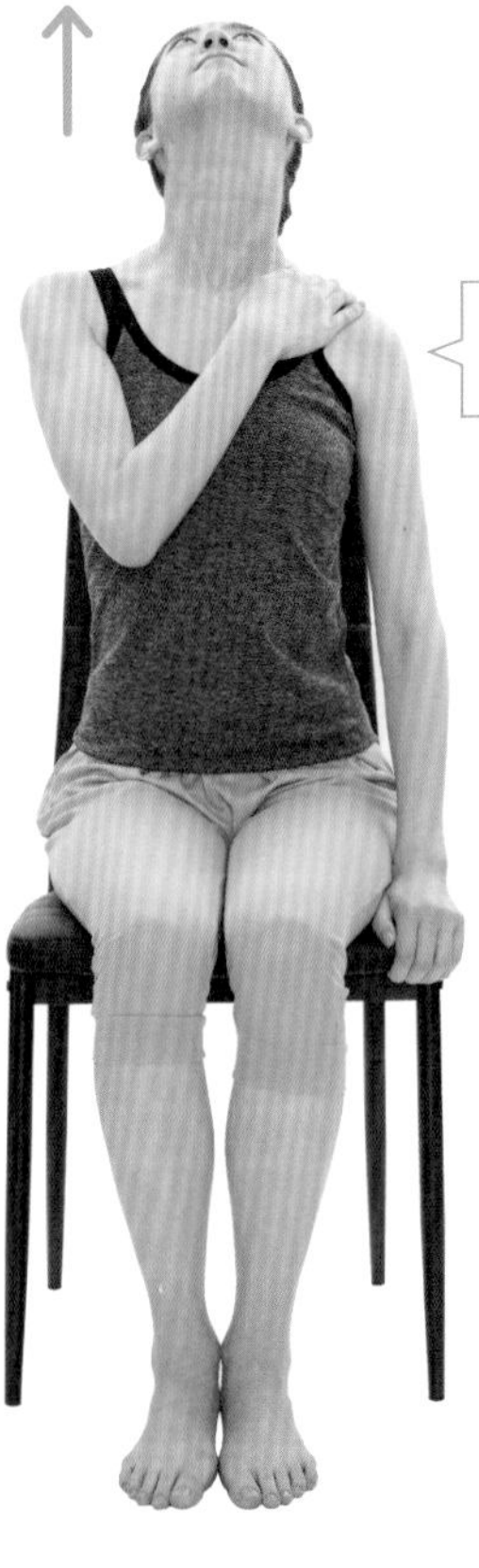

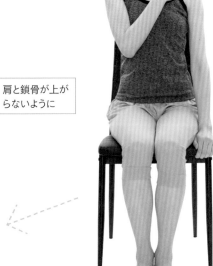

肩と鎖骨が上がらないように

2 首を右斜め後ろにゆっくり反らしていく。まずは真上を向く。

これでもOK!

手で肩と鎖骨を押さえたほうが、より伸ばせるが、こりがひどい人は、斜めを向くだけでもOK。

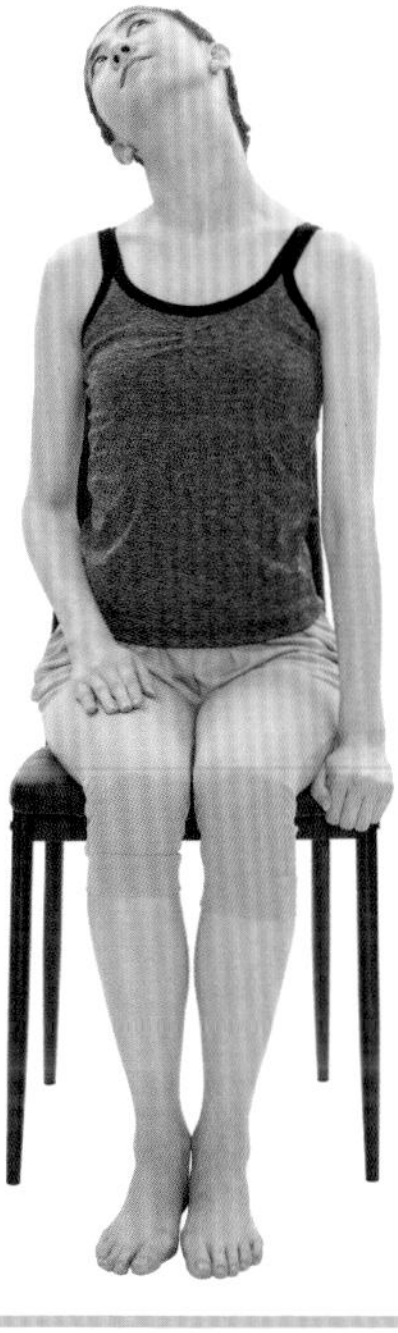

3

次に顔を右に向ける。左前側の首すじの伸びを意識し、よく伸びたところで10秒キープ。

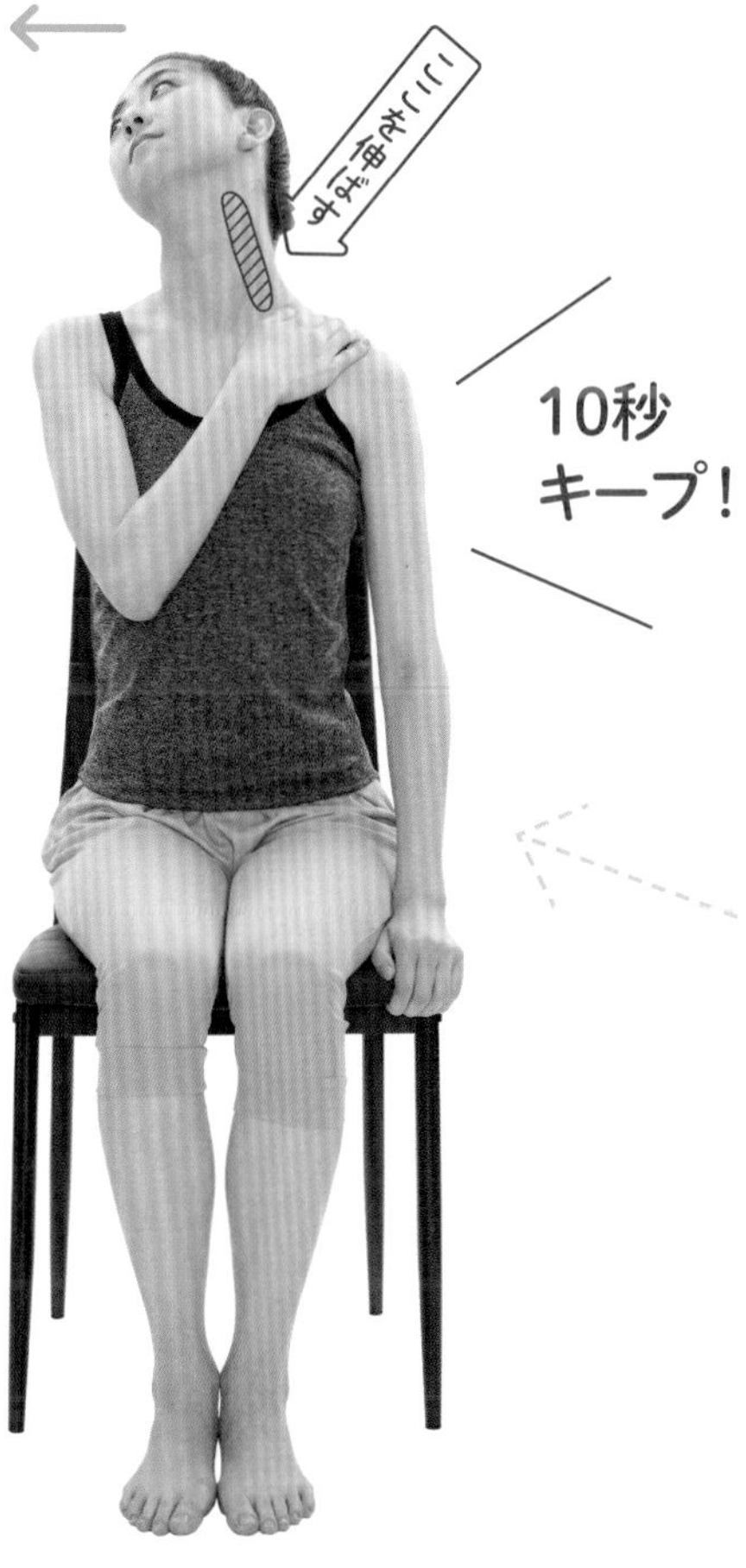

（10秒キープ×3回）（左右を替えて同様に行なう）

アドバイス 種目1と同様、頭の角度を少しずらしたりして、よりこっている部分を探し、そこを伸ばすようにするとさらに効果的です。

首トレ
種目 3

首の前側ストレッチ

バリエーション
首を反らさない

鎖骨を引き下げて斜角筋を伸ばす

種目2で首を後ろに反らすと痛む人のためのバリエーションです。顔を斜め上に向けず、正面に向けたまま、痛みの出ない範囲で行ないましょう。コツは、イスの座面をしっかり持ち、鎖骨を強く引き下げるようにすることです。

1 リラックスしてイスに座る。左手でイスの座面の前側を持つ。右手は左の肩から鎖骨の部分にあて、上から押さえる。

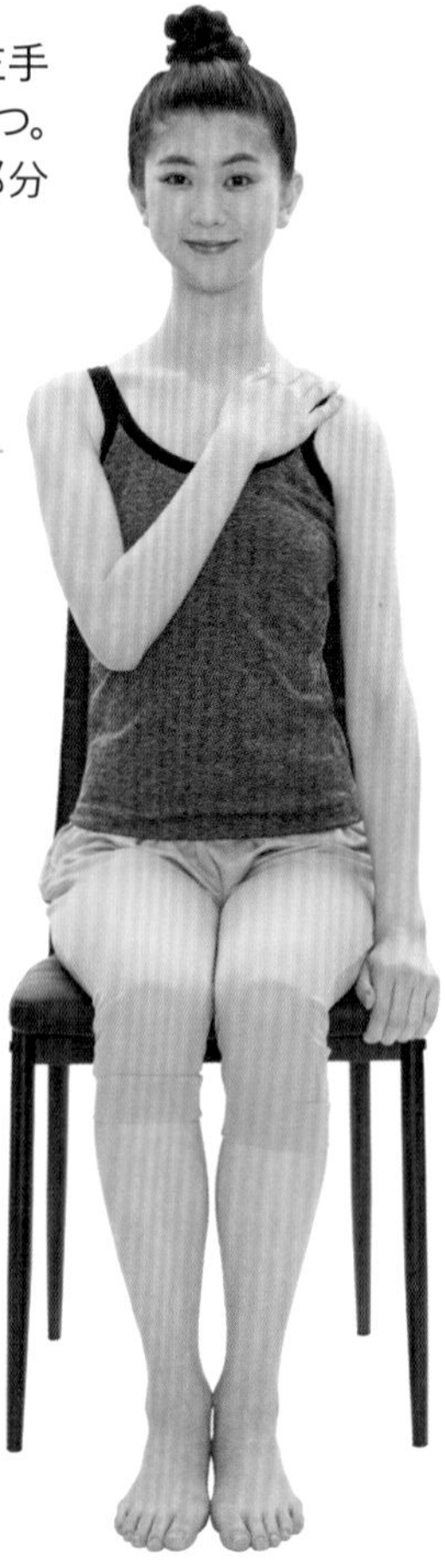

これは NG!

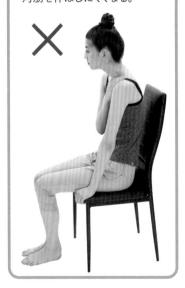

背すじを伸ばさずに行なうと斜角筋を伸ばしにくくなる。

2

鎖骨を引き下げるようにして首の前側を伸ばす。左前側の首すじの伸びを意識し、よく伸びたところで10秒キープ。

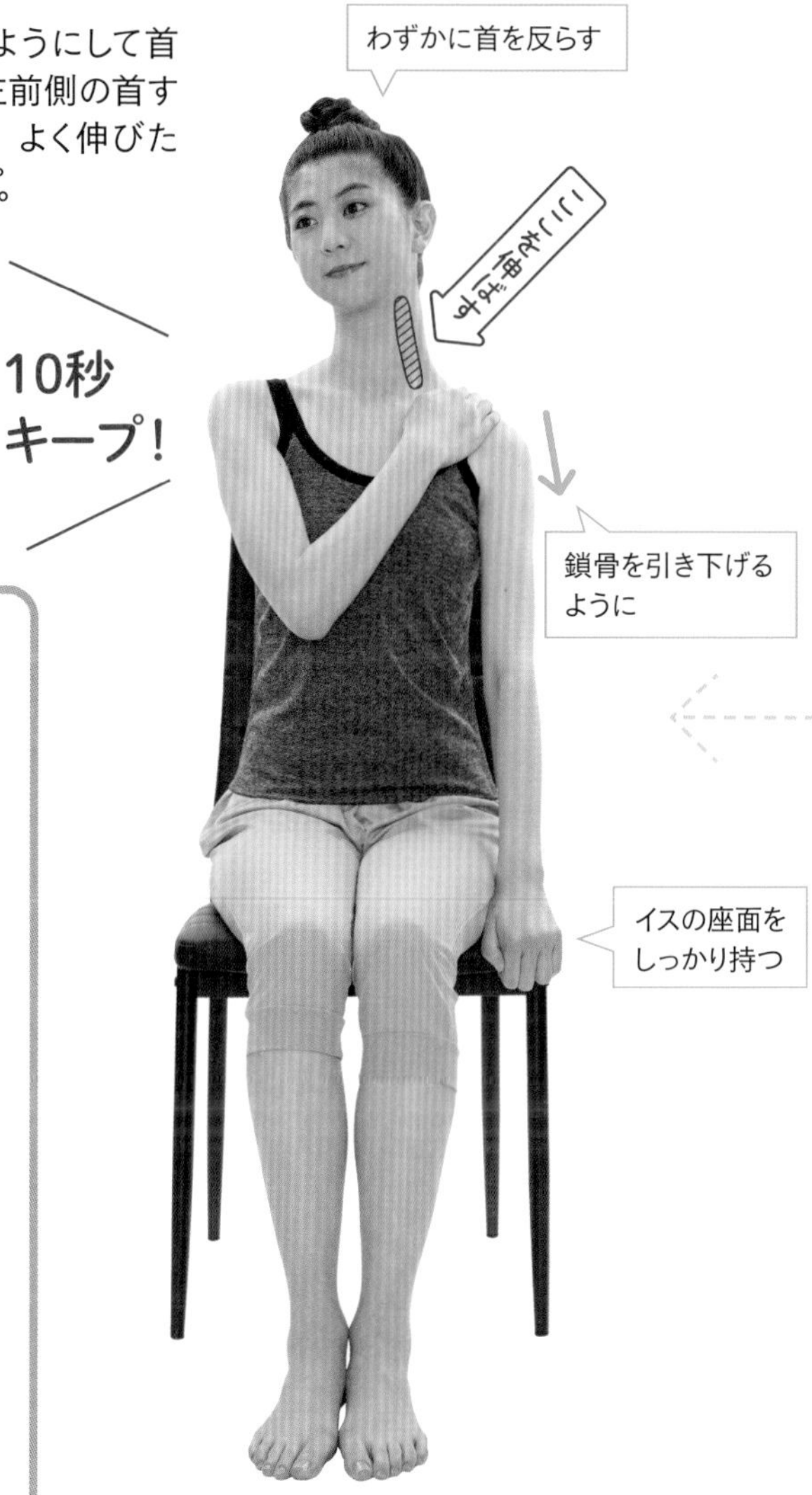
わずかに首を反らす
ここを伸ばす
10秒キープ！
鎖骨を引き下げるように
イスの座面をしっかり持つ

これはNG！

頭を後ろや横に大きく傾けるのはNG。首を後ろに反らすと痛む人にとっては症状の悪化につながる。

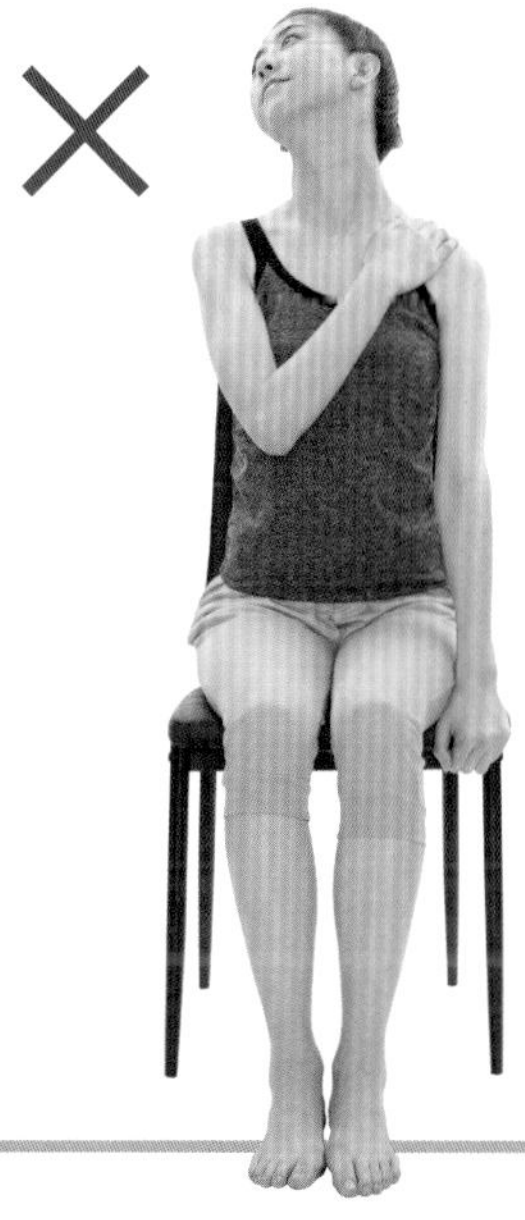

10秒キープ×3回　左右を替えて同様に行なう

首トレ
種目④

立って行なう胸のストレッチ

胸と胸椎を伸ばしてネコ背を解消

胸の筋肉や胸椎がかたくなると、ネコ背の姿勢になりやすく、頸椎症の大きな要因となります。このネコ背を矯正する効果があるのが、胸のストレッチです。立った状態で首を後ろに反らせば、胸椎がしっかり伸ばせます。

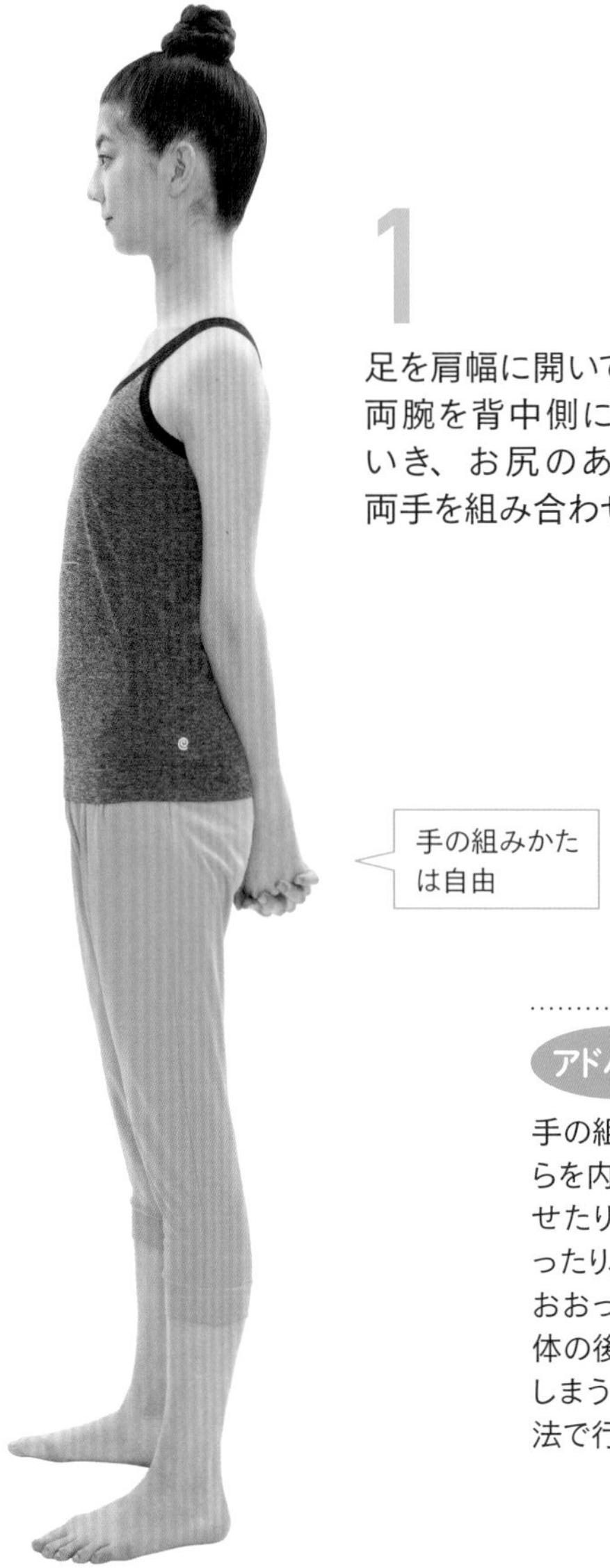

1

足を肩幅に開いて立つ。両腕を背中側に持っていき、お尻のあたりで両手を組み合わせる。

アドバイス

手の組みかたの例としては、両手のひらを内側にしてすべての指を組み合わせたり、一方の親指を一方の手で握ったり、握った手を反対の手のひらでおおったりする方法があります。なお、体の後ろで手を組むと肩に痛みが出てしまう人は、61ページで紹介する方法で行ないましょう。

別アングルで見る！

横から 上体をしっかり反らし、胸と胸椎が伸びるのを感じる。

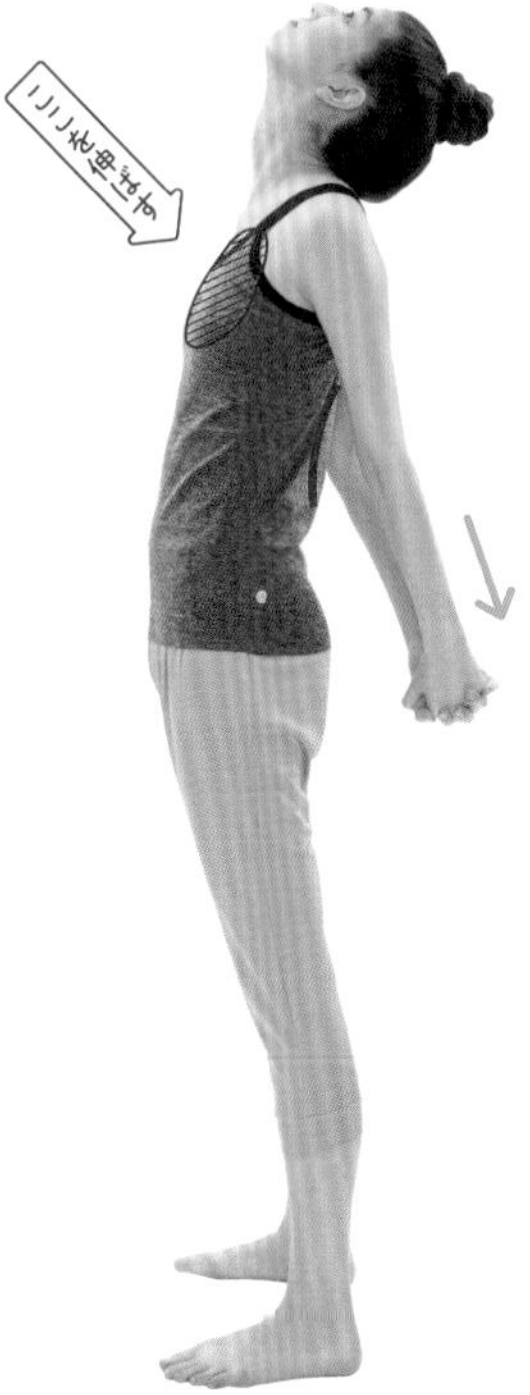

後ろから 左右の肩甲骨をしっかりと寄せる。

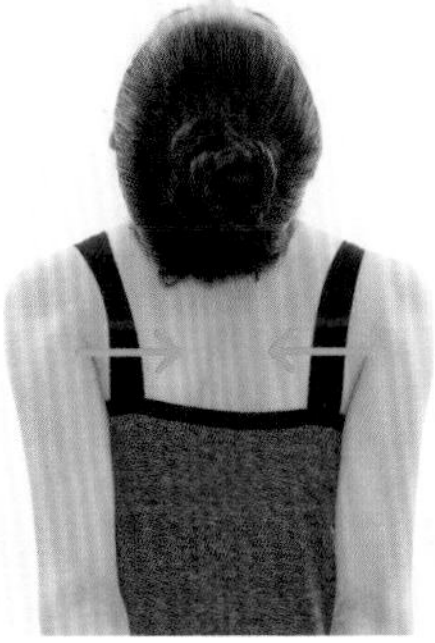

2

顔を上に向ける。両腕を体から離し、腕全体を斜め下の方向に引き下げる。左右の胸と胸椎の伸びを意識し、20秒キープ。

ここを伸ばす
胸を張る
20秒
キープ！
腕を斜め下の方向へ。ひじは伸ばす

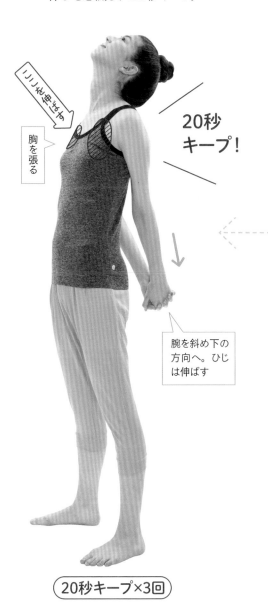

20秒キープ×3回

首トレ
種目5

立って行なう胸のストレッチ

バリエーション1
首を反らさない

首を反らさず胸を伸ばす

種目4で首を後ろに反らすと痛む人のためのバリエーションです。首を後ろに反らさず、顔を正面に向けたまま、痛みの出ない範囲で行ないましょう。コツは、肩甲骨を寄せて、背中の伸びに意識を向けることです。

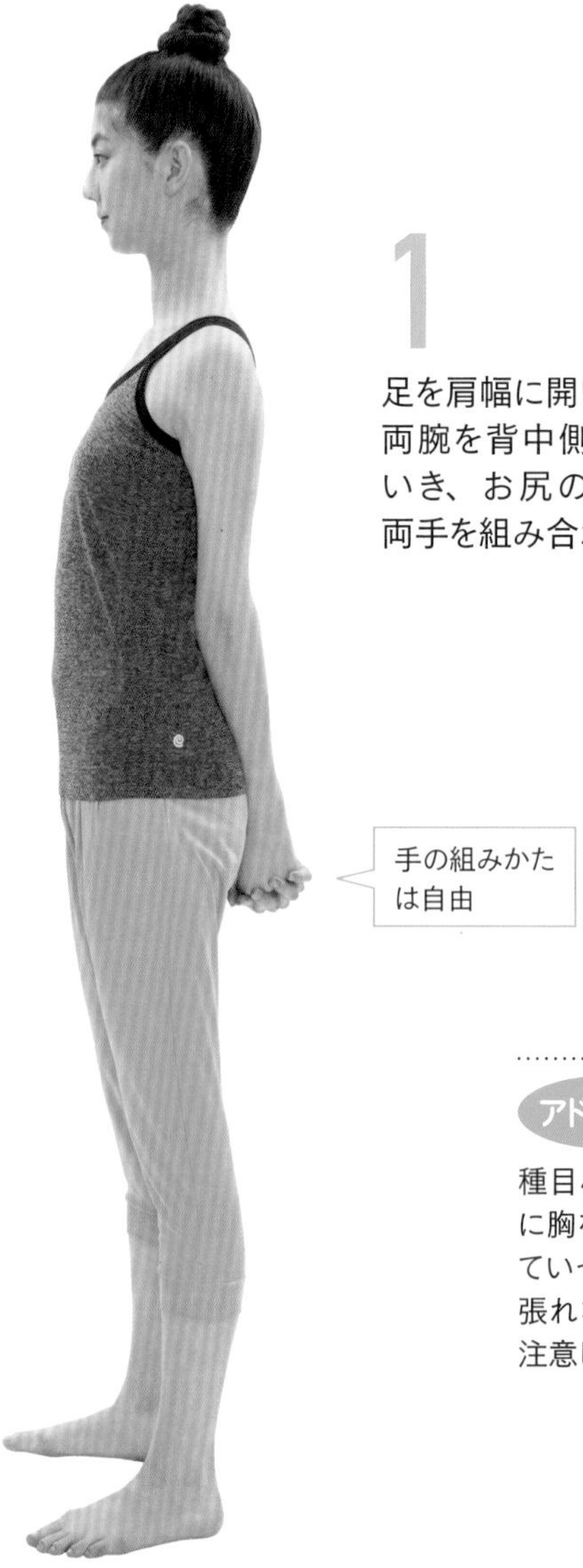

1

足を肩幅に開いて立つ。両腕を背中側に持っていき、お尻のあたりで両手を組み合わせる。

アドバイス

種目4、5は、可能なかぎりいっぱいに胸を張って行ないます。後ろに持っていった腕を上げすぎると充分に胸が張れなくなるので、上げすぎないよう注意しましょう。

これでもOK!

背中側で手を組むと肩が痛む人は、無理に組まなくてもOK。両腕を後ろに反らすだけでも効果がある。

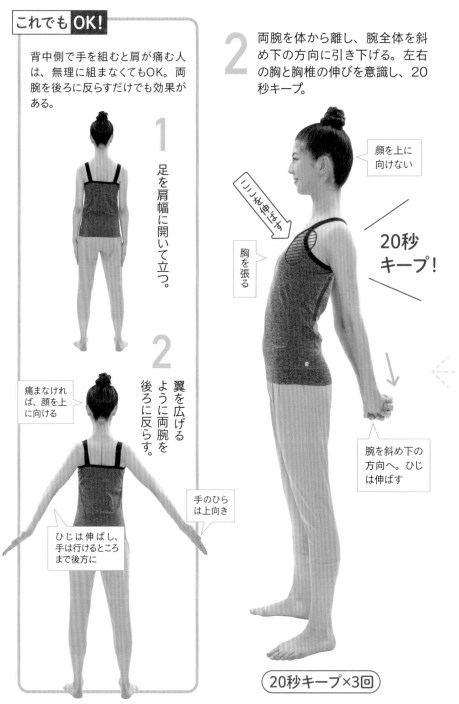

1 足を肩幅に開いて立つ。

2 翼を広げるように両腕を後ろに反らす。

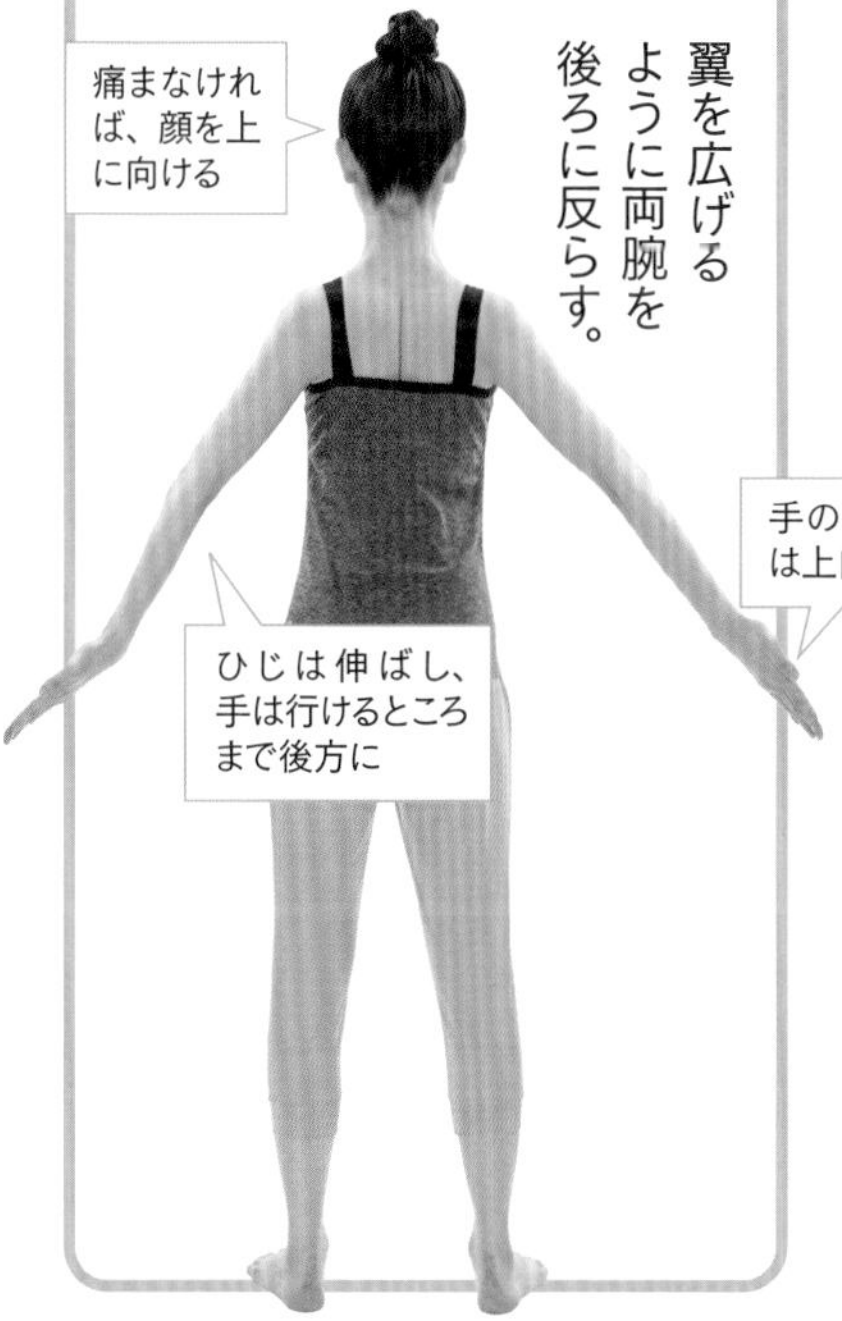
痛まなければ、顔を上に向ける
手のひらは上向き
ひじは伸ばし、手は行けるところまで後方に

2 両腕を体から離し、腕全体を斜め下の方向に引き下げる。左右の胸と胸椎の伸びを意識し、20秒キープ。

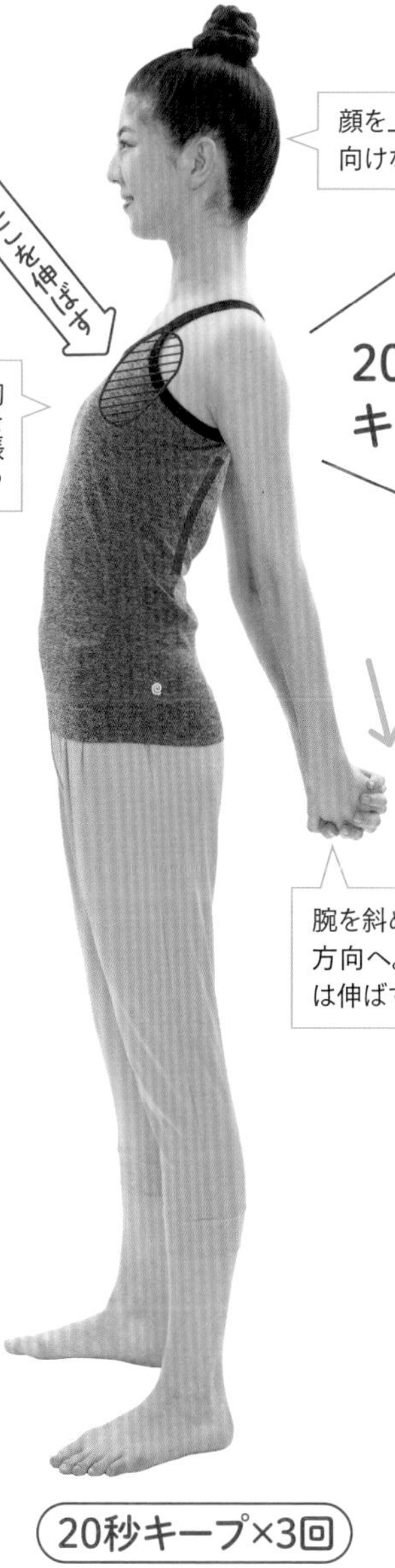
顔を上に向けない
ここを伸ばす
胸を張る
20秒キープ！
腕を斜め下の方向へ。ひじは伸ばす

20秒キープ×3回

立って行なう胸のストレッチ

バリエーション2
タオルを使う

タオルを使って胸を広範囲に伸ばす

タオルを使うことで、種目4、5よりも、より広範囲に胸が伸ばせるバリエーションです。胸の下のほうにこわばりを感じる人は、こちらがおすすめです。使用するタオルは、家庭によくあるフェイスタオルでOKです。

1

足を肩幅に開いて立つ。両手でタオルの一方ずつの端を持つ。

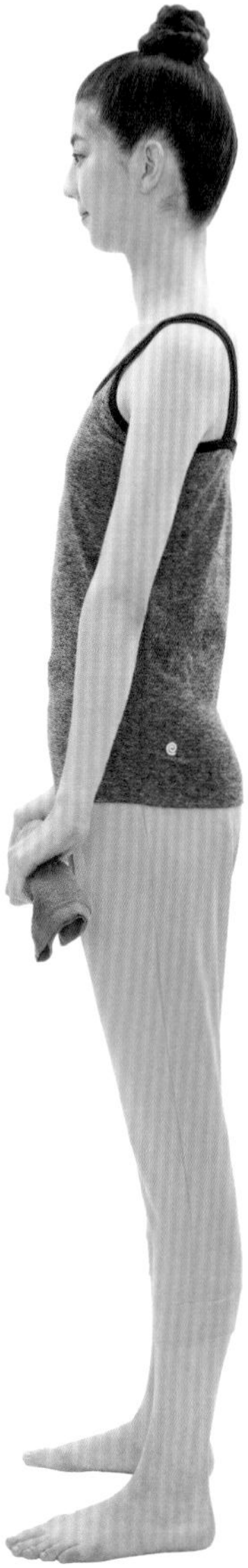

別アングルで見る!

斜めから

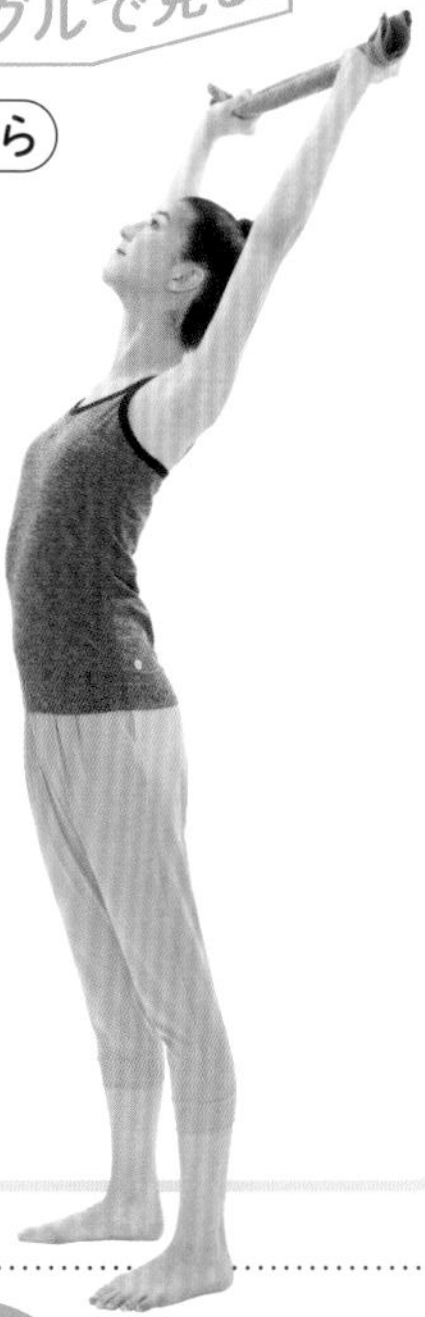

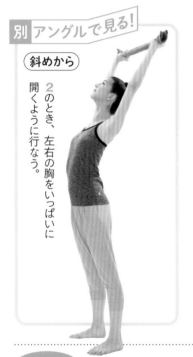

2のとき、左右の胸をいっぱいに開くように行なう。

アドバイス

タオルを持つときの両手の幅は、自分の体格や柔軟性に合わせて調節しましょう。持ち上げたときに、気持ちよく胸が開く感じのする幅が、ちょうどいい幅です。

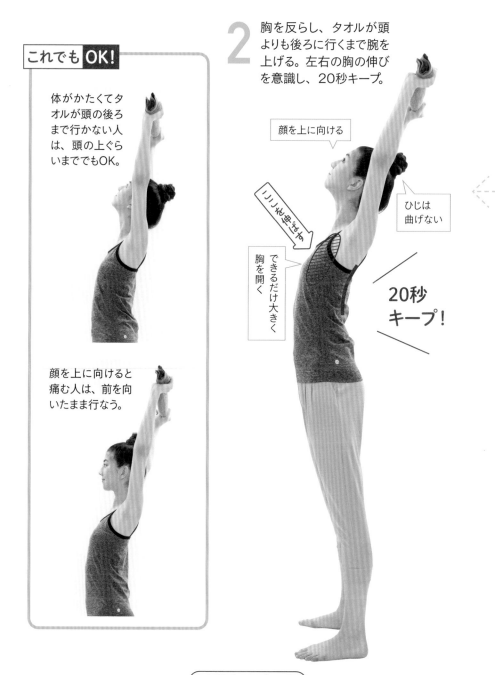

2

胸を反らし、タオルが頭よりも後ろに行くまで腕を上げる。左右の胸の伸びを意識し、20秒キープ。

これでもOK!

体がかたくてタオルが頭の後ろまで行かない人は、頭の上ぐらいまででもOK。

顔を上に向けると痛む人は、前を向いたまま行なう。

20秒キープ×3回

立って行なう胸のストレッチ

バリエーション3 柱を使う

上体を反らすことなく胸を伸ばす

胸のストレッチのバリエーションで、胸を反らす動作をしなくても胸の筋肉が伸ばせます。柱に手をかけたまま、体の向きを変える動作をするだけでできます。胸の筋肉の伸びを感じながら、確実に伸ばせる方法です。

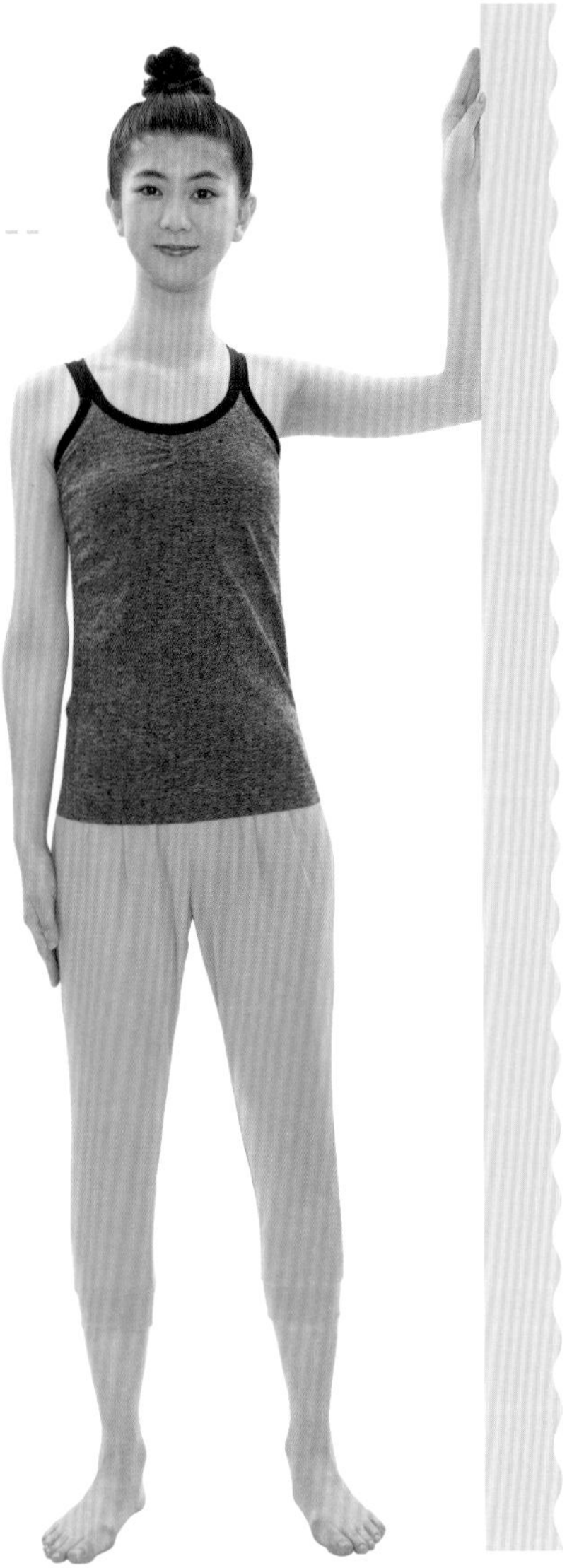

1

柱を横にし、足を肩幅に開いて立つ。左ひじを直角に曲げて柱に沿って手をかける。ちょうどいい柱がなければドア枠や壁の角でもOK。

アドバイス

胸の筋肉がしっかり伸びるように、できるだけ大きい角度で体の向きを変えるのが効果的です。しかし、向きを変える動作がしにくい人は、両足を1歩ずつ前に出すだけでもよいでしょう。

これでもOK!

ひじの角度を変えれば、伸ばされる胸の筋肉の部分が変わる。角度を広げた方法でもやってみて、そのほうが胸の伸びを感じる場合は、そちらの方法で行なうとよい。

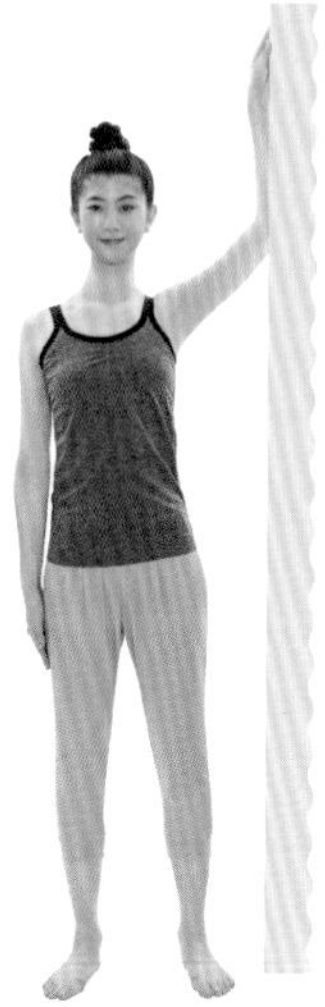

1 柱にかける手を、右ページの1よりも上げる。

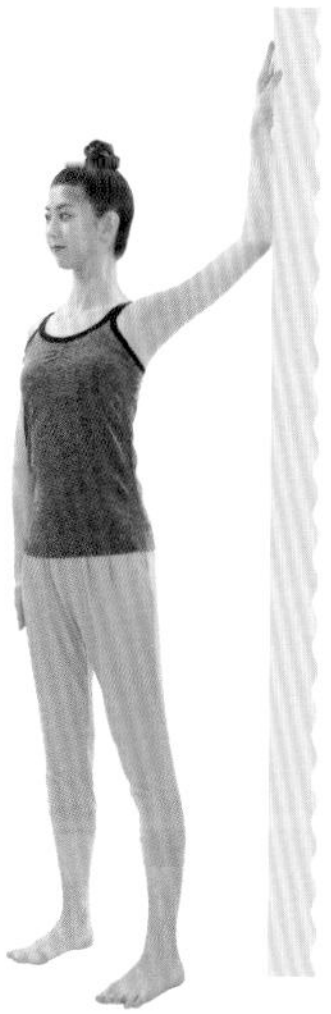

2 足を右側に向けて体の向きを変え、左胸を伸ばす。

2 足を右側に向けて体の向きを変える。そうすることで左胸を伸ばす。伸びを意識し、20秒キープ。

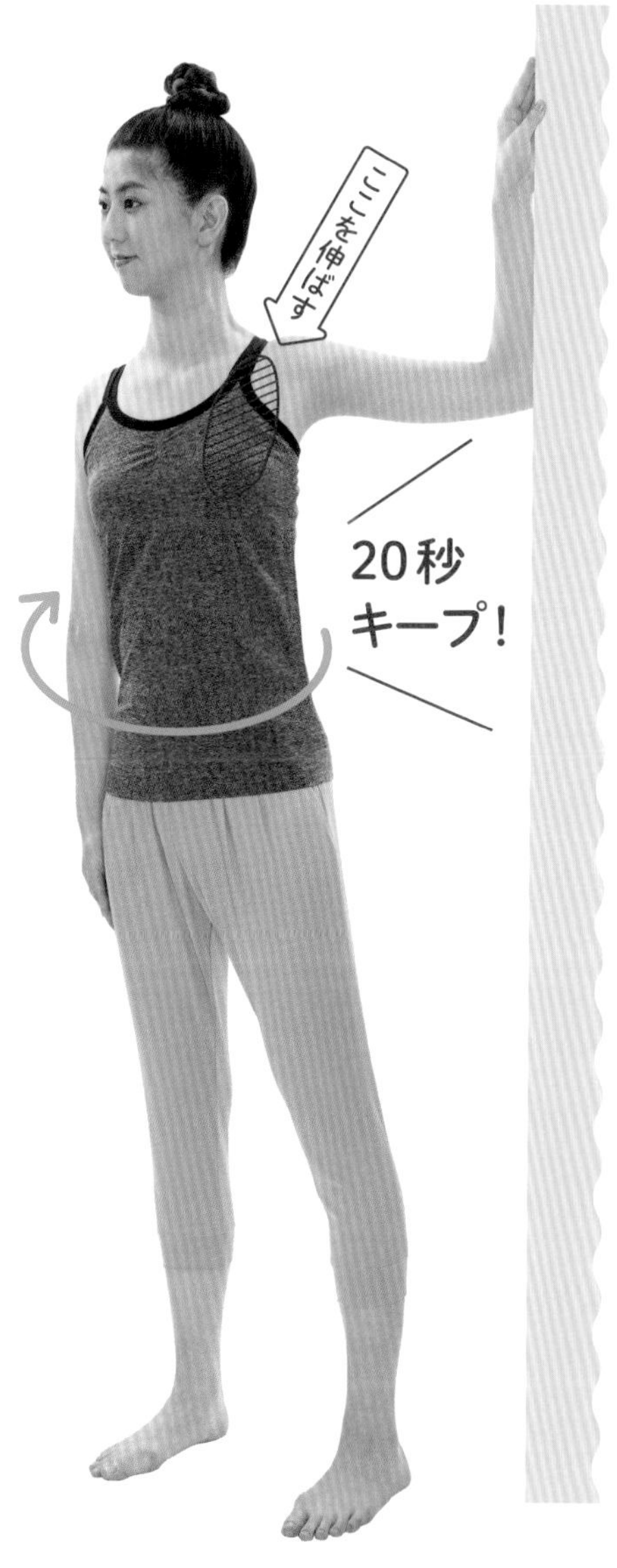

20秒キープ×3回　左右を替えて同様に行なう

首トレ
種目 8

座って行なう胸のストレッチ

イスに座ったままで胸を伸ばす

種目4のほうが、胸と胸椎をより伸ばせますが、仕事の合間などに行なう場合は、座って行なってもよいでしょう。パソコンを長時間使う人におすすめです。また、肩が痛む人にとっても、この方法のほうがラクでしょう。

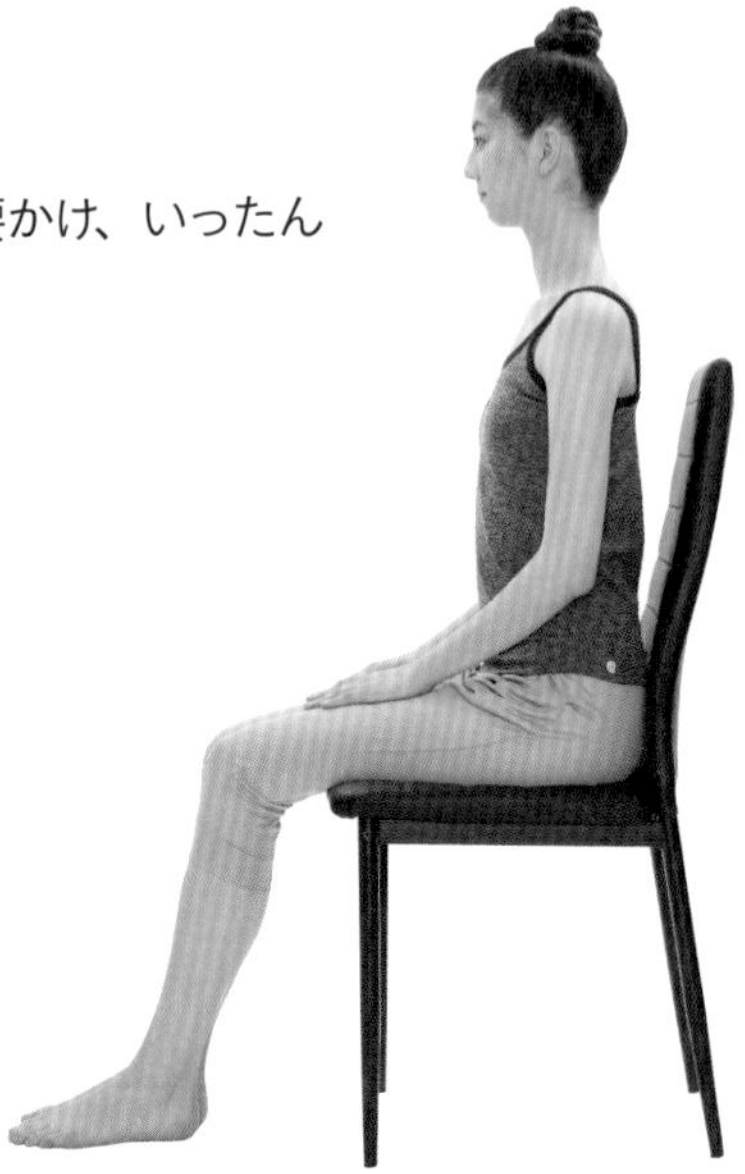

1 イスに深めに腰かけ、いったんリラックスする。

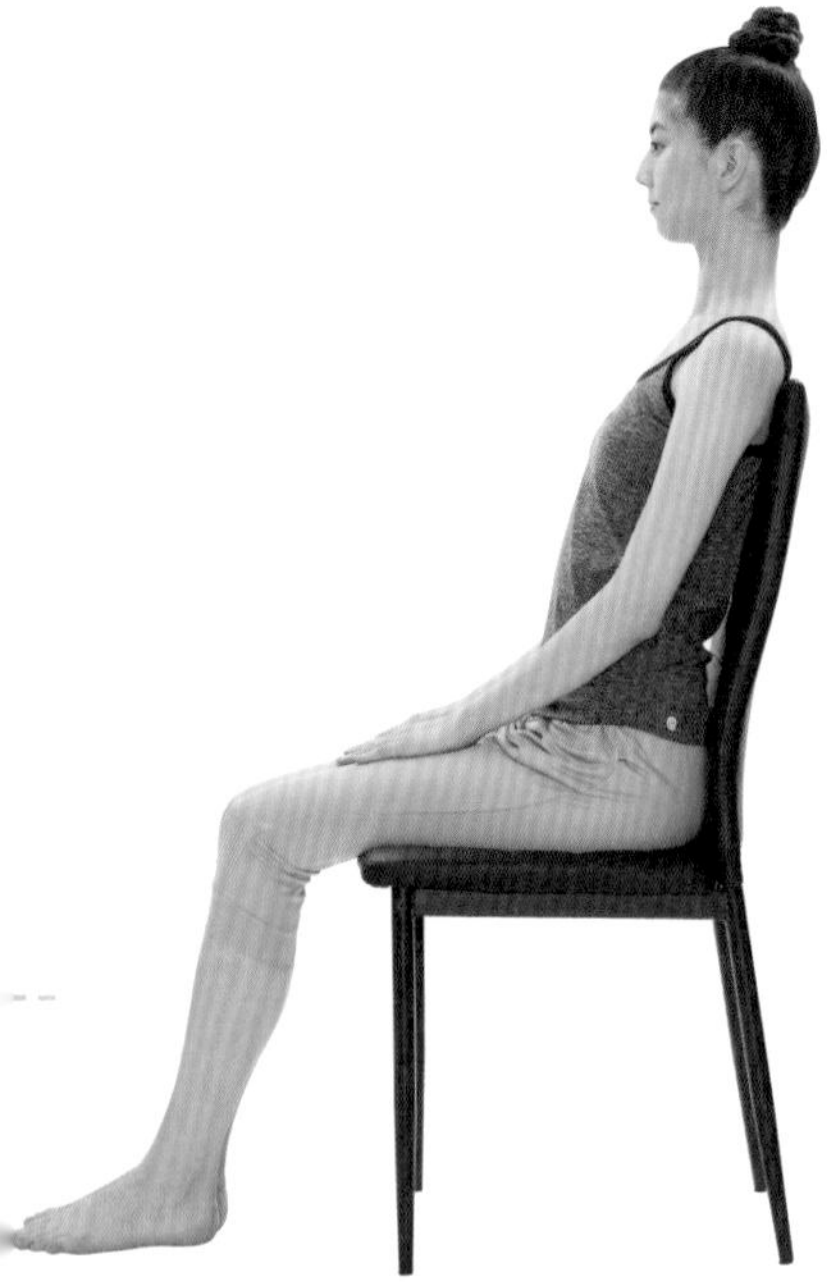

2 背もたれに寄りかかる。

アドバイス

背もたれの形によっては、3の動作で腕が背もたれにつかえる場合もあるでしょう。その場合は、寄りかからず、上体を少し前に出して行ないましょう。

これはNG!

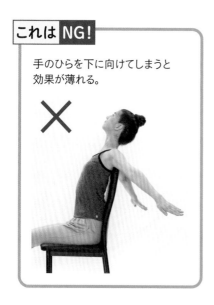

手のひらを下に向けてしまうと効果が薄れる。

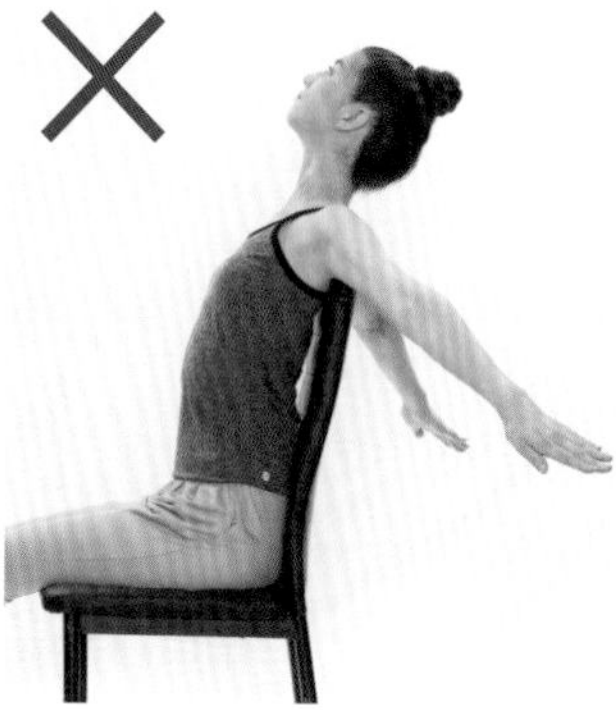

これでもOK!

顔を上に向けると痛む人は、前を向いたまま行なう。

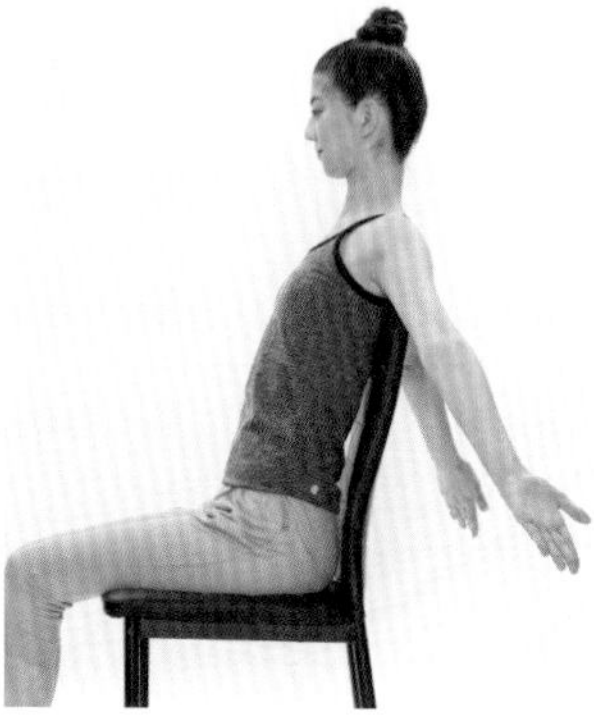

3

顔を上に向ける。翼を広げるように両腕を後ろに引き、胸を反らす。左右の胸の伸びを意識し、20秒キープ。

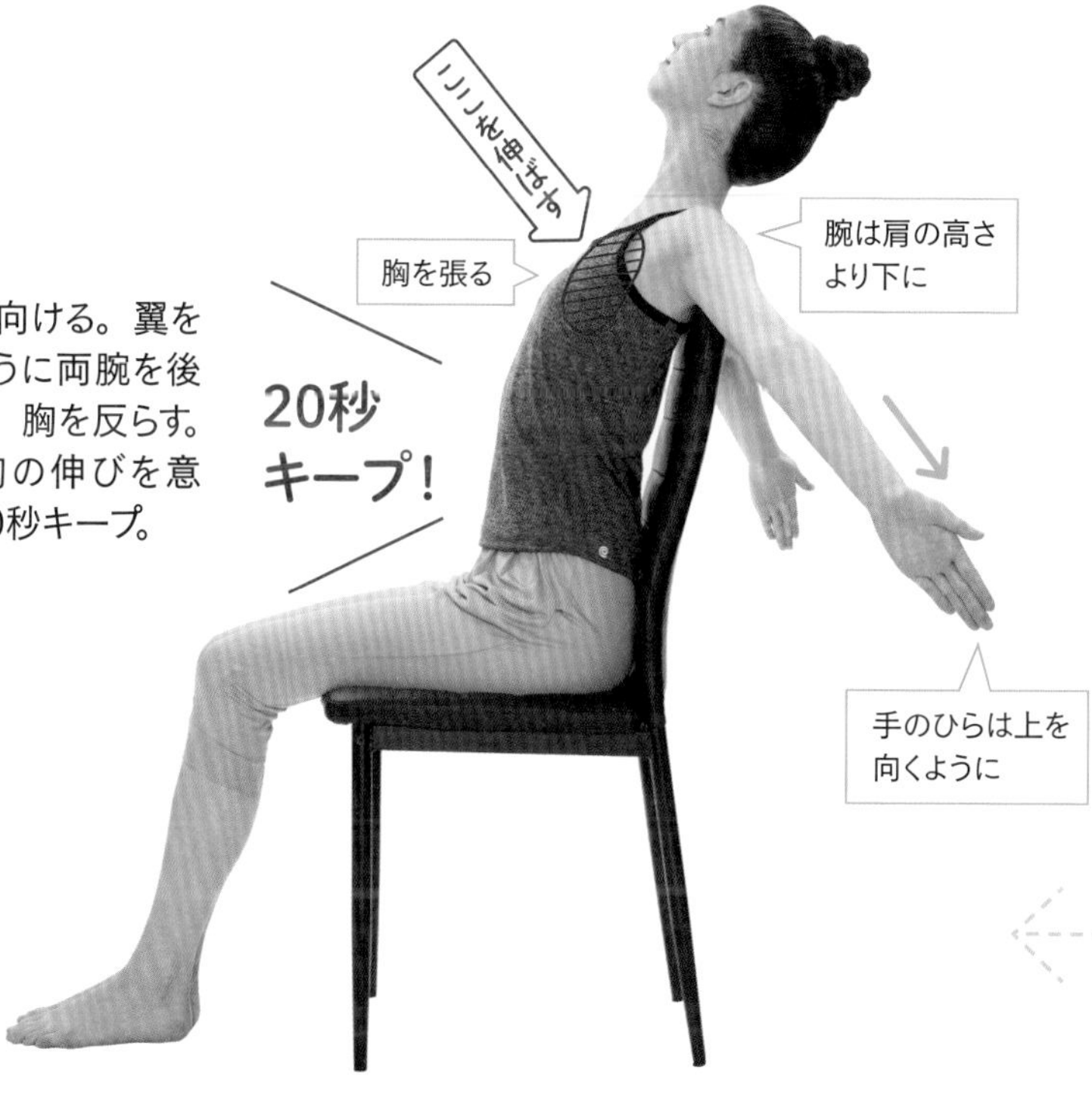
ここを伸ばす
胸を張る
腕は肩の高さより下に
20秒キープ！
手のひらは上を向くように

20秒キープ×3回

首トレ
種目 9

座って行なう 胸のストレッチ

バリエーション
タオルを使う

胸の下の部分にこわばりを感じるなら

タオルを使えば、種目8よりもより広範囲に胸が伸ばせます。胸の下のほうにこわばりを感じる人は、こちらがおすすめです。また、イスの背もたれがある分、種目6よりも、この方法のほうがラクに行なえる人もいるでしょう。

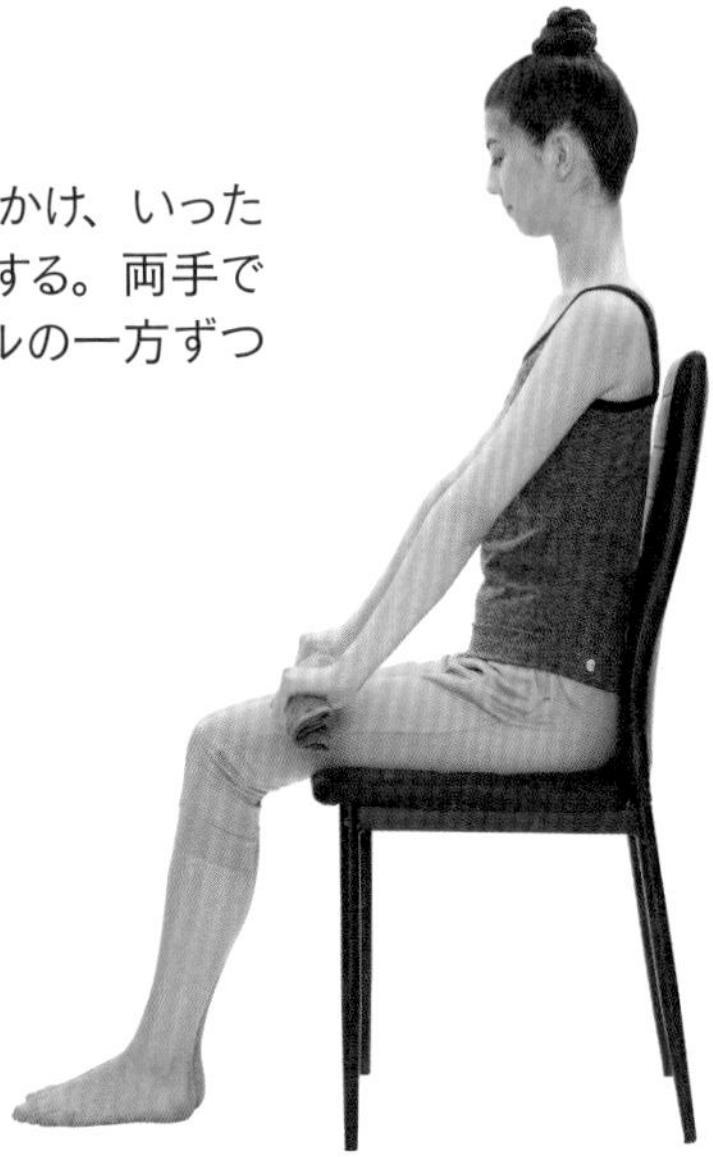

1 イスに深く腰かけ、いったんリラックスする。両手でフェイスタオルの一方ずつの端を持つ。

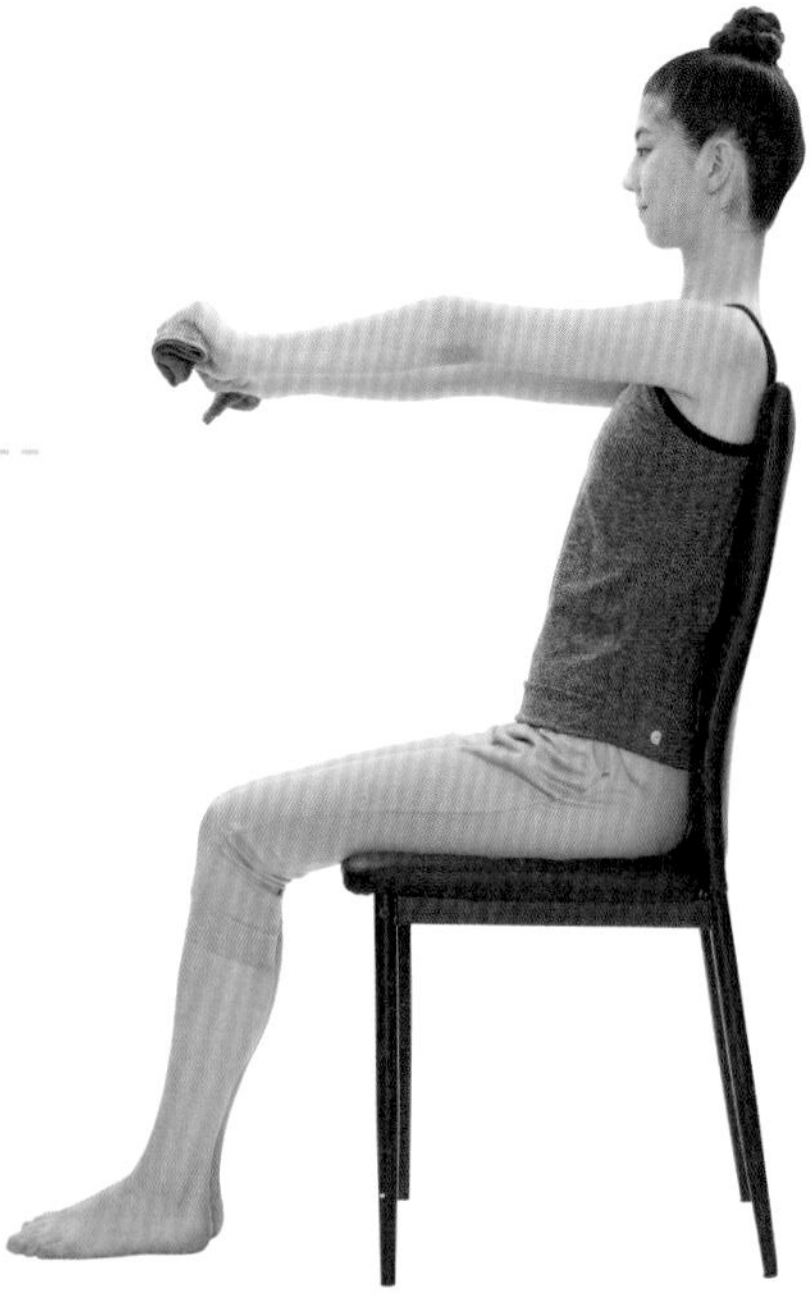

2 背もたれに寄りかかる。タオルを前に持ち上げる。

アドバイス

タオルを持ったときの両手の幅は、自分の体格や柔軟性に合わせて調節しましょう。持ち上げたときに、気持ちよく胸が開ける感じのする幅が、ちょうどいい幅です。

これでも OK!

体がかたくてタオルが頭の後ろまで行かない人は、頭の上ぐらいまででもOK。

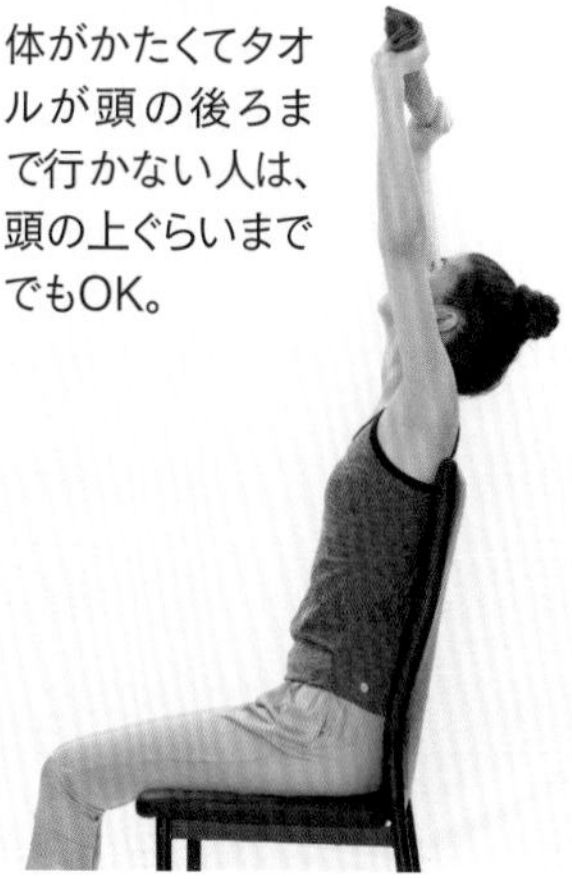

顔を上に向けると痛む人は、前を向いたまま行なう。

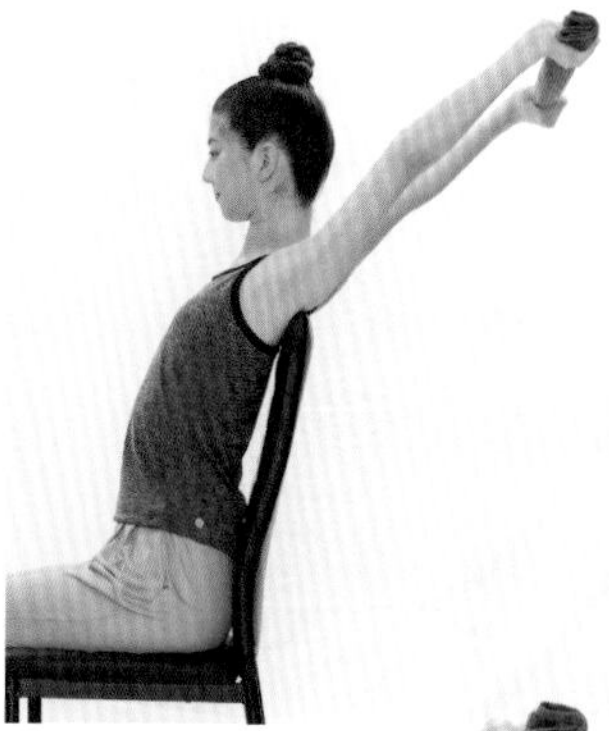

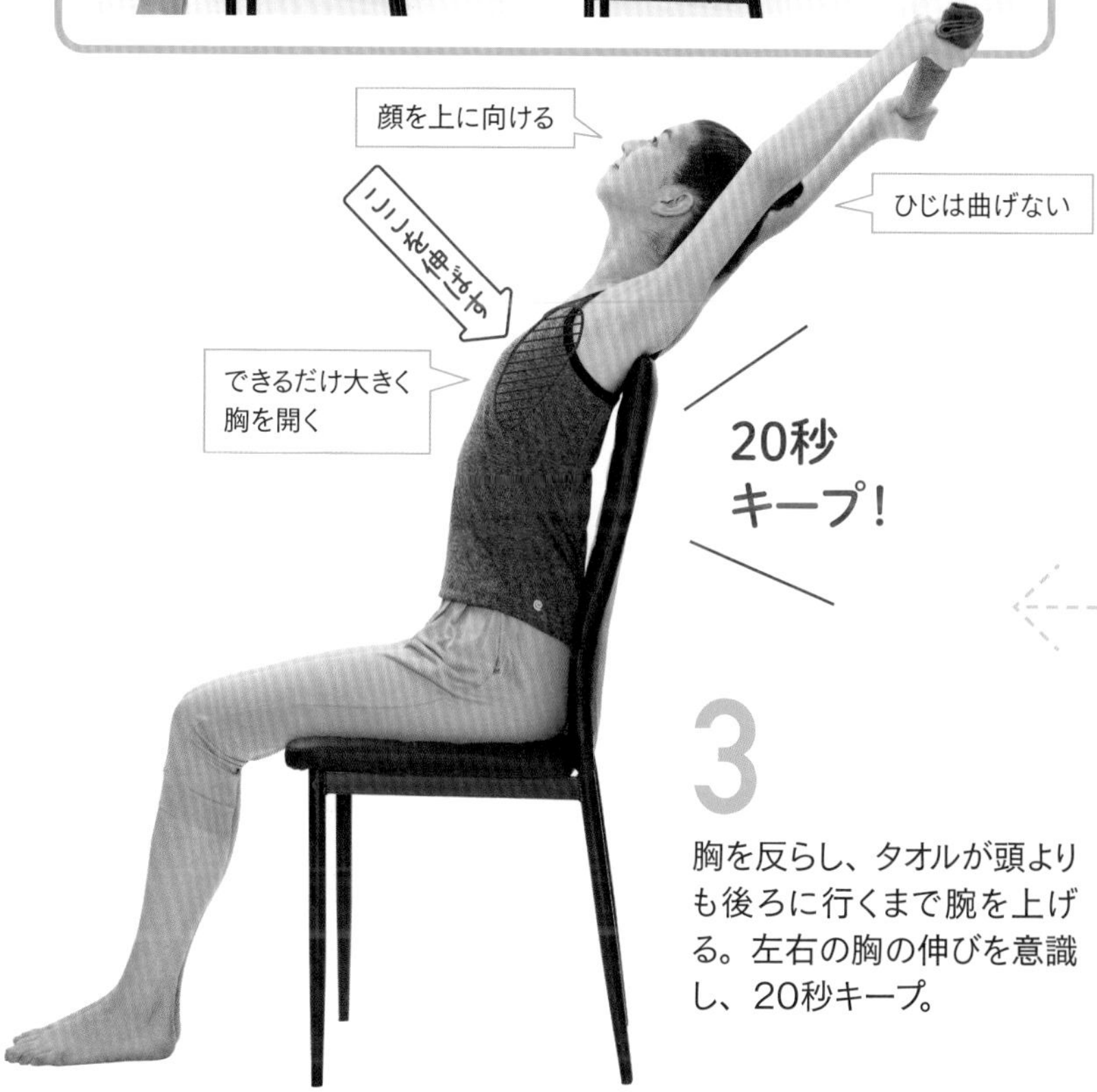

3

胸を反らし、タオルが頭よりも後ろに行くまで腕を上げる。左右の胸の伸びを意識し、20秒キープ。

20秒キープ×3回

寝て行なう胸のストレッチ

胸と背骨全体を伸ばせる

「背中枕」を使えば、寝る姿勢でも胸と胸椎を伸ばすことができます。背中枕とは、縦半分に折りたたんだバスタオルを2～3枚重ねて、巻いたものです。その上に背骨を乗せると、効果的に胸椎が伸ばせます。

1

背中枕を床に置き、その一方の端の先に座る。

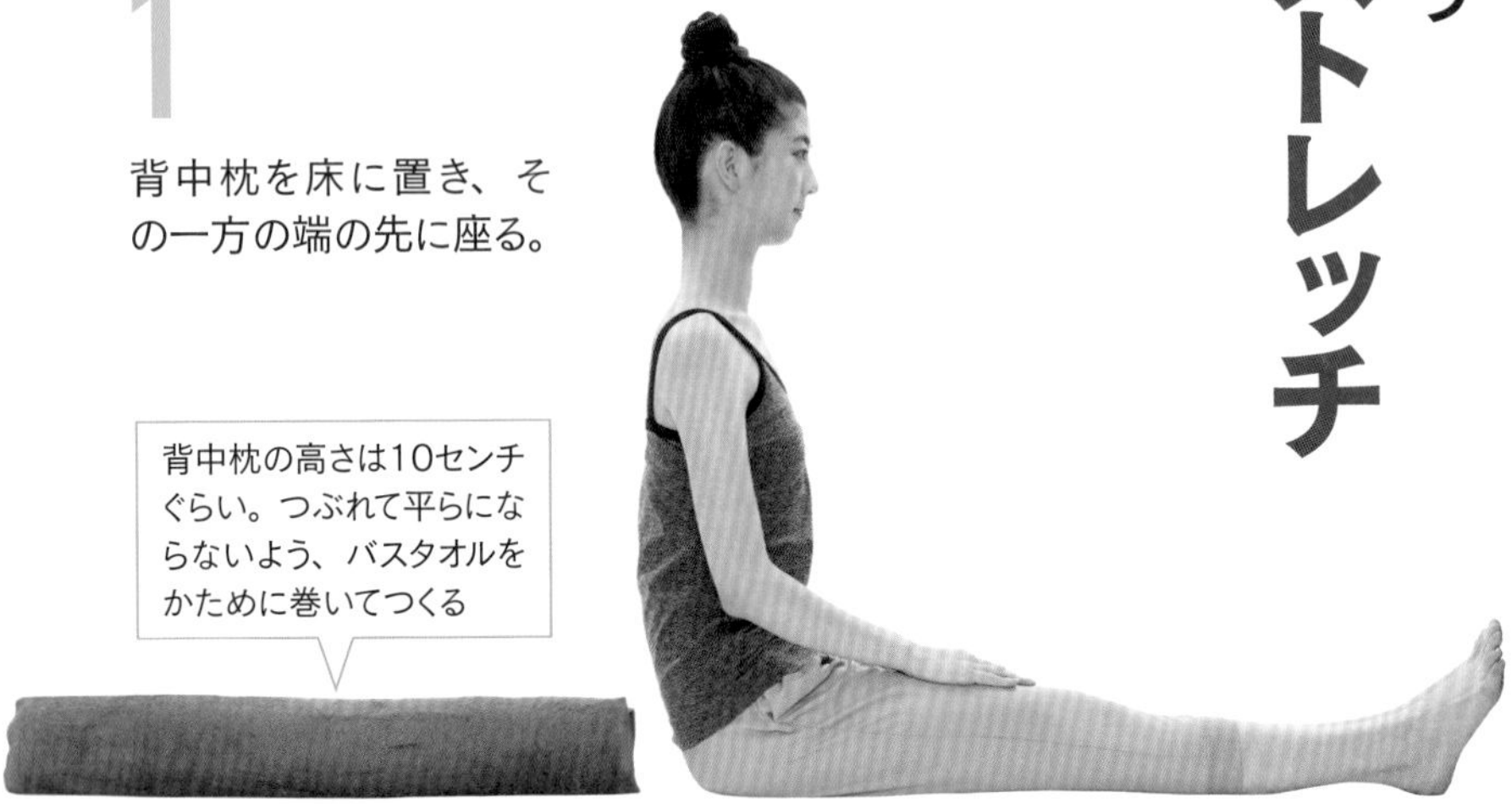
背中枕の高さは10センチぐらい。つぶれて平らにならないよう、バスタオルをかために巻いてつくる

2

ゆっくりとあおむけになり、背中枕に後頭部から腰まで背中全体を乗せる。

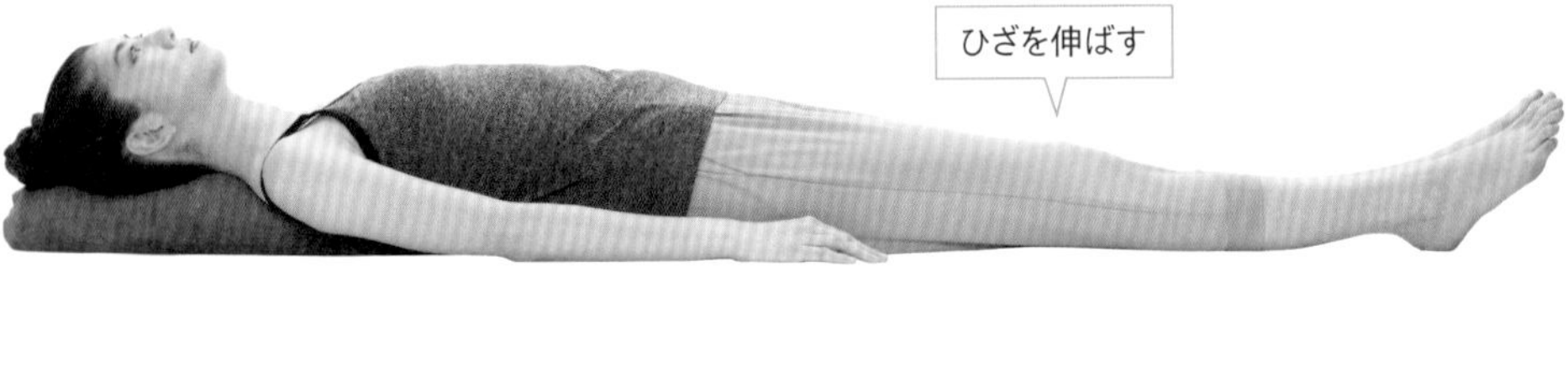
ひざを伸ばす

3 ひじを90度に曲げて手を顔の横に持ってくる。小さなバンザイのような形になる。

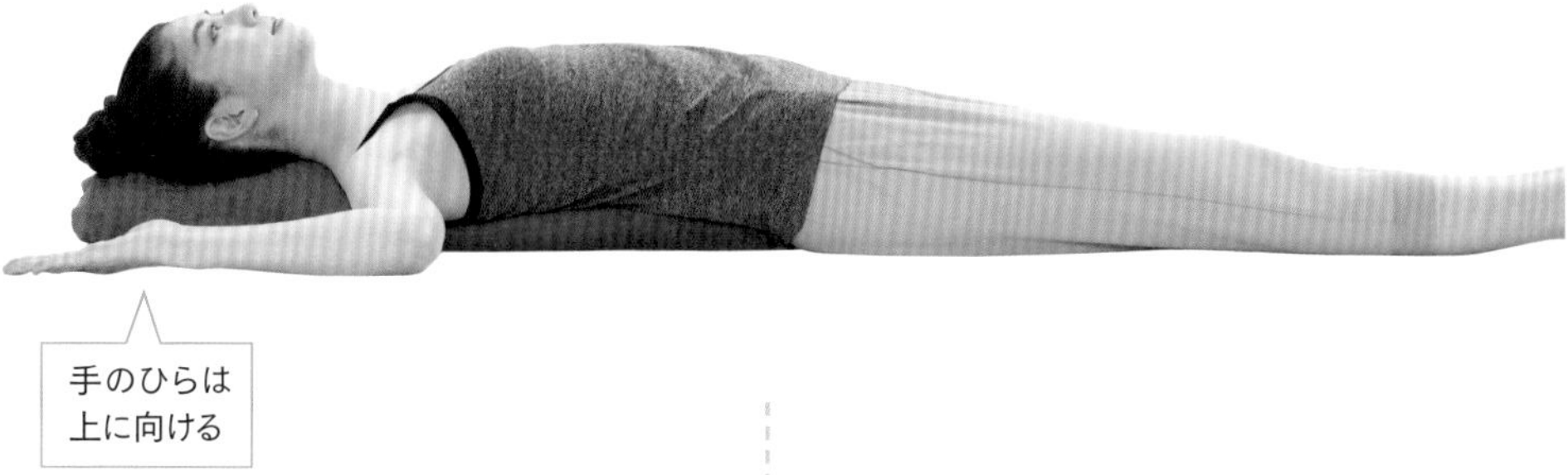

4 手を頭の方向に上げ、大きなバンザイの形になり、体全体を伸ばす。胸の伸びと背骨の反りを意識し、2分キープ。

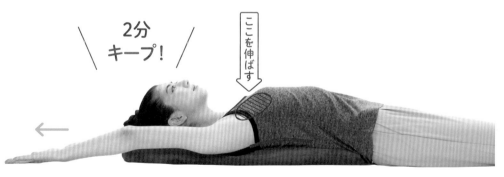

2分キープ×1回 4の姿勢がつらい人は3の姿勢のままでもOK

アドバイス 背中枕が短いと頭や腰に届かない場合があり、その場合は首や腰がつらくなるかもしれません。うまくつくれないうちは、長めにつくって頭より上を余らせればよいでしょう。自分の体格に合わせて調整してください。

首トレ
種目11

寝て行なう胸のストレッチ

バリエーション タオルを横にする

胸や胸椎をしっかり伸ばせる

種目10の背中枕の向きを変えて効果を高める方法です。背中の最も丸みのある肩甲骨周辺にあたるよう、横向きに置いて行ないます。胸椎をよりしっかり伸ばせますので、ネコ背が強い人や柔軟性の高い人におすすめです。

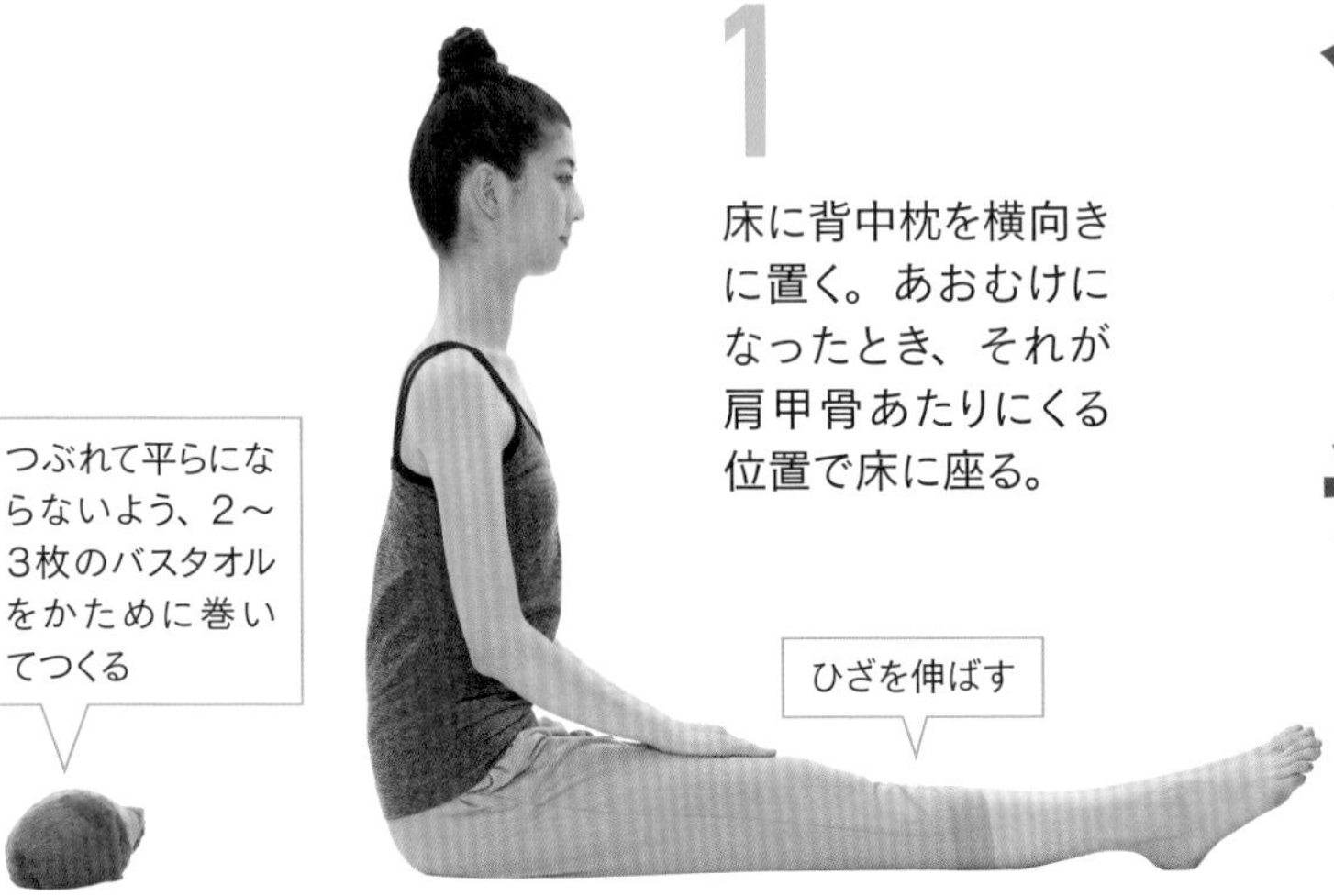
つぶれて平らにならないよう、2～3枚のバスタオルをかために巻いてつくる
ひざを伸ばす

1 床に背中枕を横向きに置く。あおむけになったとき、それが肩甲骨あたりにくる位置で床に座る。

2 ゆっくりとあおむけになり、肩甲骨に背中枕をあてる。

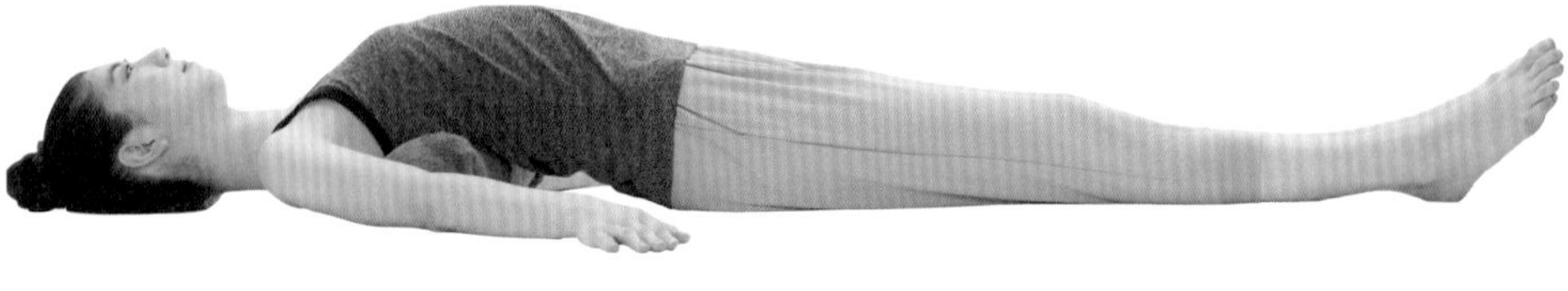

3

ひじを90度に曲げて手を顔の横に持ってくる。小さなバンザイのような形になる。

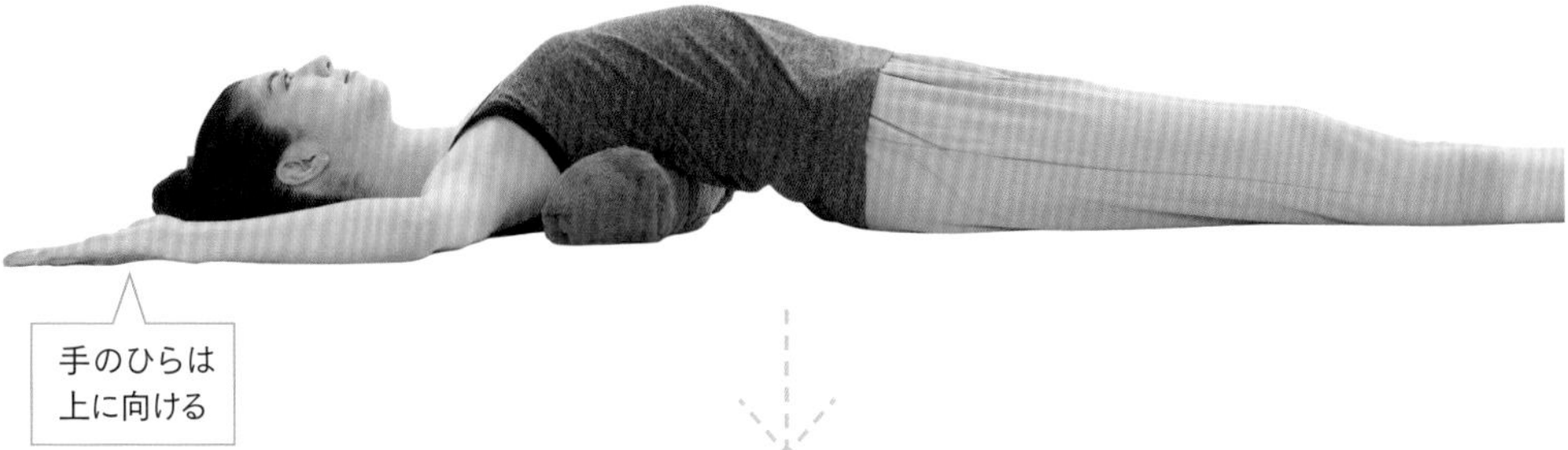

4

手を頭の方向に上げ、大きなバンザイの形になり、体全体を伸ばす。胸の伸びと背骨の反りを意識し、2分キープ。

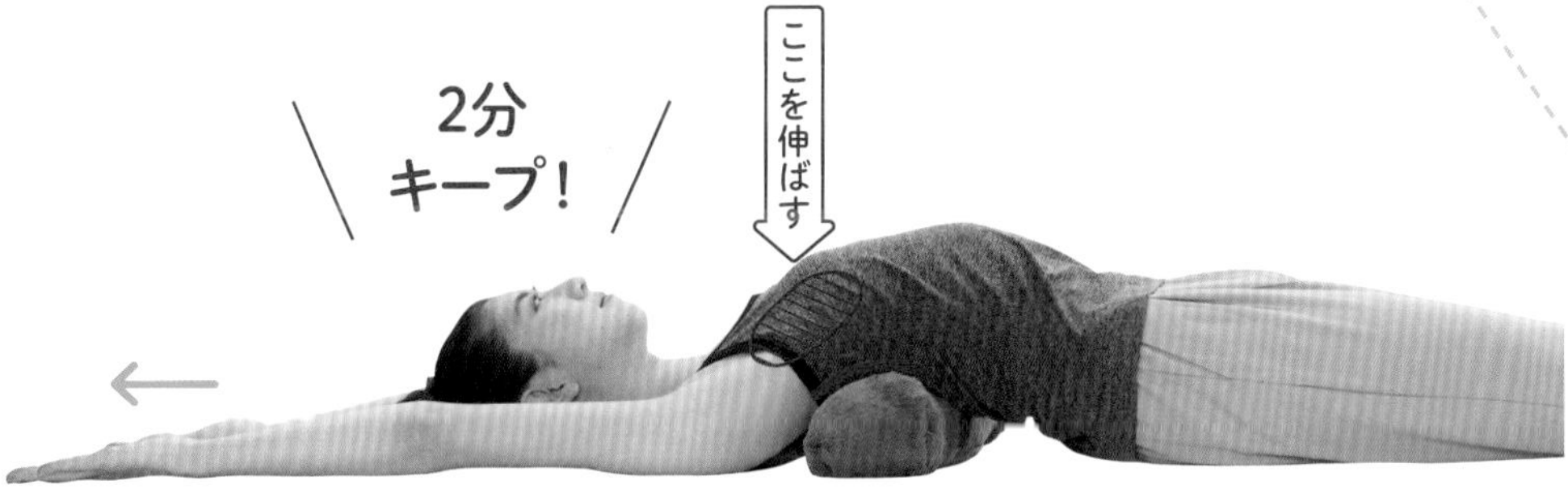

これでもOK！

腰がつらい場合は、ひざを立てて行なう。

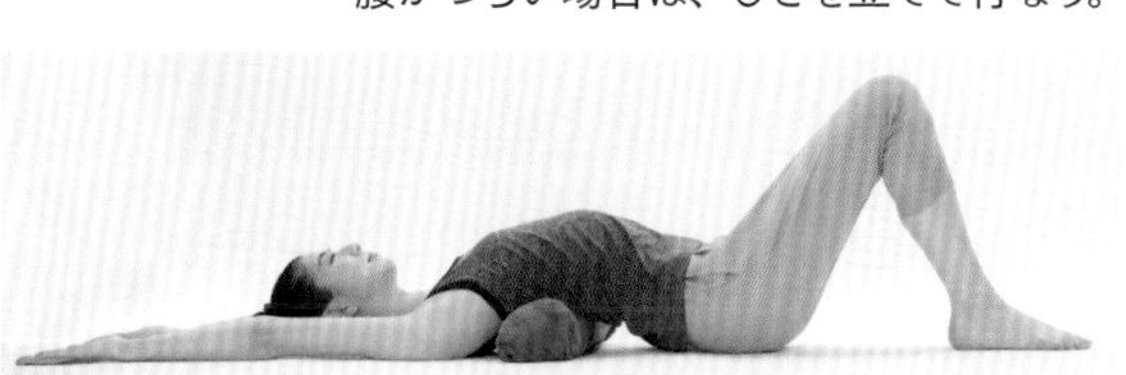

2分キープ×1回　4の姿勢がつらい人は3の姿勢のままでもOK

アドバイス　背中枕の高さは自分に合わせて調節してください。実際にやってみて、肩甲骨あたりが気持ちよく伸ばせると感じる高さがちょうどいい高さです。

背中のストレッチ

背中と肩甲骨の筋肉に効果的

首を前に曲げると痛む人向けの体操です。首を前に曲げるときに、首・肩に痛みが出るのは、背中の筋肉と、肩甲骨あたりの筋肉のこわばりが原因になっていることが多く、これをゆるめるストレッチです。

1

足を肩幅に開いて立つ。左腕をまっすぐ前に出す。右手で左の前腕をつかむ。

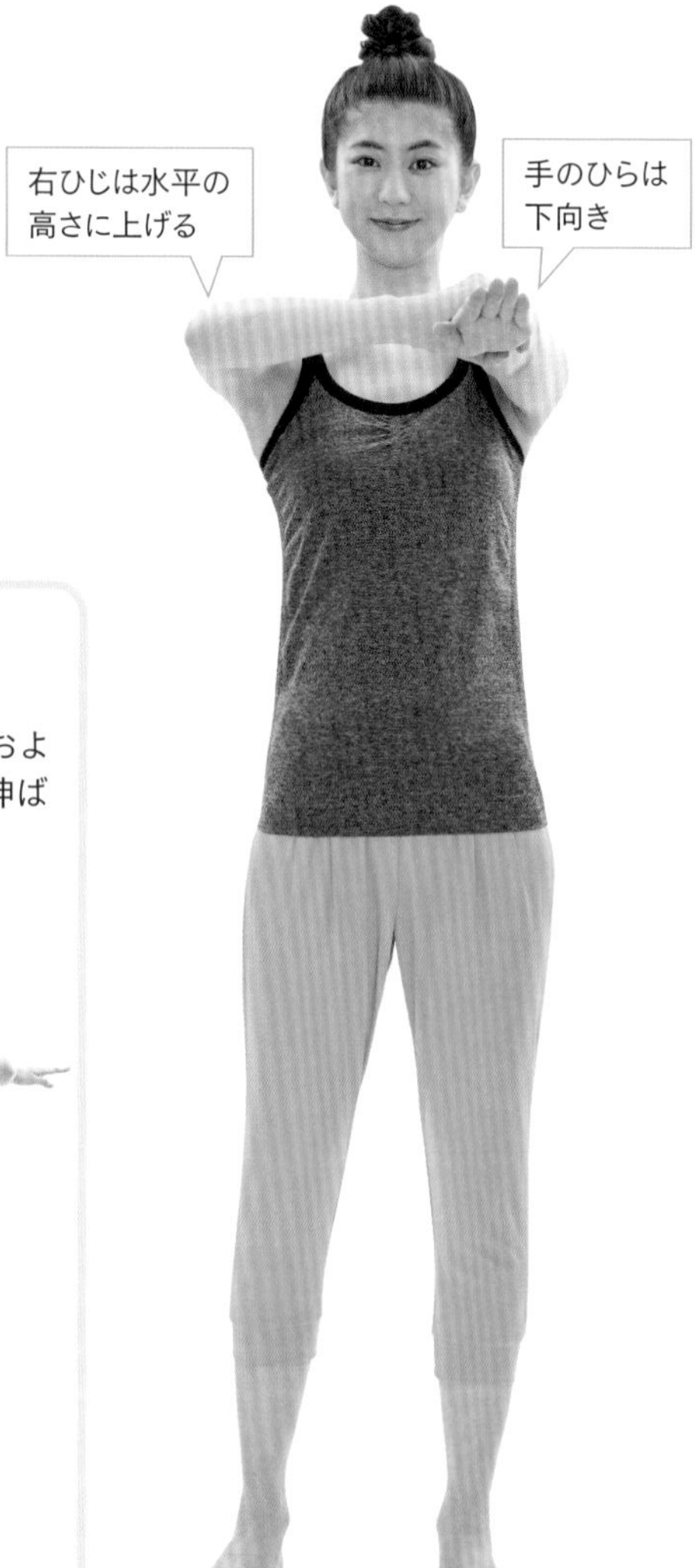
右ひじは水平の高さに上げる
手のひらは下向き

別アングルで見る!

後ろから

2のとき、左側の背中、および左側の肩甲骨あたりが伸ばされる。

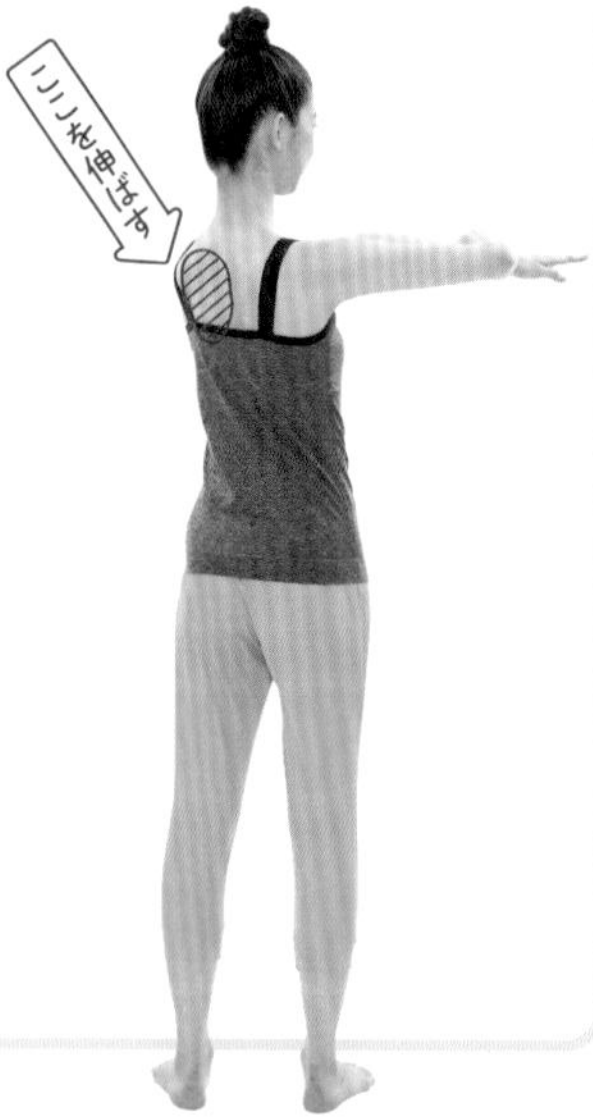
ここを伸ばす

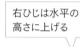

これでもOK!

上げる腕を高めにすることで、背中の筋肉が、伸ばされやすくなる場合があります。この方法でもやってみて、より伸びを感じるほうを選んで行なうとよい。

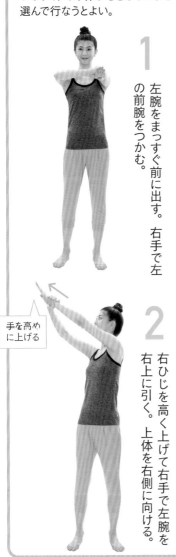

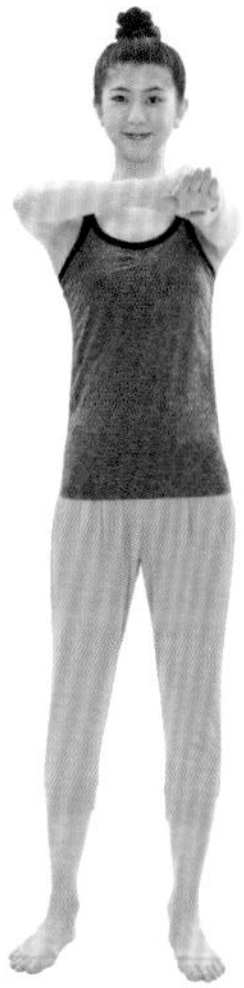

1 左腕をまっすぐ前に出す。右手で左の前腕をつかむ。

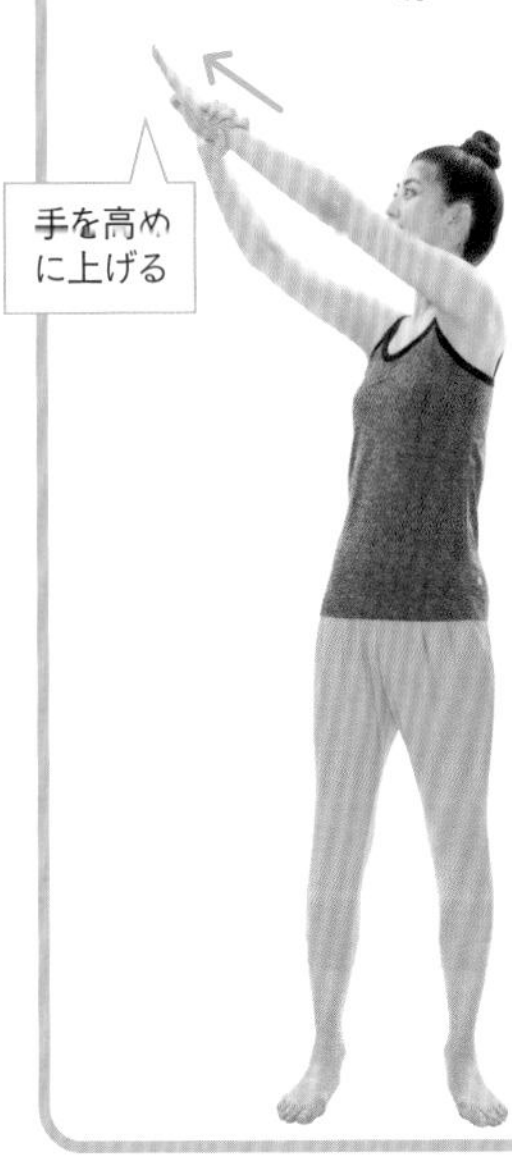
手を高めに上げる

2 右ひじを高く上げて右手で左腕を右上に引く。上体を右側に向ける。

2 右手で左腕を右側に引くようにして、上体を右側に向ける。このとき左側の背中、および左側の肩甲骨あたりが伸ばされる。10秒キープ。

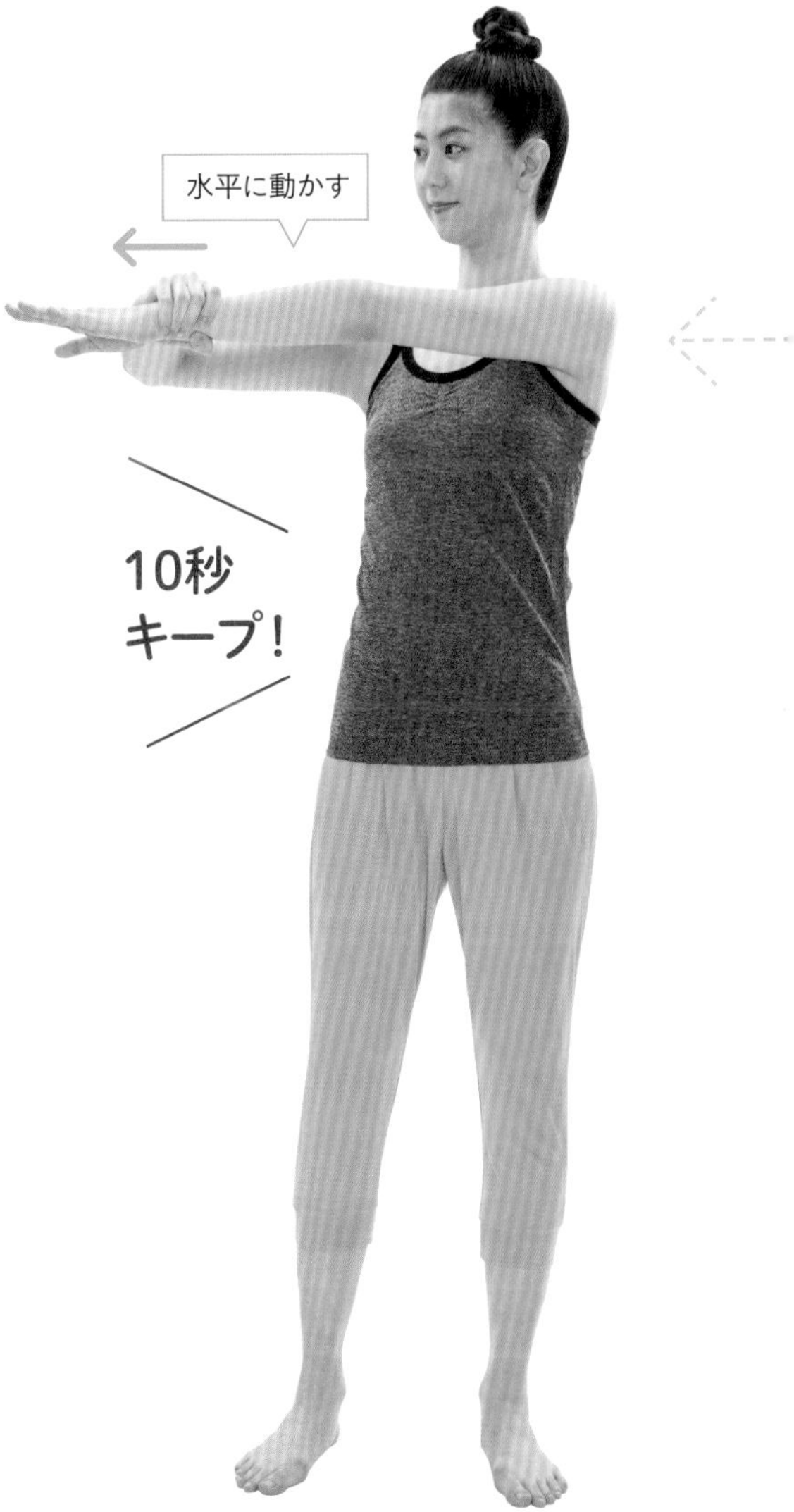
水平に動かす
10秒キープ！

10秒キープ×3回　左右を替えて同様に行なう

首伸ばし

腕の症状を治す効果がある体操

ステージ3のメニューの中で、最も重要なのが、椎間孔を広げることで、神経根の圧迫を解除し、神経の回復を促す「首伸ばし」です。頭を真下に向け、頭の重さで首を伸ばしつつ、手で首を押し曲げることで椎間孔を広げます。

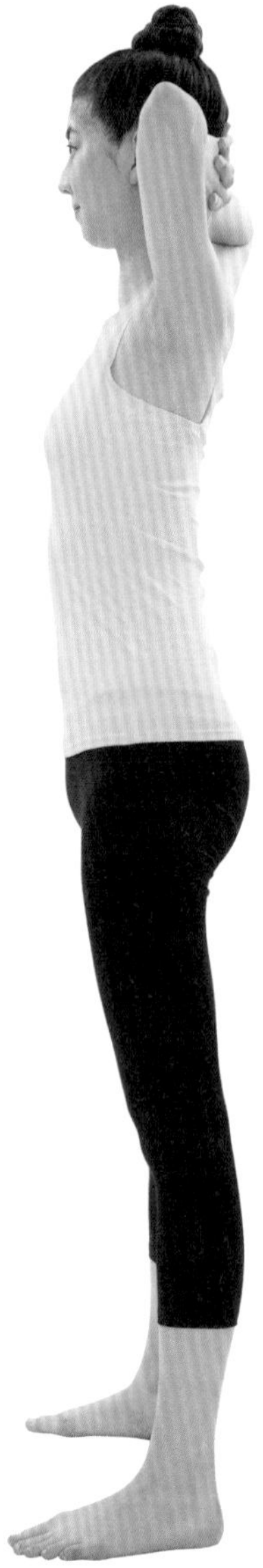

1

足を肩幅に開いて立つ。両手は組み、手のひらを後頭部にあてる。

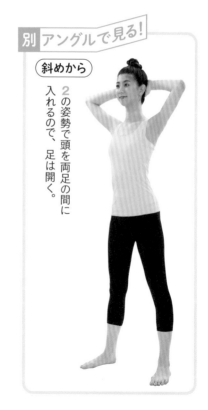

別アングルで見る!

斜めから

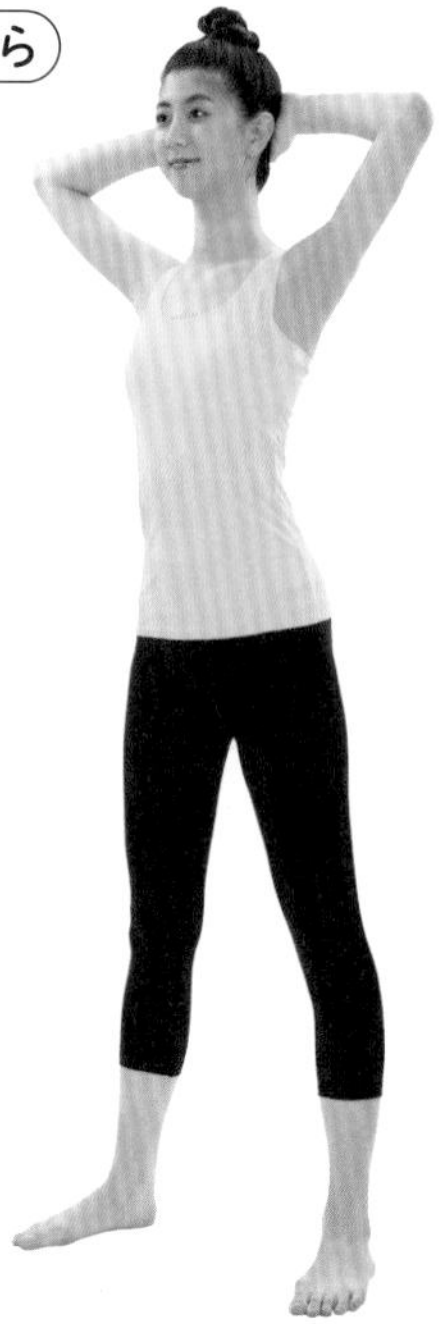

2の姿勢で頭を両足の間に入れるので、足は開く。

別アングルで見る！

斜めから 手で頭を押し込むことで、首の後ろ側がしっかり伸びている。

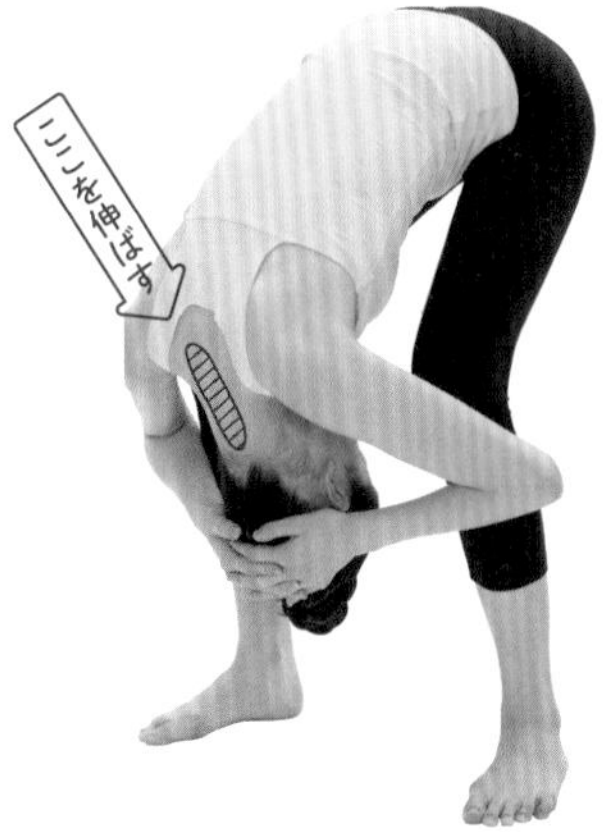

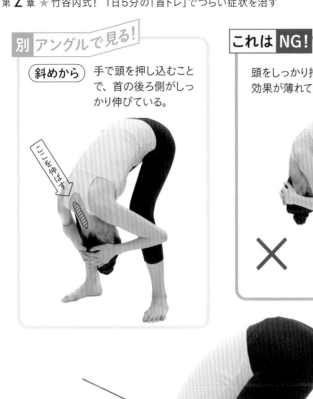

これはNG！

頭をしっかり押し込んでいないと効果が薄れてしまう。

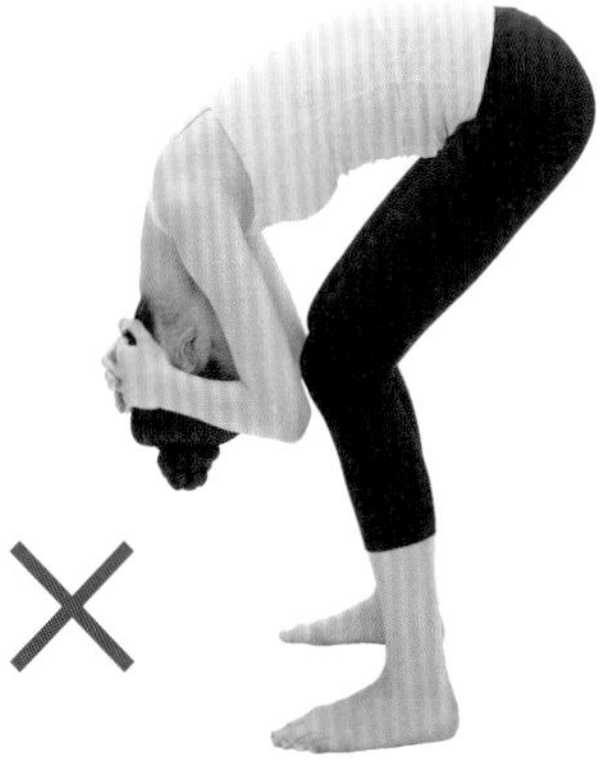

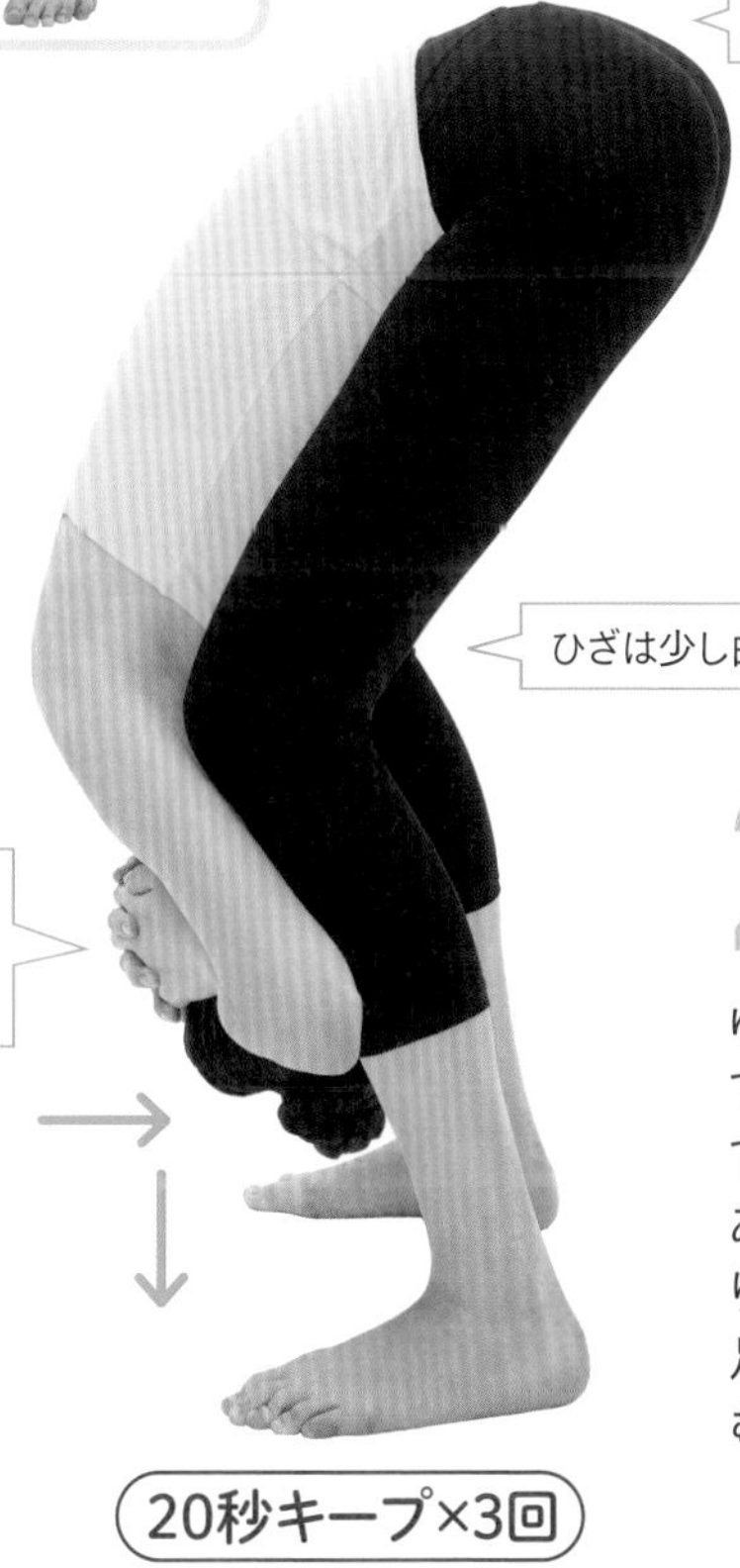

腰を丸める

20秒キープ！

ひざは少し曲げる

両手で頭を押し込みながら、頭を地面の方向へ下げるイメージ

2

ゆっくりとした動作で前屈し、頭の重みで首を伸ばす。そのあと、両手でゆっくり後頭部を押し、両足の間に頭を押し込む。20秒キープ。

20秒キープ×3回

首トレ

種目14

首伸ばし

バリエーション1

イスでバランスをとる

ふらつく人は支えを用意

首伸ばしは、種目13の方法が基本型ですが、種目14～17では、バリエーションを紹介します。姿勢がより安定し、ふらつきにくい方法です。やりやすいものを選び安全に行ないましょう。種目14はイスを支えにする方法です。

1

イスを自分の斜め前に置く。イスを置くのは、自分の右側でも左側でもどちらでもOK。足を肩幅に開いて立つ。2でイスにつかないほうの手の手のひらを後頭部にあてる。

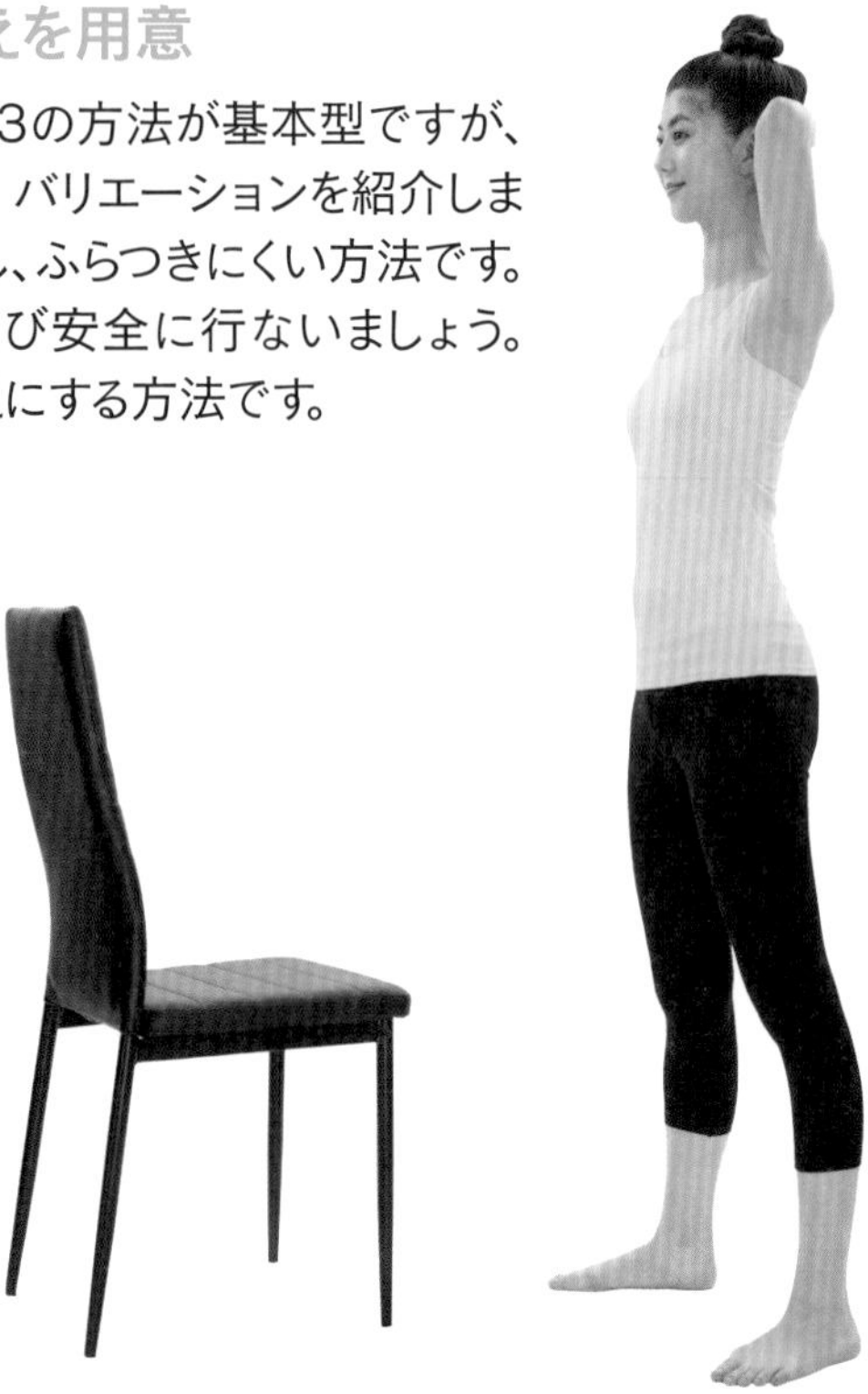

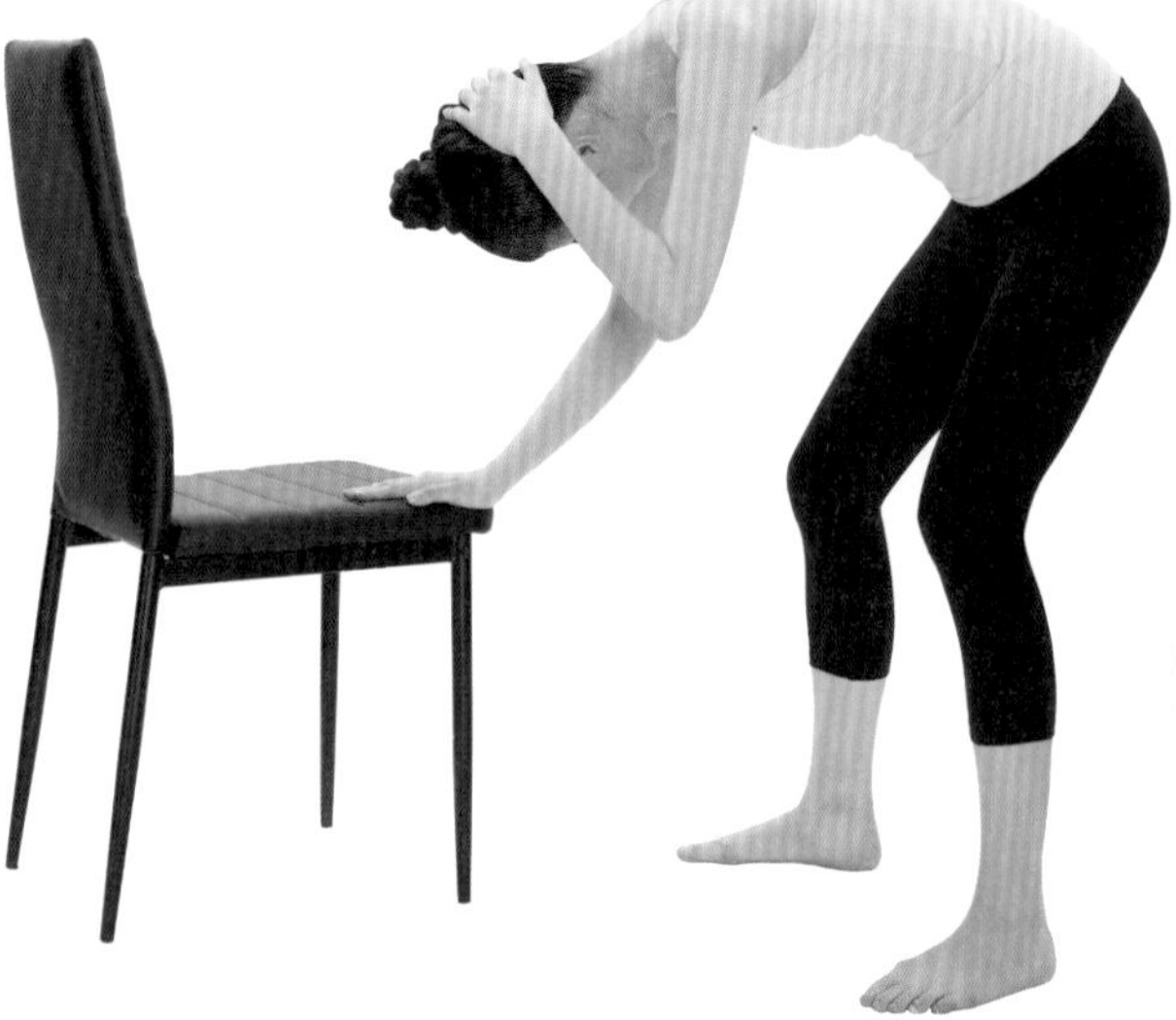

2

ゆっくり前屈して上体を下げ、イスに手をつく。

これは NG!

頭が高いと、頭頂をしっかり真下に向けられず、首を伸ばす効果が薄くなる。

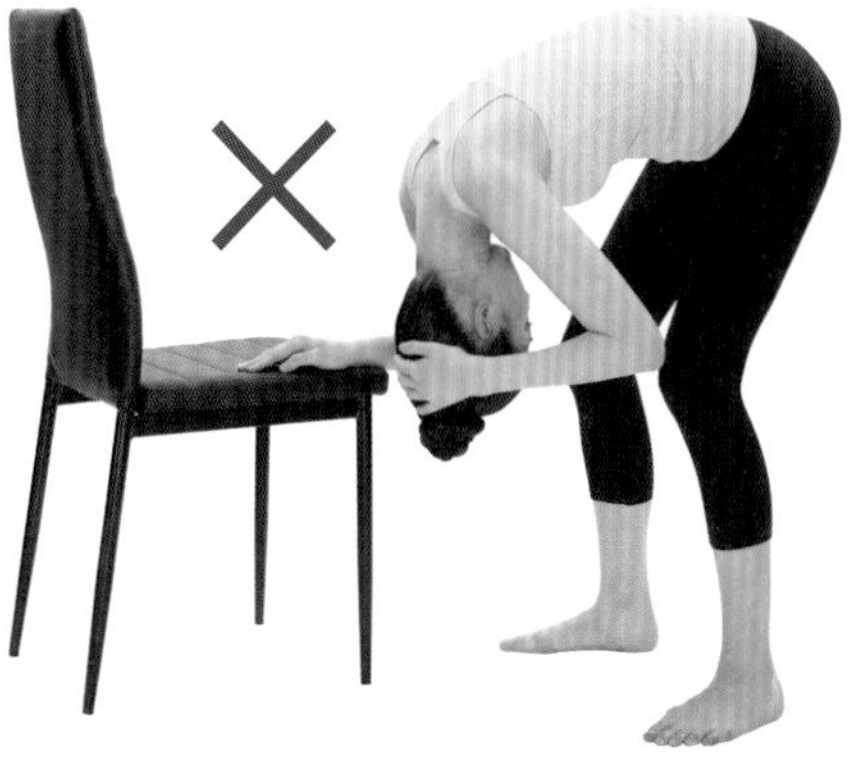

3

ゆっくりとした動作で前屈し、頭の重みで首を伸ばす。そのあと、手でゆっくり後頭部を押し、両足の間に頭を押し込む。20秒キープ。

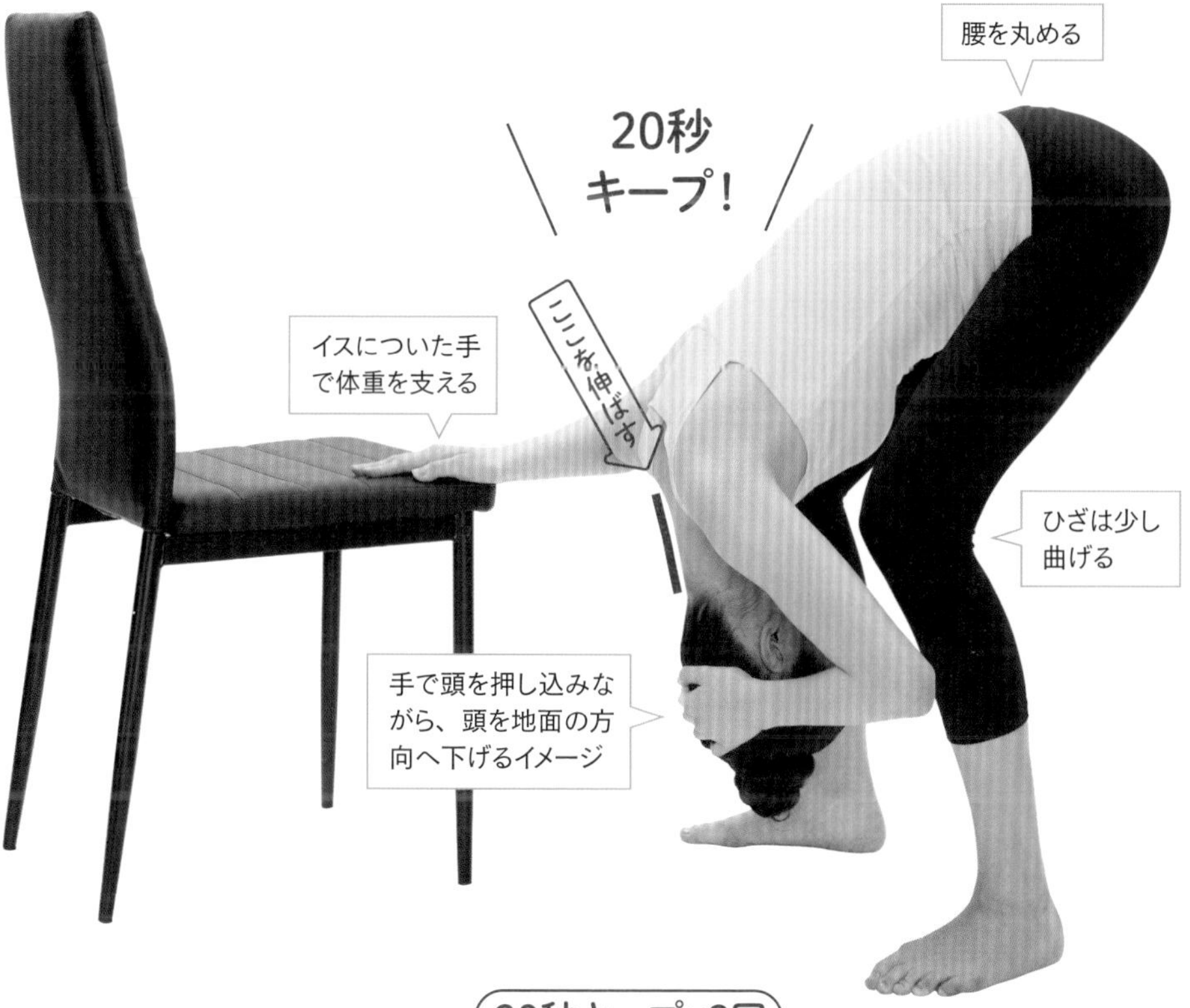
腰を丸める
20秒キープ！
ここを伸ばす
イスについた手で体重を支える
ひざは少し曲げる
手で頭を押し込みながら、頭を地面の方向へ下げるイメージ

20秒キープ×3回

首トレ
種目15

首伸ばし

バリエーション2
四つん這い

自宅で手軽にできて安全

種目14よりも姿勢が安定して、ふらつきにくい方法です。自宅でリラックスしているときでも、手軽にできるので、マスターしておき、腕の症状が出てきたときの対策として、行なうのもよいでしょう。

1 両手と両ひざを肩幅に開いて四つん這いになる。

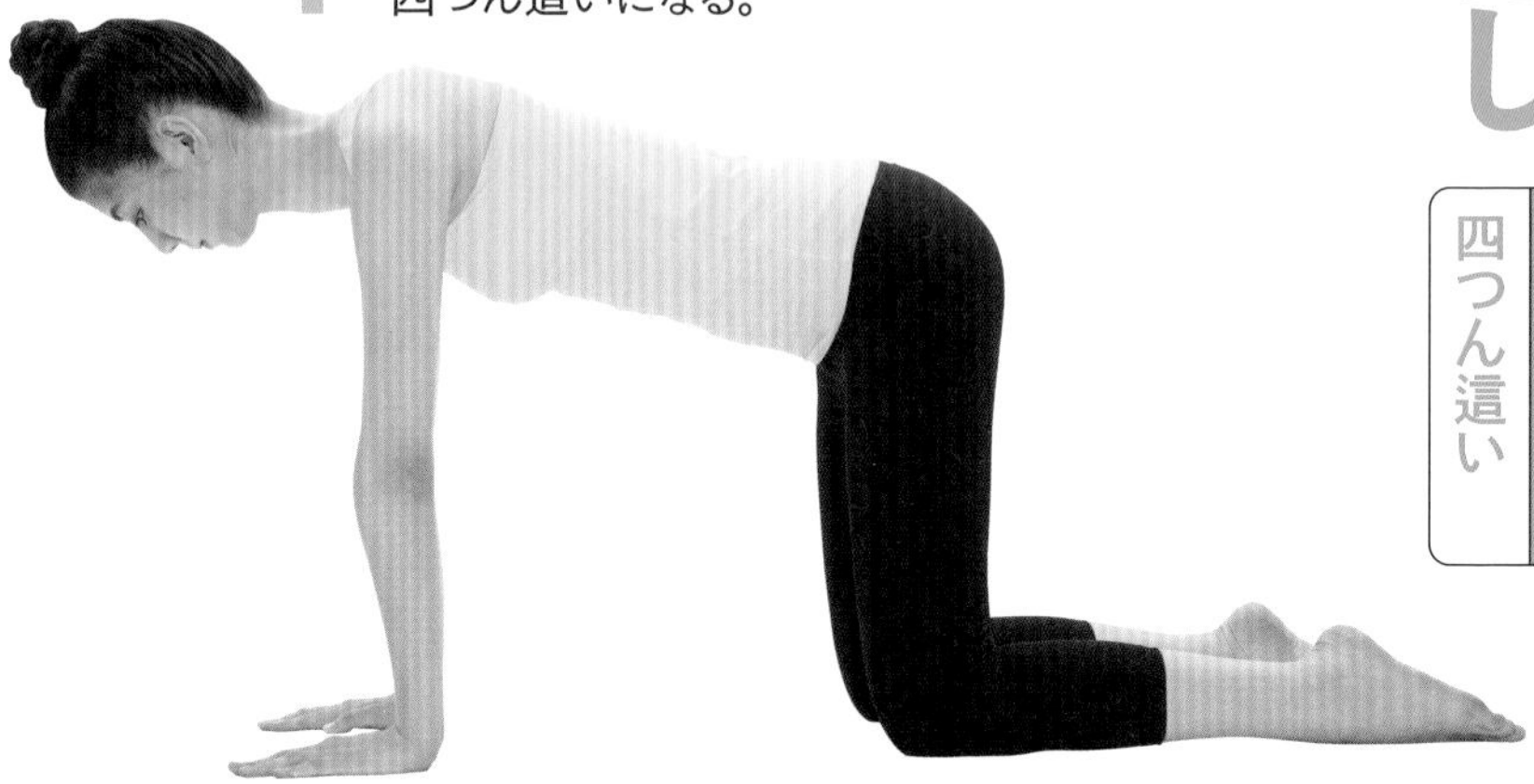

2 あごを軽く引いて、背中を丸める。どちらか一方の手の手のひらを後頭部にあてる。

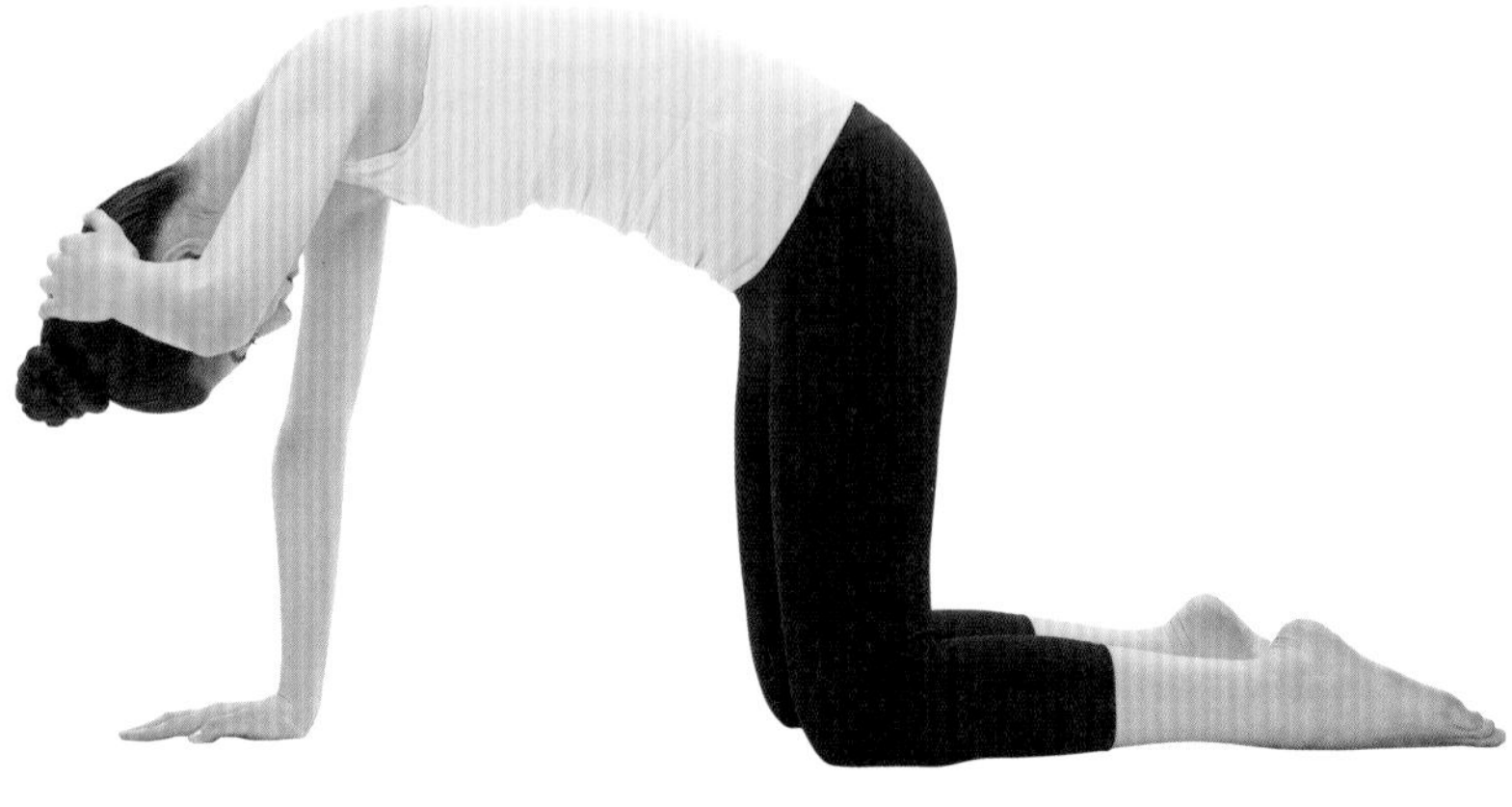

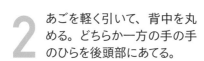

これはNG!

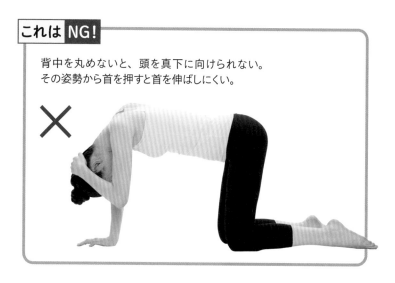

背中を丸めないと、頭を真下に向けられない。
その姿勢から首を押すと首を伸ばしにくい。

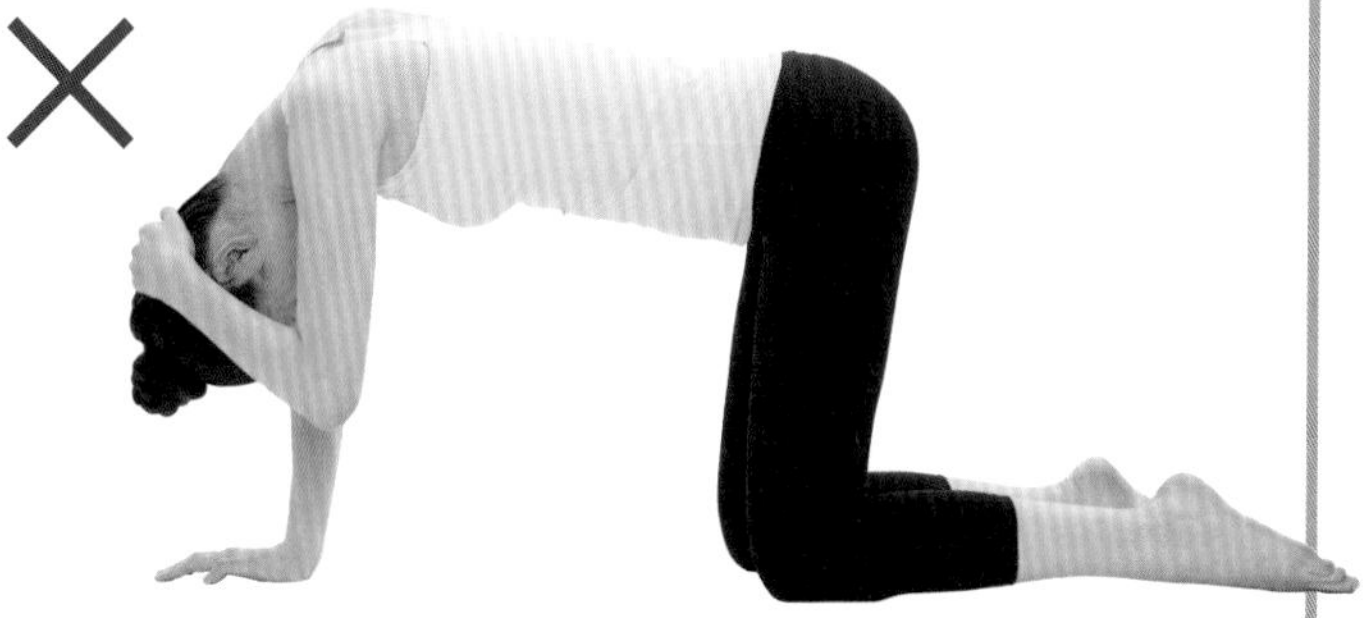

3 頭を真下に向け、頭の重みで首を伸ばす。そのあと、手でゆっくり後頭部を押し、頭を押し込む。20秒キープ。

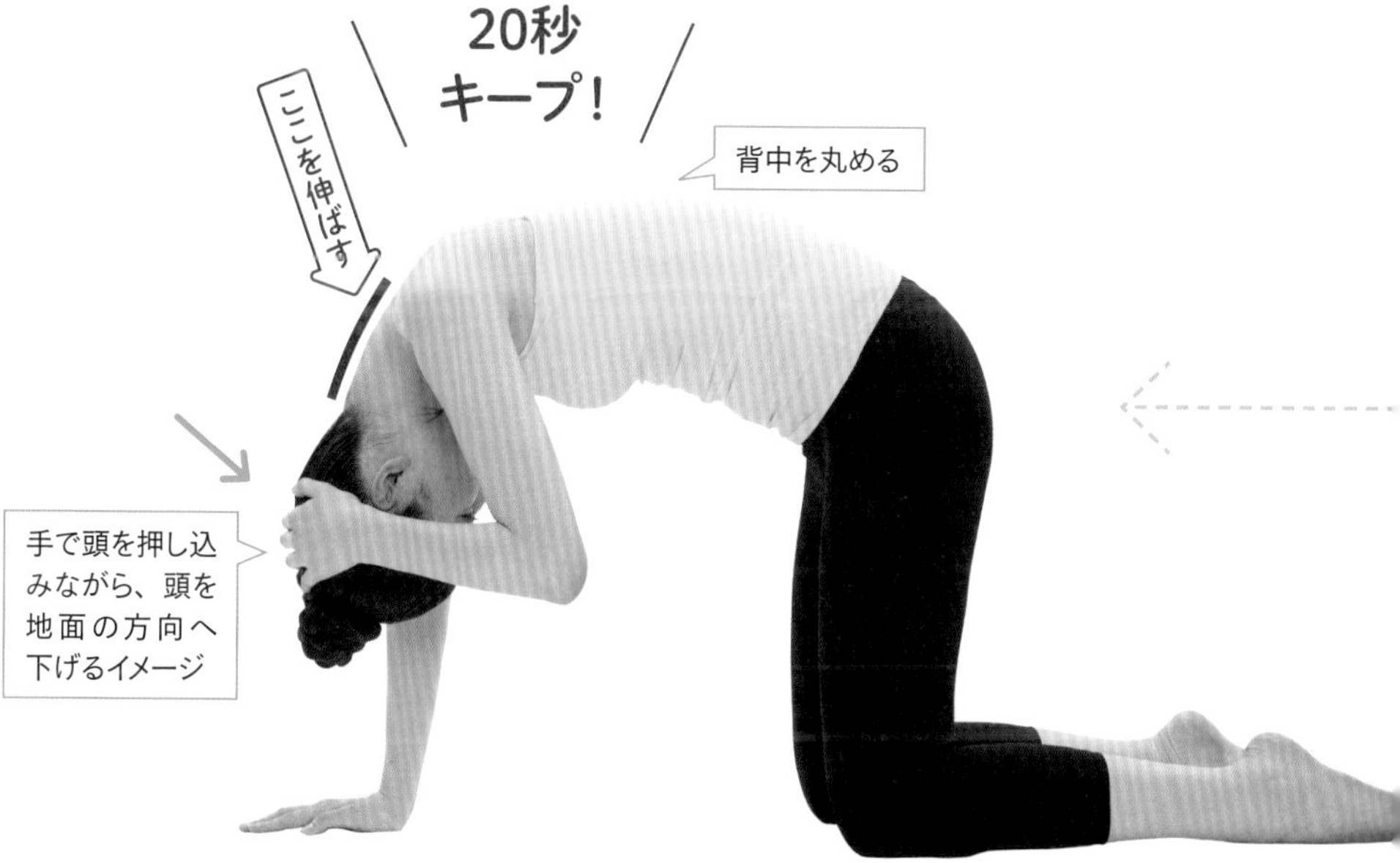
20秒
キープ！
ここを伸ばす
背中を丸める
手で頭を押し込みながら、頭を地面の方向へ下げるイメージ

20秒キープ×3回

首伸ばし

バリエーション3
イスに体を乗せる

ふらつきがかなり防止できる

種目15よりも、さらに足腰への負担が少ない方法です。座面が低めで安定したイスに、上体を乗せて行なうことでふらつきが防げます。イスは背もたれがないものがベストですが、背もたれがあるイスでも向きを調整すれば使えます。

1 低めの安定したイスの座面に、胸と腹部を乗せる。肩、腕はイスの座面には乗せない。

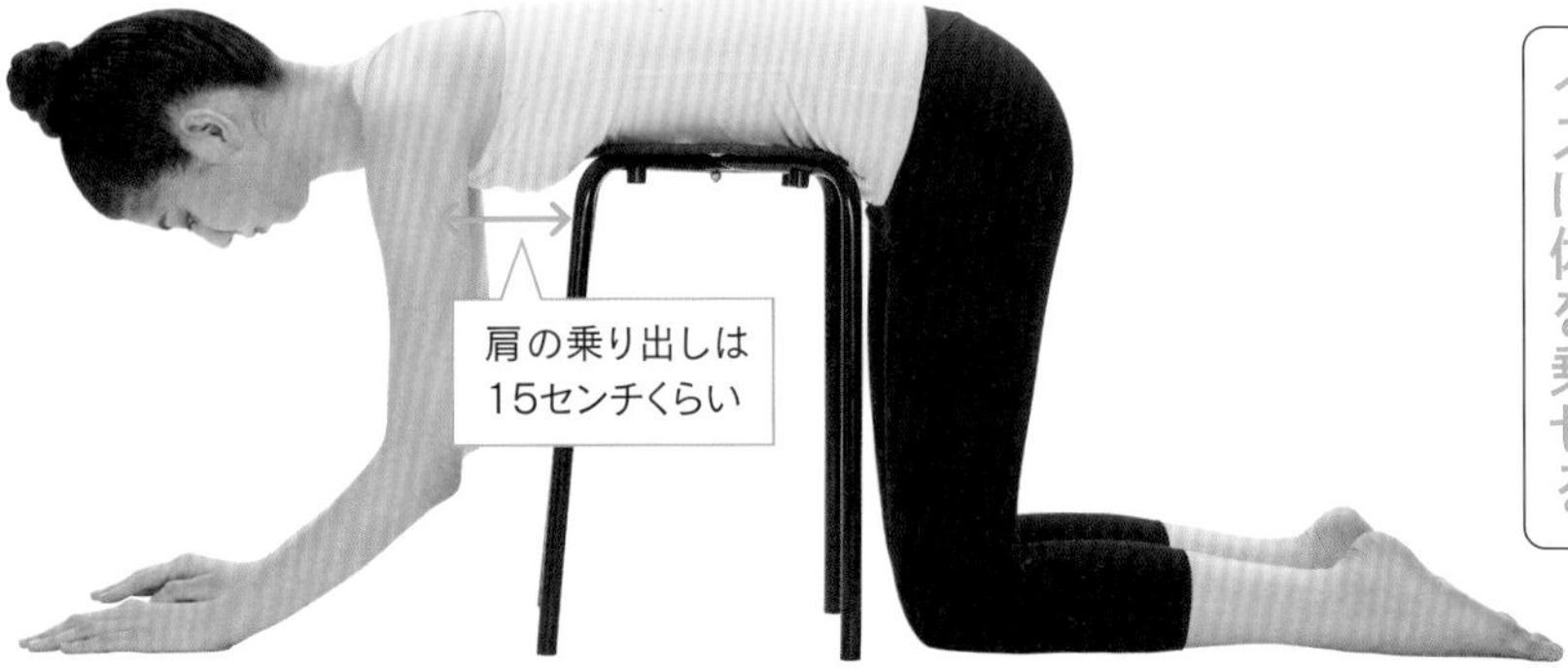

2 一方の手を床についてバランスをとり、もう一方の手は手のひらを後頭部にあてる。

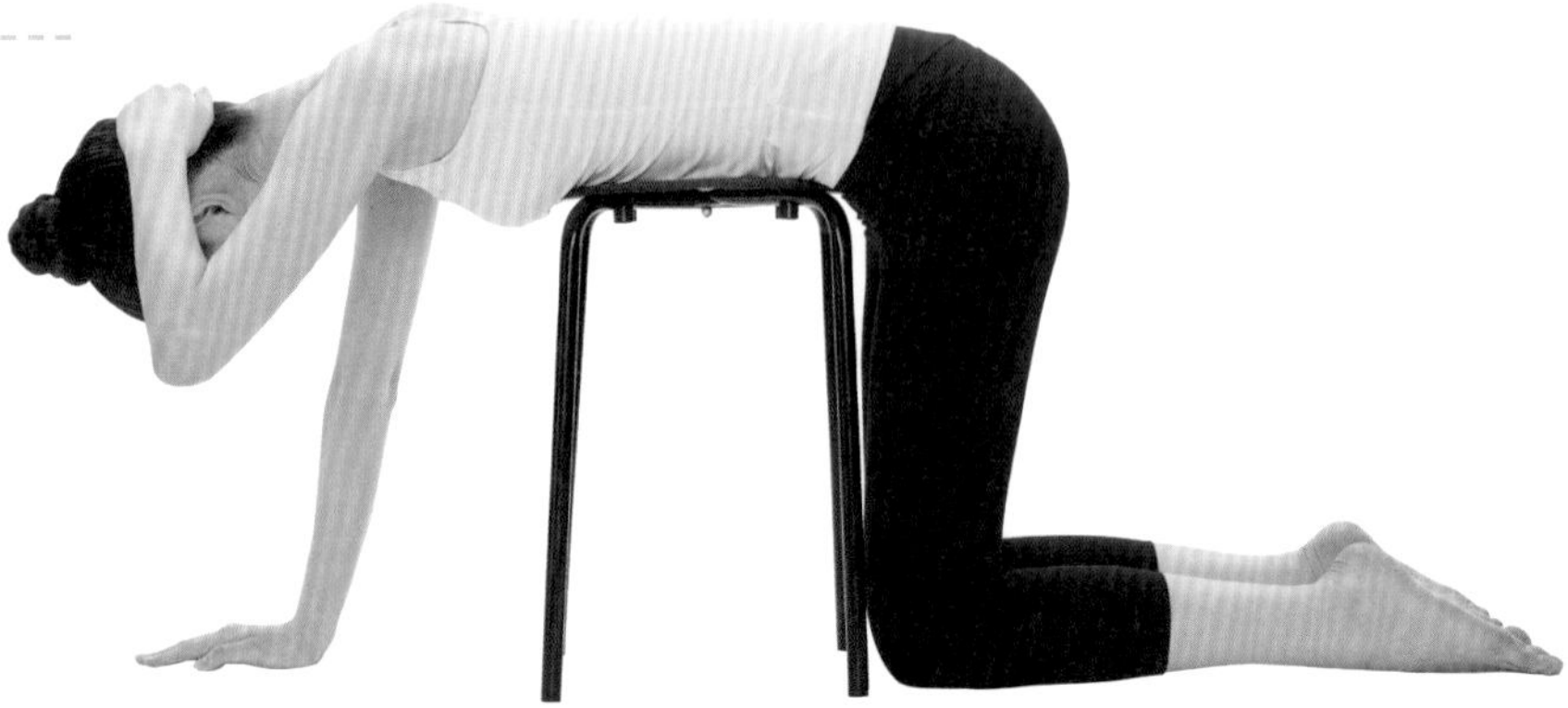

これはNG!

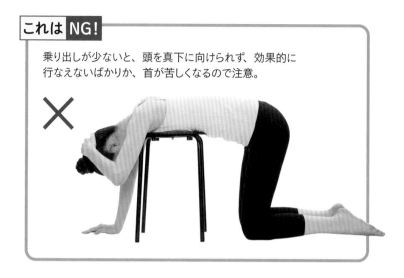

乗り出しが少ないと、頭を真下に向けられず、効果的に行なえないばかりか、首が苦しくなるので注意。

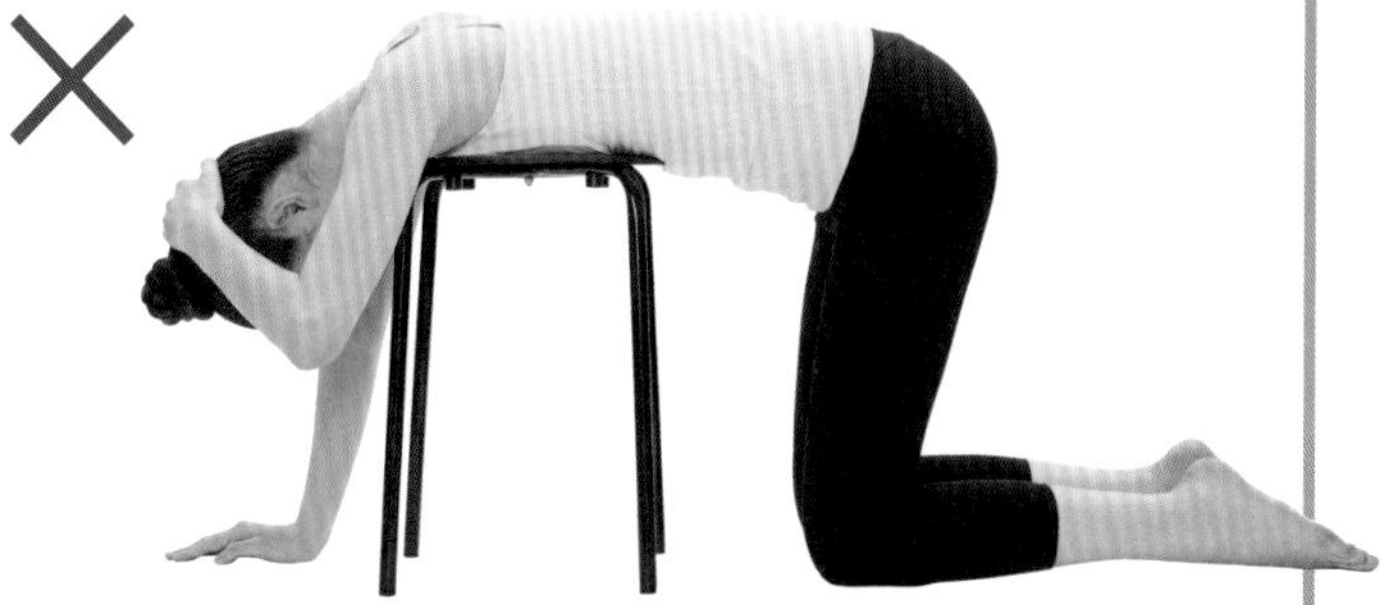

3 首の力を抜き、頭を真下に向け、頭の重みで首を伸ばす。そのあと、手でゆっくり後頭部を押し、頭を押し込む。20秒キープ。

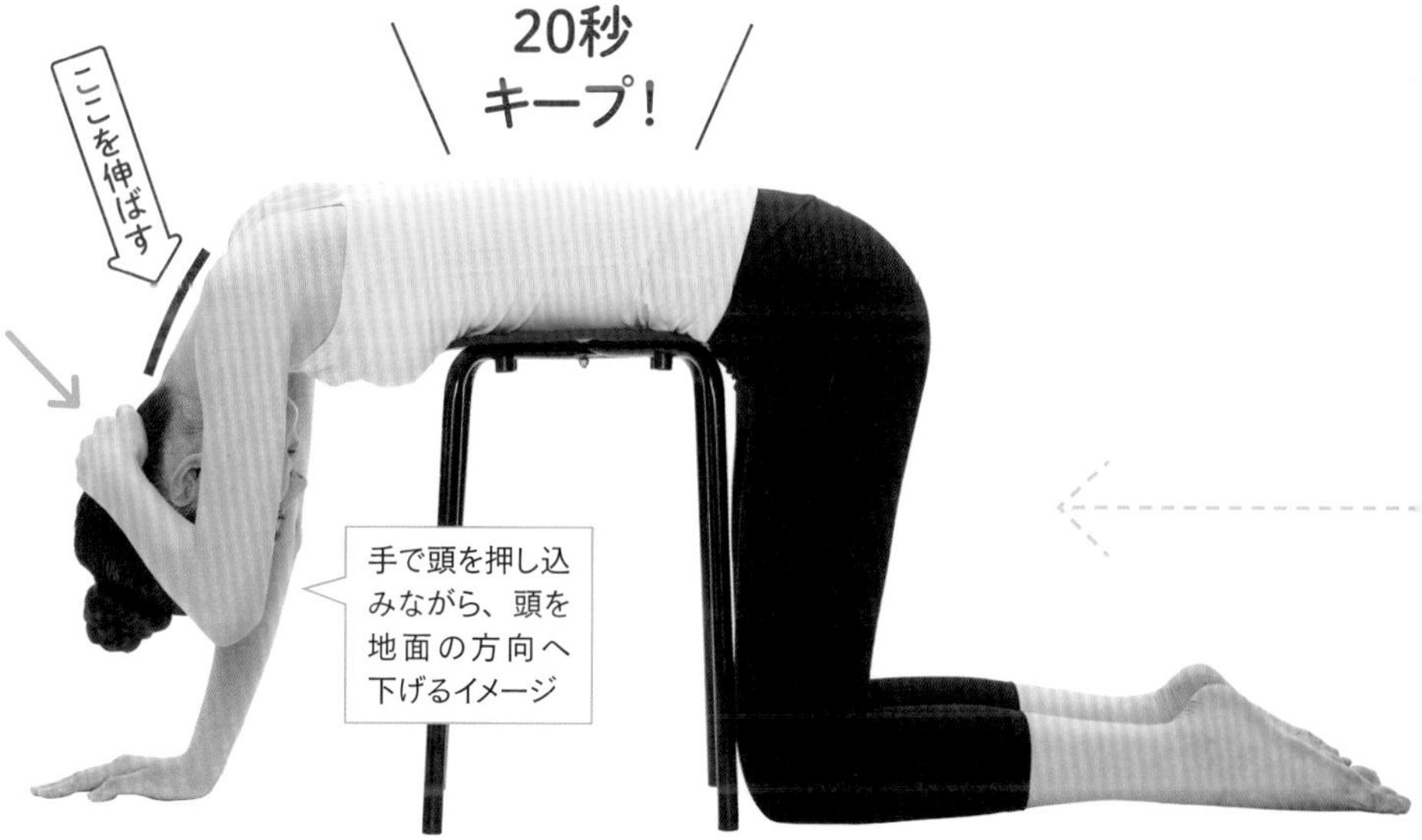
20秒
キープ！
ここを伸ばす
手で頭を押し込みながら、頭を地面の方向へ下げるイメージ

20秒キープ×3回

アドバイス 可能であれば、両手を後頭部にあてて行なってもよいでしょう。両手のほうが押し込む力を入れやすくなります。

首トレ

種目17

首伸ばし

バリエーション4

ベッドを使う

足腰に自信のない人におすすめ

種目16に適したイスがないときでも、同じ原理で、ベッドでうつぶせになった姿勢で行なうことができます。こちらも足腰に自信のない人におすすめの方法です。

1 ベッドでうつぶせになり、ベッドの端から肩を乗り出す。床に両手をつく。

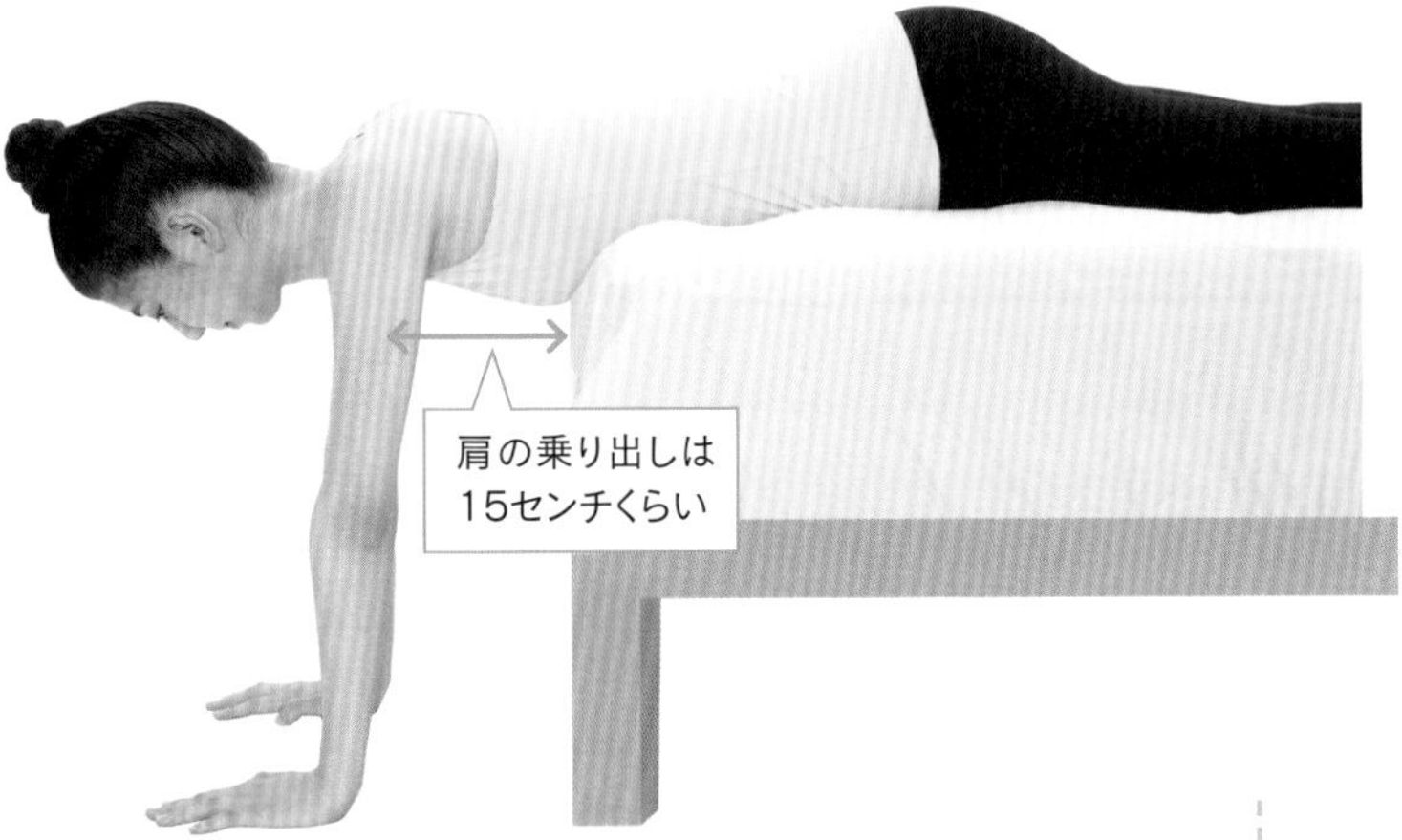

2 どちらか一方の手の手のひらを後頭部にあてる。

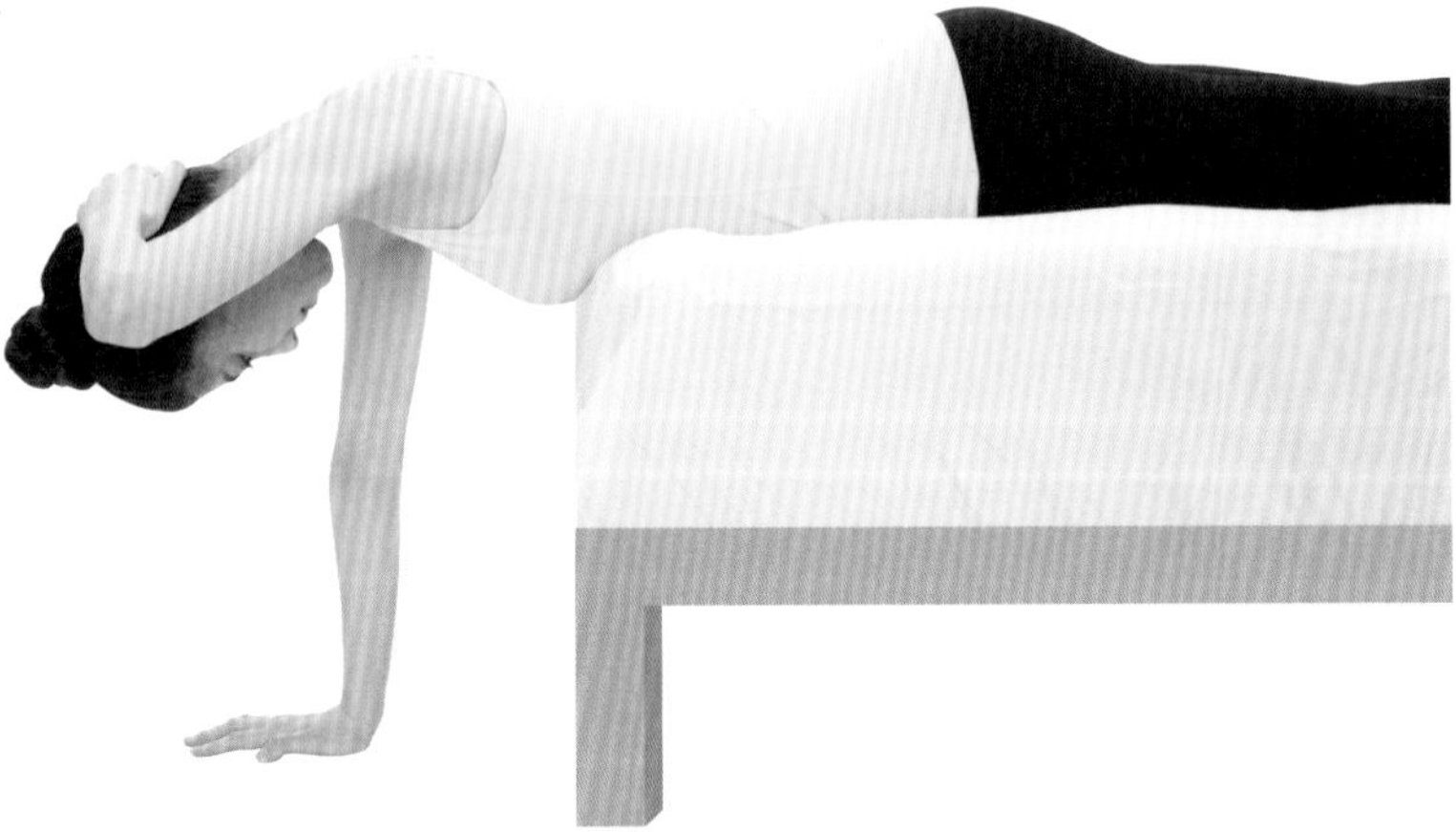

これでもOK!

可能であれば、両手を後頭部にあてて行なってもよい。
両手のほうが押し込む力を入れやすくなる。

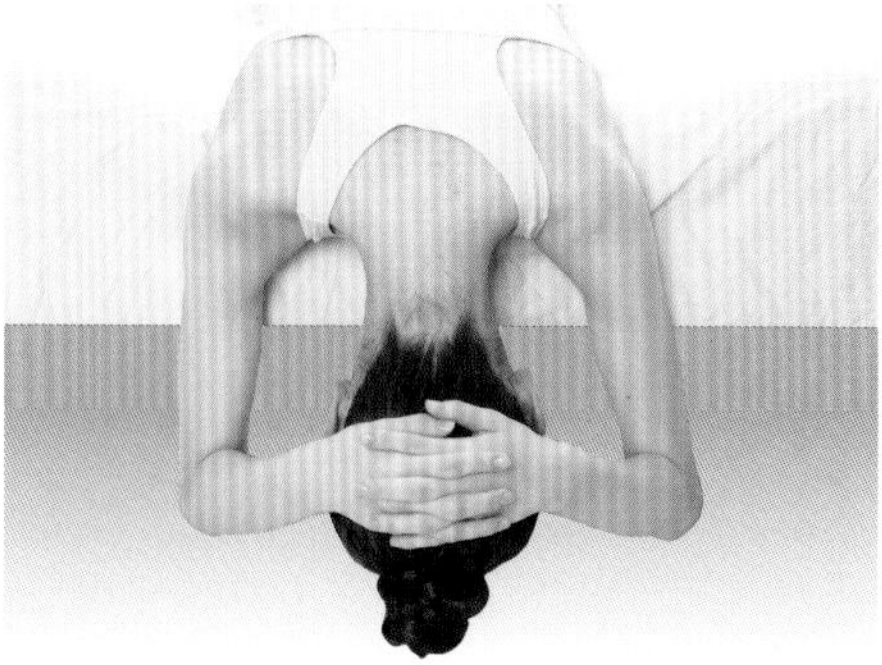

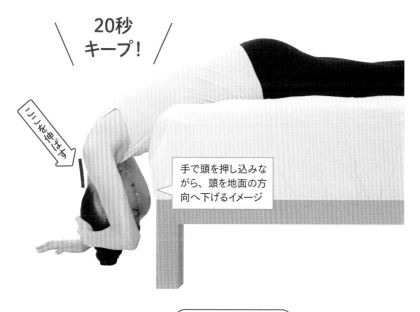

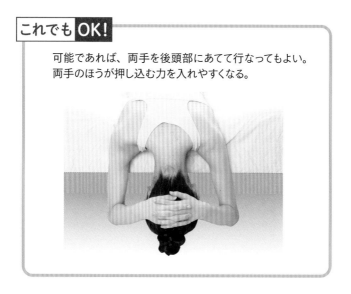

3 首の力を抜き、頭を真下に向け、頭の重みで首を伸ばす。そのあと、手でゆっくり後頭部を押し込む。20秒キープ。

20秒
キープ！
ココを伸ばす
手で頭を押し込みながら、頭を地面の方向へ下げるイメージ

20秒キープ×3回

横向き首伸ばし

長時間首伸ばしができる

種目13〜17は、神経の圧迫を解除できる時間が１分程度（20秒×３回）となります。それよりも長い時間、圧迫を解除して神経の回復を図るのがこの種目18です。頭の重みは利用できませんが、長く行なえてとても効果的です。

1 横向きに寝る。ひざと股関節を90度ぐらい曲げて足を前に出す。下側の手は手のひらを後頭部にあてる。首が低くならないように枕を使う。

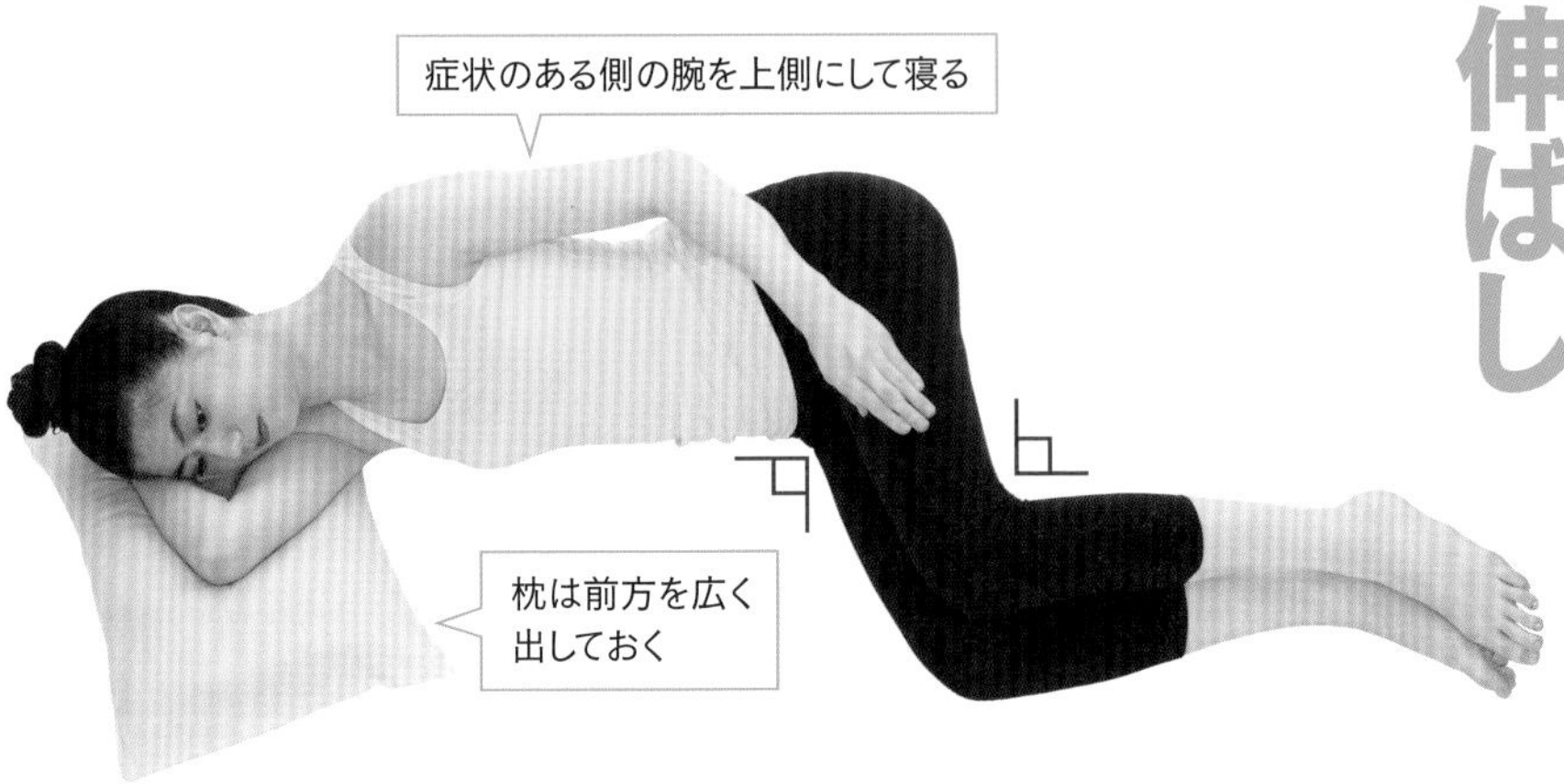
症状のある側の腕を上側にして寝る
枕は前方を広く出しておく

2 上側の手も後頭部にあて、両手を組む。

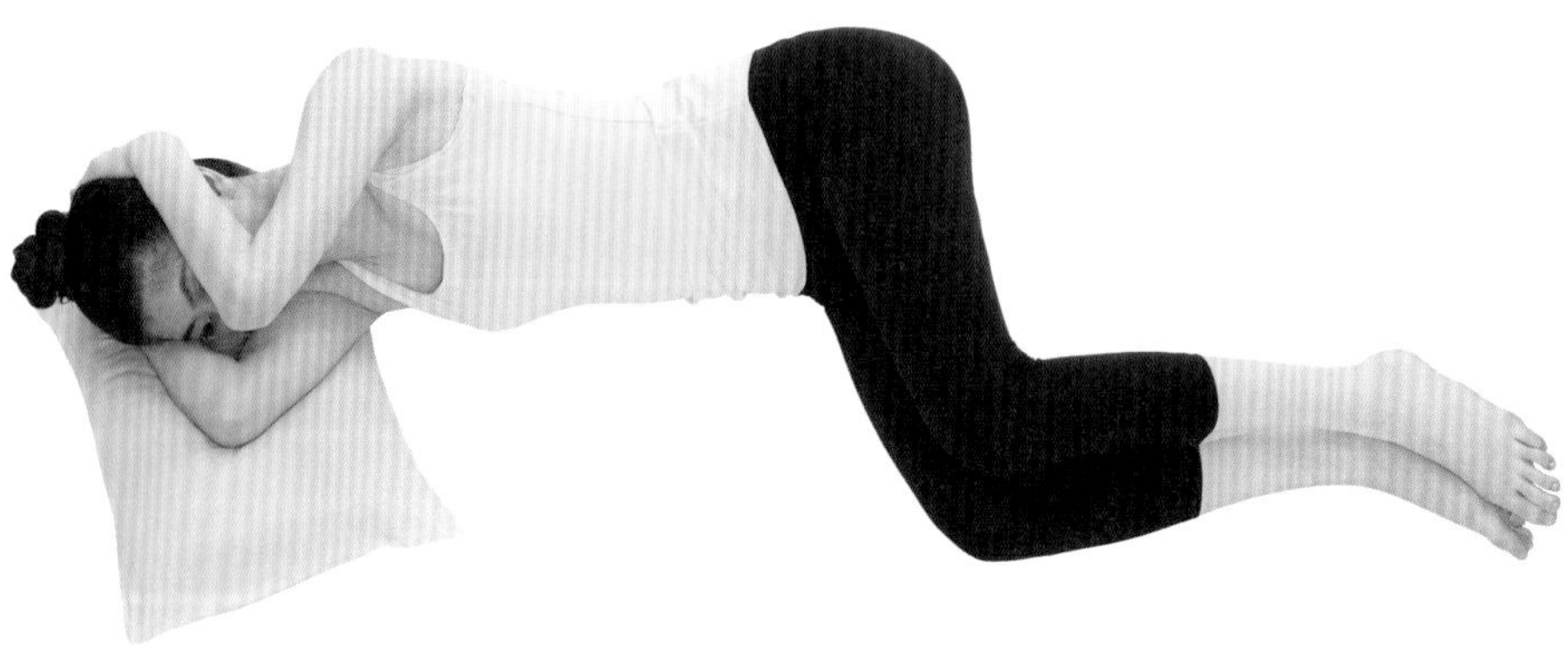

これでもOK!

両手ではなく、一方の手だけで行なってもOK。腕が疲れてきたら、左右を変えてもよい。

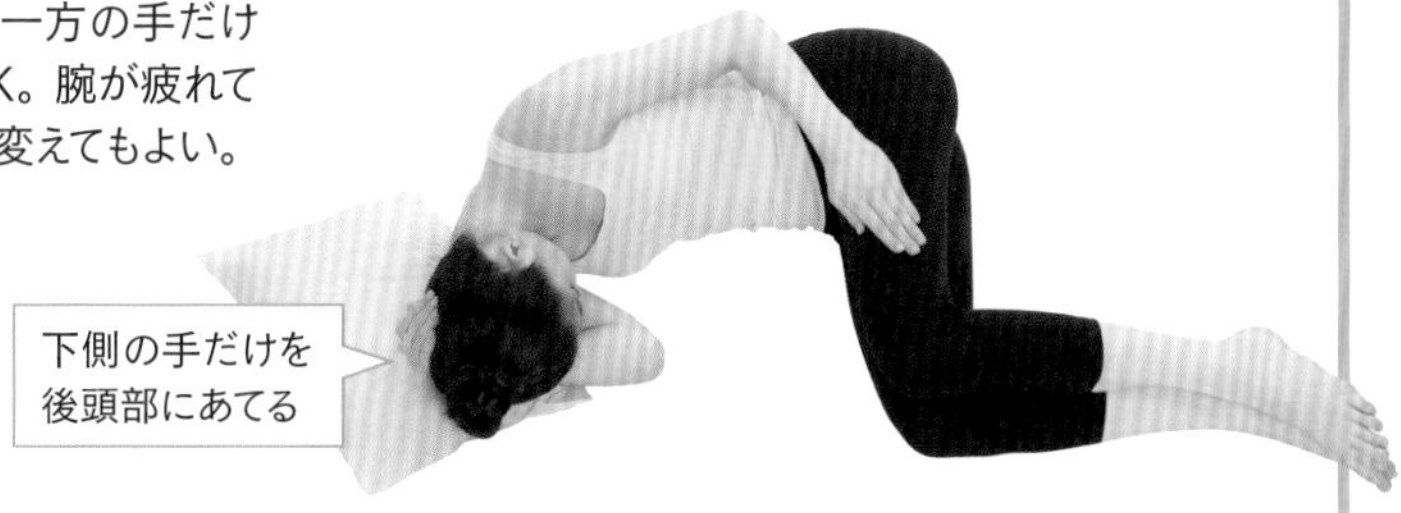
下側の手だけを後頭部にあてる

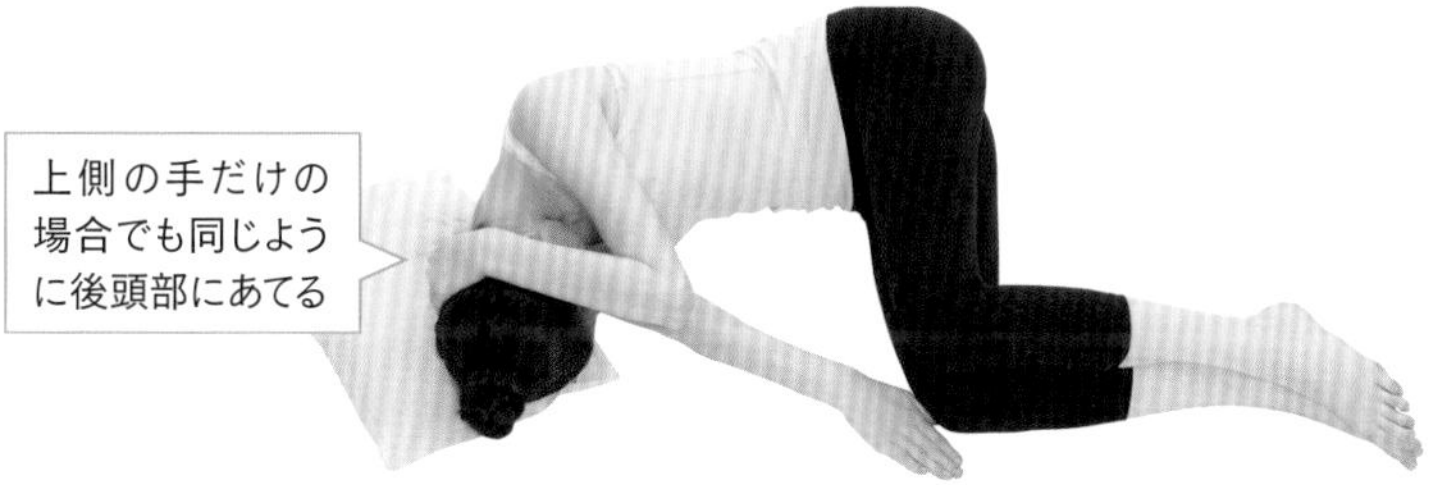
上側の手だけの場合でも同じように後頭部にあてる

3

腕の力で頭を胸に引き寄せ、首の後ろ側を伸ばす。3分キープ。

3分キープ！

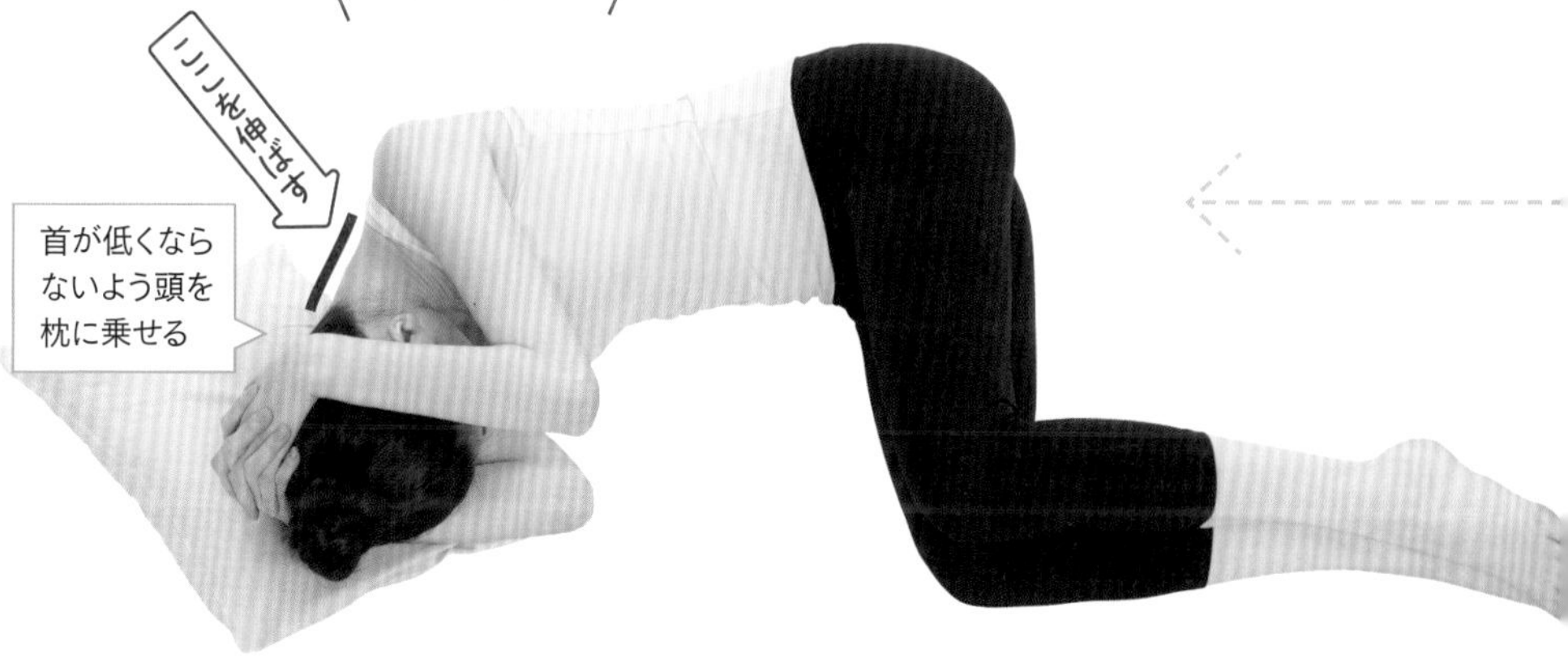
ここを伸ばす
首が低くならないよう頭を枕に乗せる

3分キープ×1回

首トレ

種目19

チンタック

ストレートネックを改善する筋トレ

あごを後ろに引く力を、入れたり、抜いたりして、首の前側の深層筋を鍛え、頭の位置が体の真上にくるようにリセットする筋トレです。ストレートネックの状態から頸椎の自然なカーブを取り戻せます。

1

背すじを伸ばす。

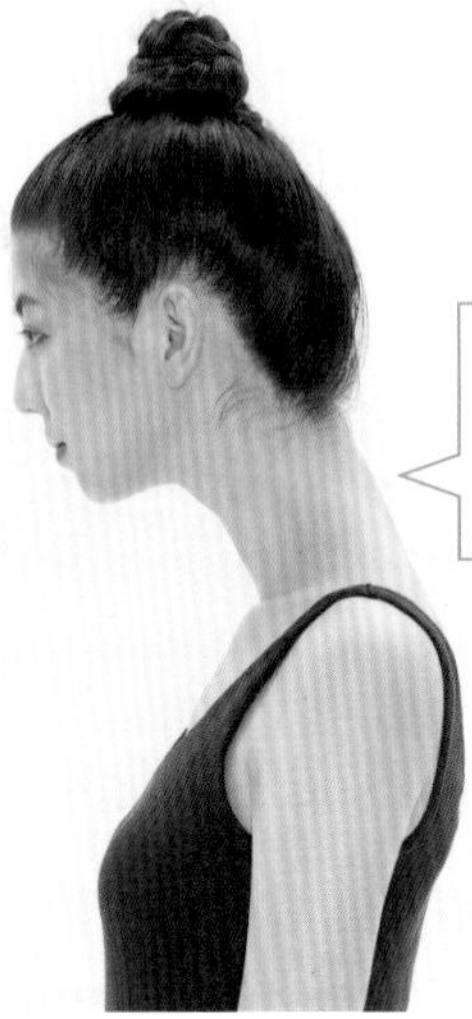

ストレートネックの人は、背すじを伸ばしてもこのように首と頭が前に出る

グッと力を入れる!

あごを後ろに引けるだけ引く

ここを鍛える

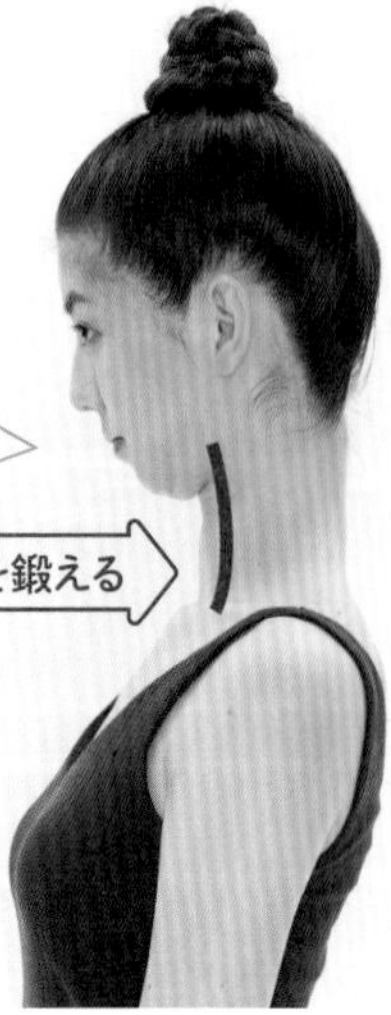

2

首の前側の筋肉に力を入れ、あごをグッと後ろに引く。そのあと、フッと力を抜き、1に戻る。

力を入れて抜く動作×10回

これでもOK!

あごを後ろに引く動きを指でアシストすると、正しく行なうための助けとなる。

1 あごの先端に人差し指を置く。

2 首が反らないよう、指で軽く押して、あごをまっすぐ後ろに引く。

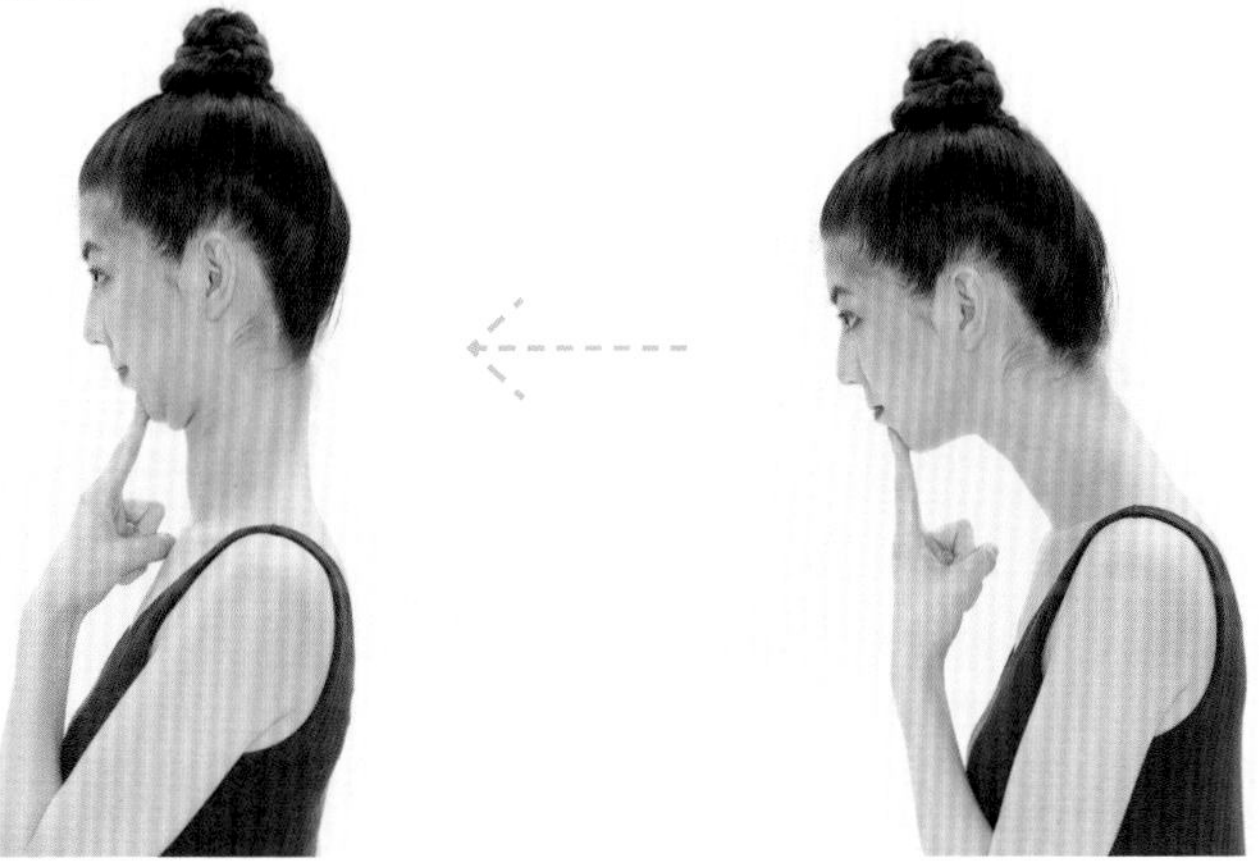

これはNG!

首を後ろに反らしてしまうと、目的の筋肉を鍛えられなくなる。

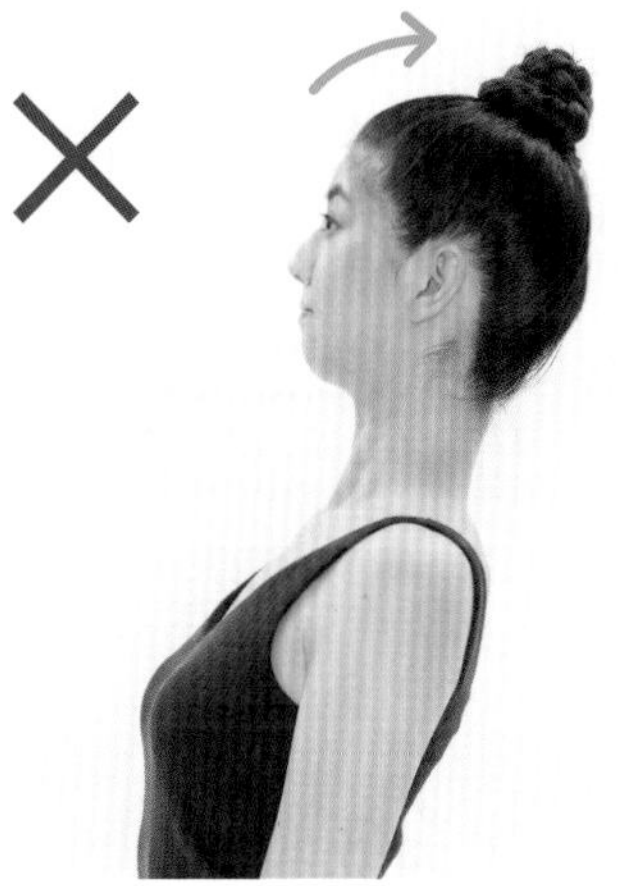

腹這いで強度を高める

腹這いの姿勢で種目19を行なえば、前に出ている頭に重力がかかり、あごを引くときに重力に抵抗する力が必要となるので、その分、筋トレの強度が高まります。種目19に慣れてきたらこちらを行ないましょう。

1 腹這いになり、ひじを床について上体を支える。

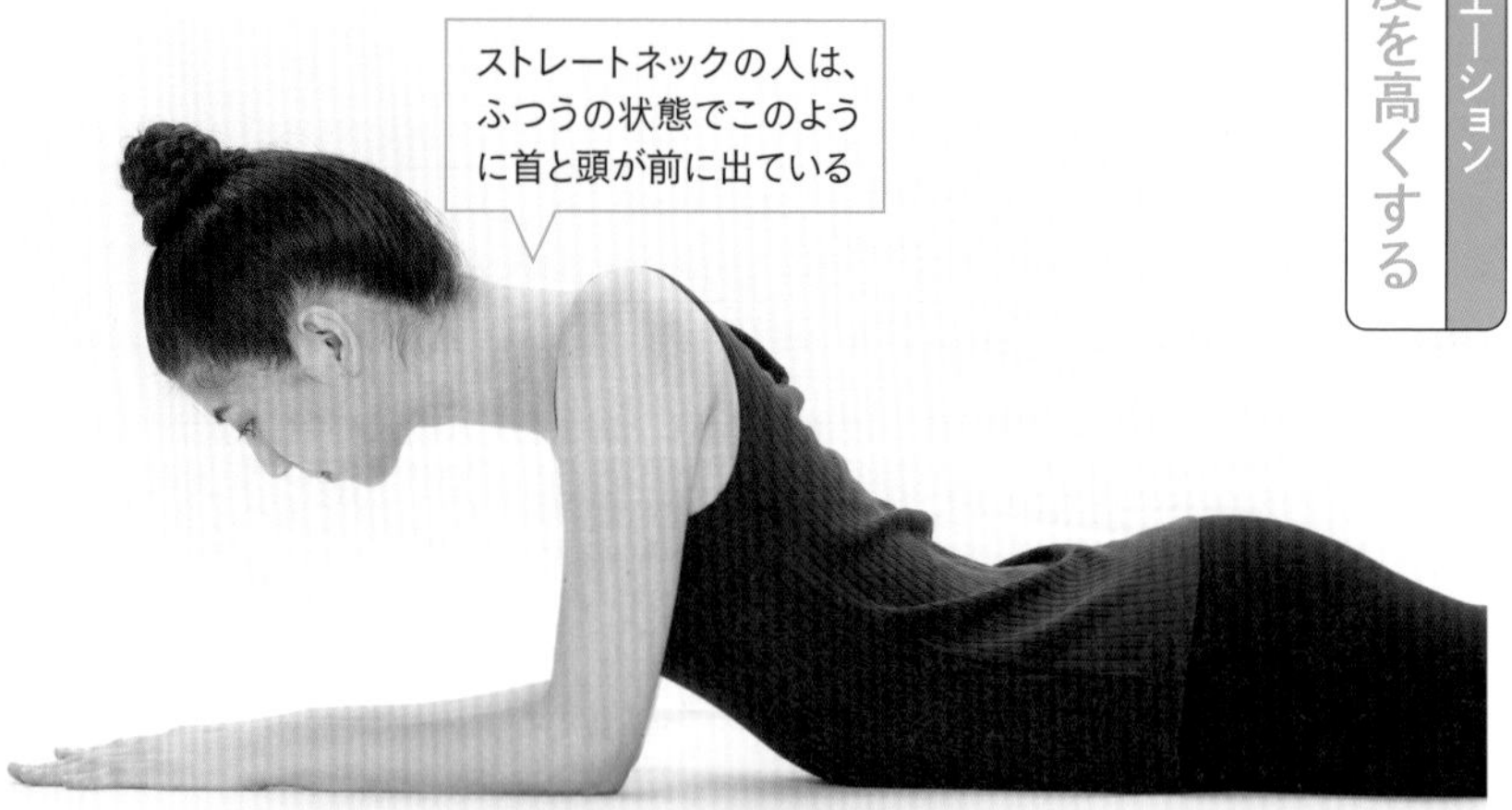
ストレートネックの人は、
ふつうの状態でこのよう
に首と頭が前に出ている

アドバイス 種目19と20は、あごを引いたとき、そのまま5〜10秒キープするように行なえば、筋トレの強度を高められます。

これは NG!

首を後ろに反らしてしまうと、目的の筋肉を鍛えられなくなる。

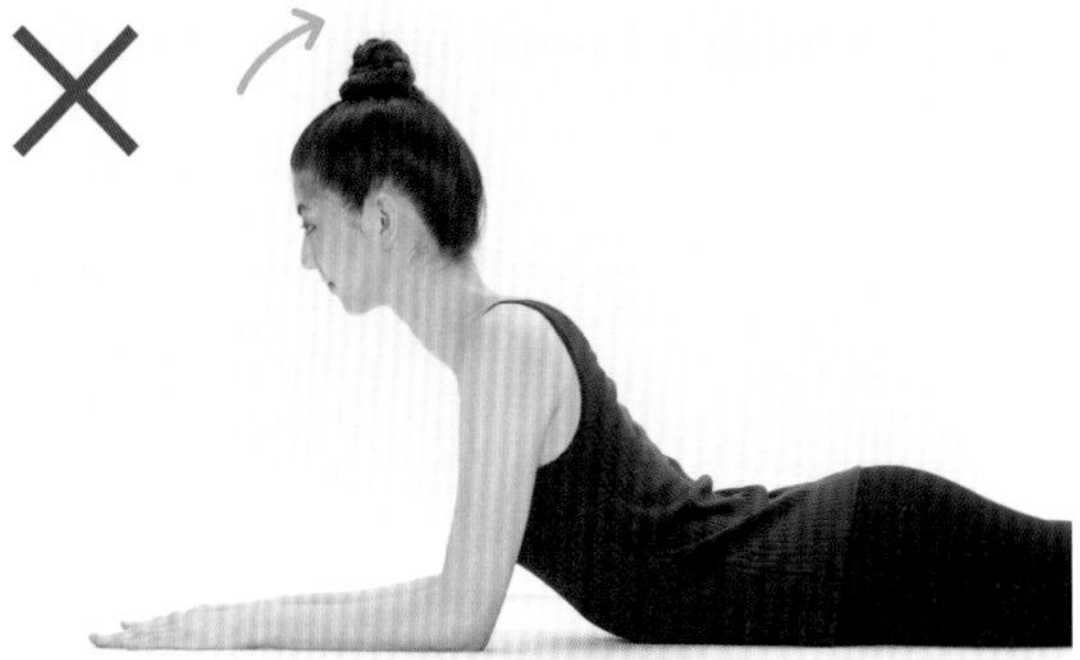

2

首の前側の筋肉に力を入れて、あごをグッと後ろに引く。そのあと、フッと力を抜き1に戻る。

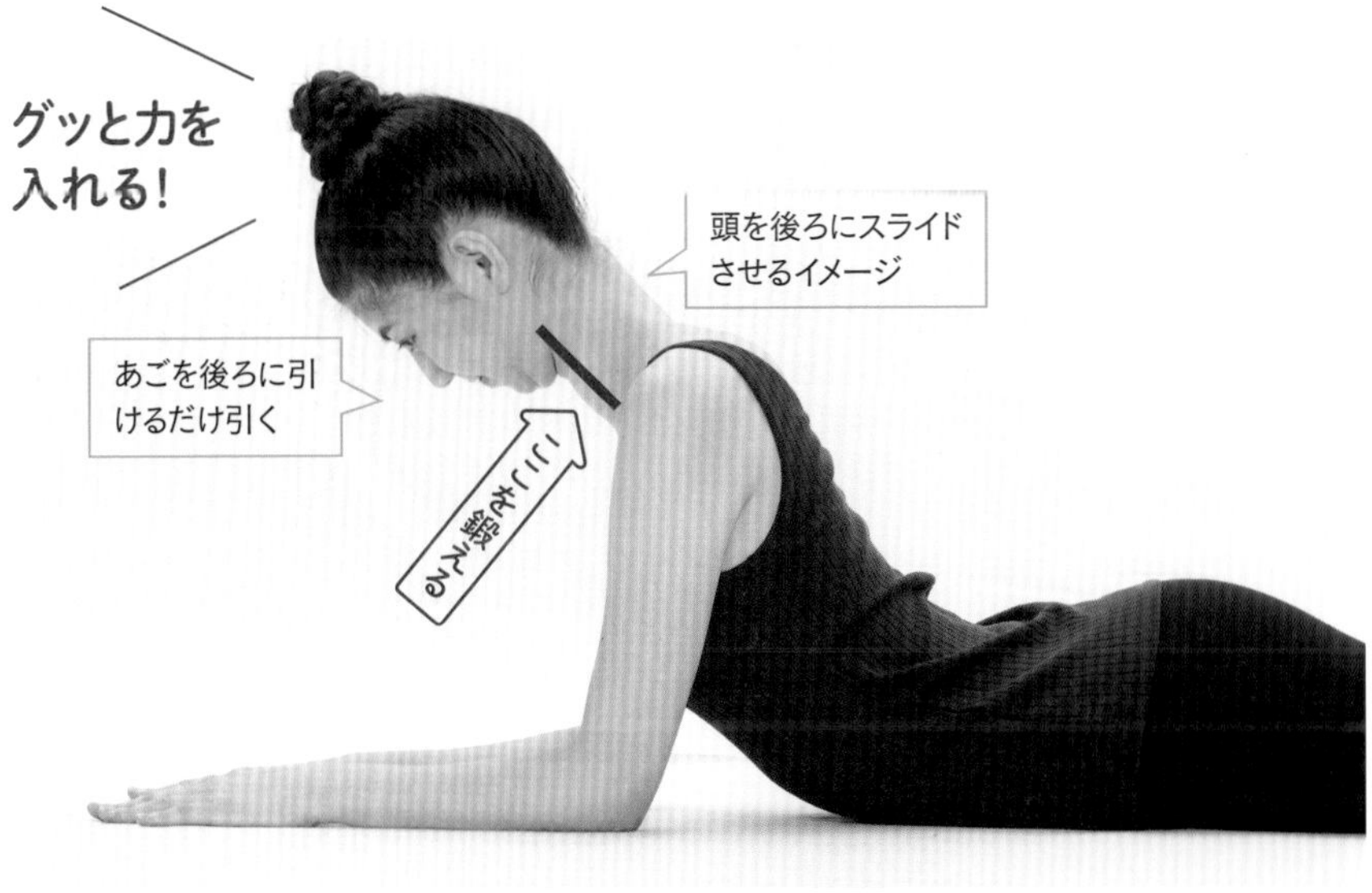
グッと力を入れる!
頭を後ろにスライドさせるイメージ
あごを後ろに引けるだけ引く
ここを鍛える

力を入れて抜く動作×10回

首トレ
種目21

腕の外回し運動

肩甲骨同士を寄せる筋肉を鍛える

ネコ背の人は、肩が前に出て、左右の肩甲骨の間が広がっています。矯正するには、肩甲骨の上にある筋肉と左右の肩甲骨の間の筋肉を鍛えて、肩甲骨同士を寄せることです。ストッキングを使う方法を紹介します。

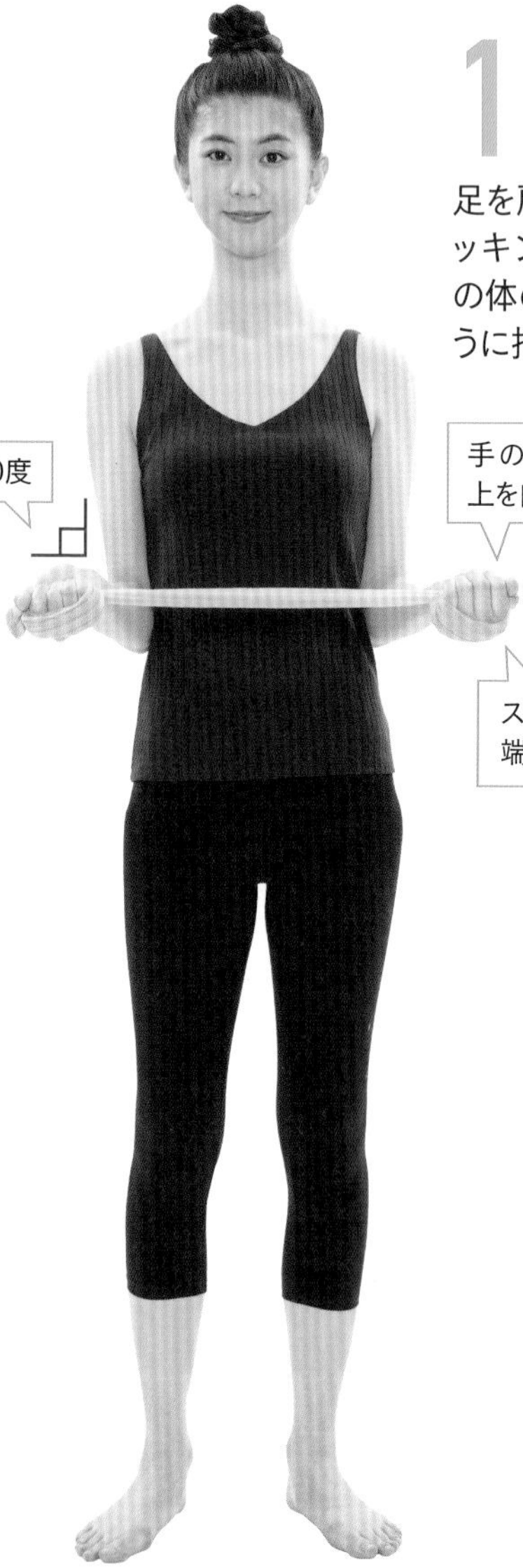

ひじは90度
手のひら側が
上を向くように
ストッキングの
端を手に巻く

1

足を肩幅に開いて立つ。ストッキングを、だいたい自分の体の幅と同じ長さになるように持って構える。

アドバイス

ストッキングは、普段使いのもので構いませんが、よく伸びるもののほうがやりやすいでしょう。ゴムチューブやゴムバンドを用いてもよいでしょう。また、慣れないうちは、2のときに5秒間キープがきついかもしれません。筋力がつくまでは、「イチ、ニ、イチ、ニ……」とリズミカルに1と2の動作をくり返しましょう。次の種目22も同様です。

2 右手と左ひじは固定したまま、左手でストッキングを外側にゆっくり引っぱる。左側の肩甲骨周辺の負荷を意識し、5秒キープ。

別アングルで見る！

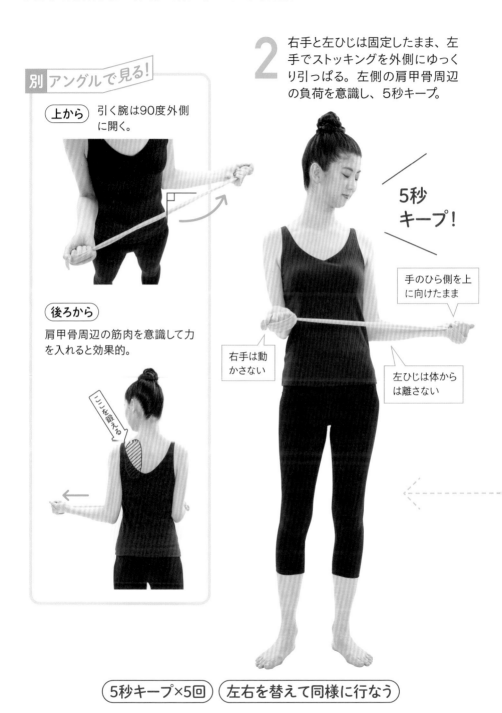

上から 引く腕は90度外側に開く。

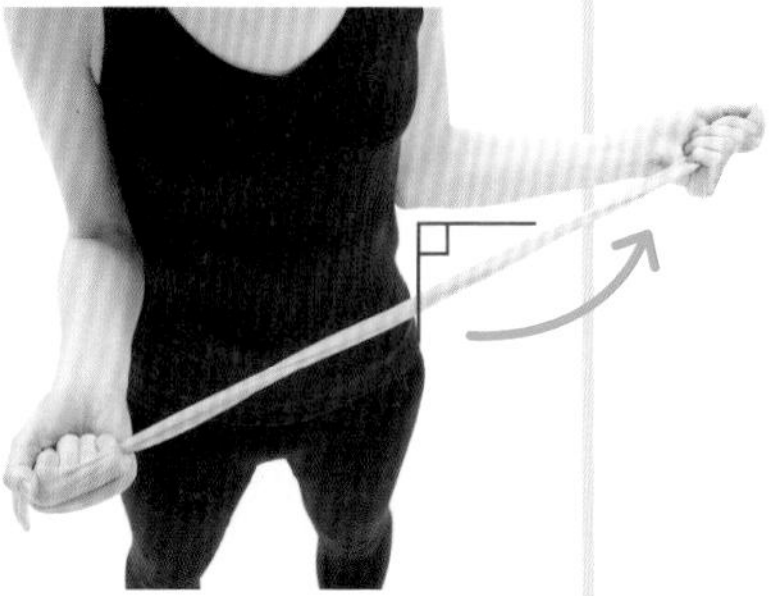

後ろから

肩甲骨周辺の筋肉を意識して力を入れると効果的。

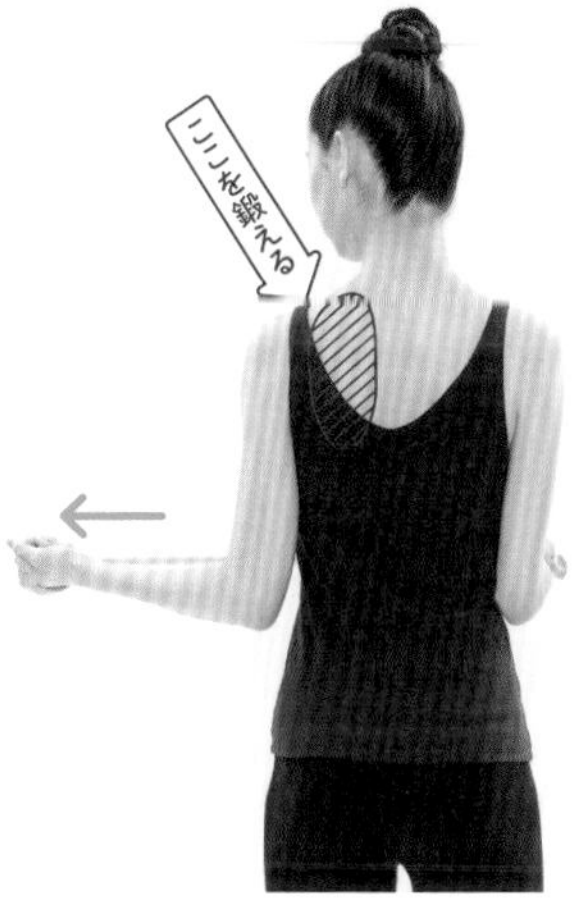
ここを鍛える

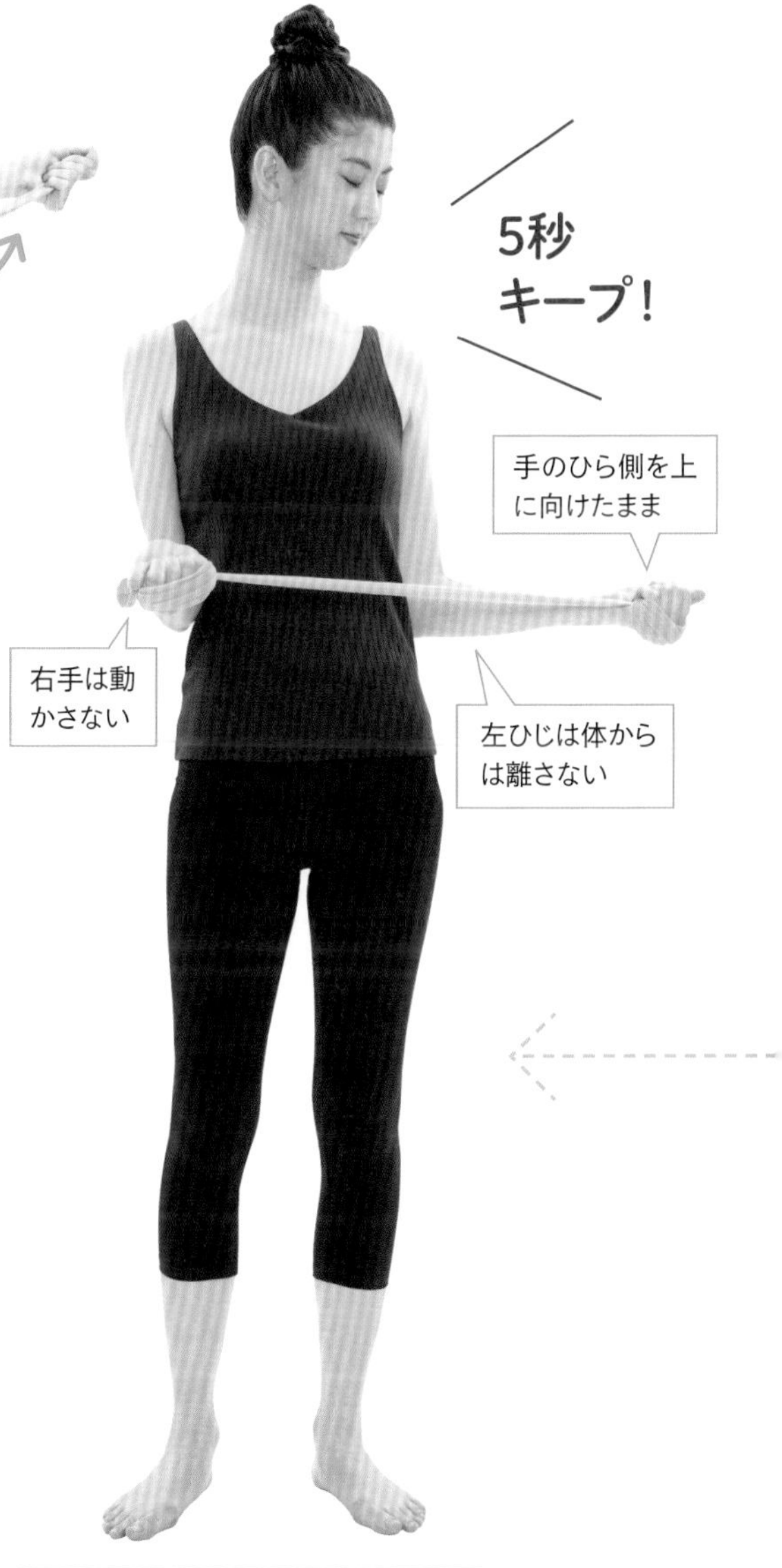
5秒
キープ！
手のひら側を上に向けたまま
右手は動かさない
左ひじは体からは離さない

5秒キープ×5回 **左右を替えて同様に行なう**

腕の上下運動

首の土台である肩・背中をしっかり鍛える

種目21と同様、ネコ背のクセが原因で開いてしまった左右の肩甲骨を引き寄せ、肩を後ろに引けるように鍛える筋トレです。種目21と比べて日常の動作に近く、より実践的です。首の土台となる肩や背中を強化し、姿勢を矯正していきます。

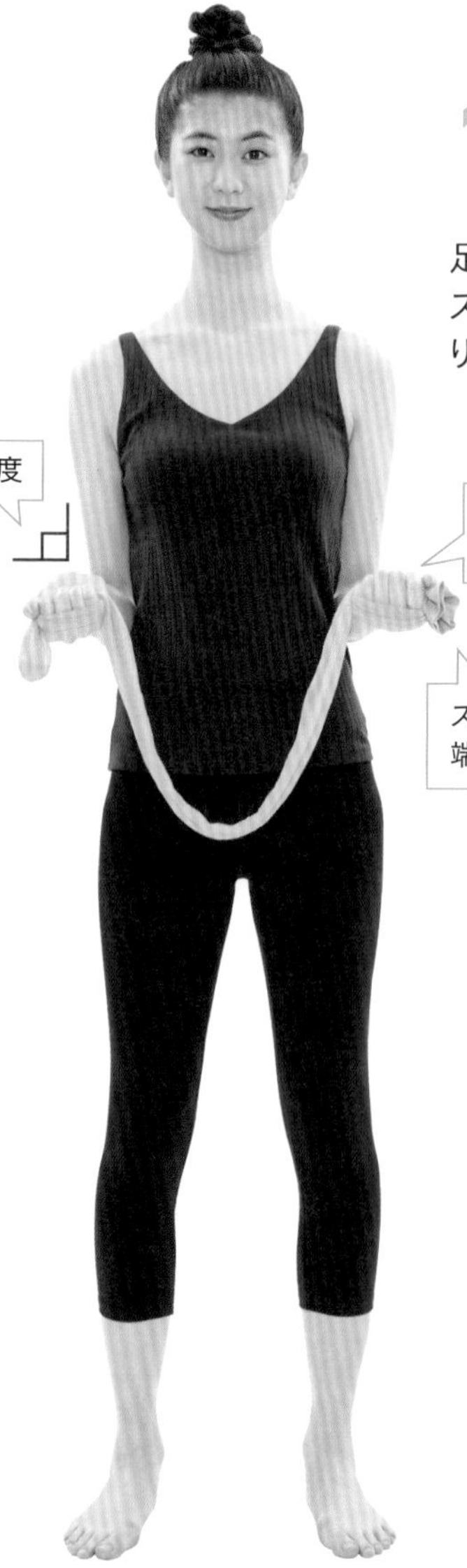
ひじは90度
手のひら側が
上を向くように
ストッキングの
端を手に巻く

1

足を肩幅に開いて立つ。ストッキングを体の幅より長く持って構える。

アドバイス

種目21と22は、ストッキングを短かめに持てば、筋トレの強度が高まって効果も上がります。

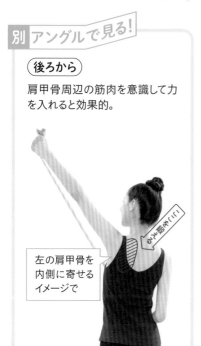

別アングルで見る!

後ろから

肩甲骨周辺の筋肉を意識して力を入れると効果的。

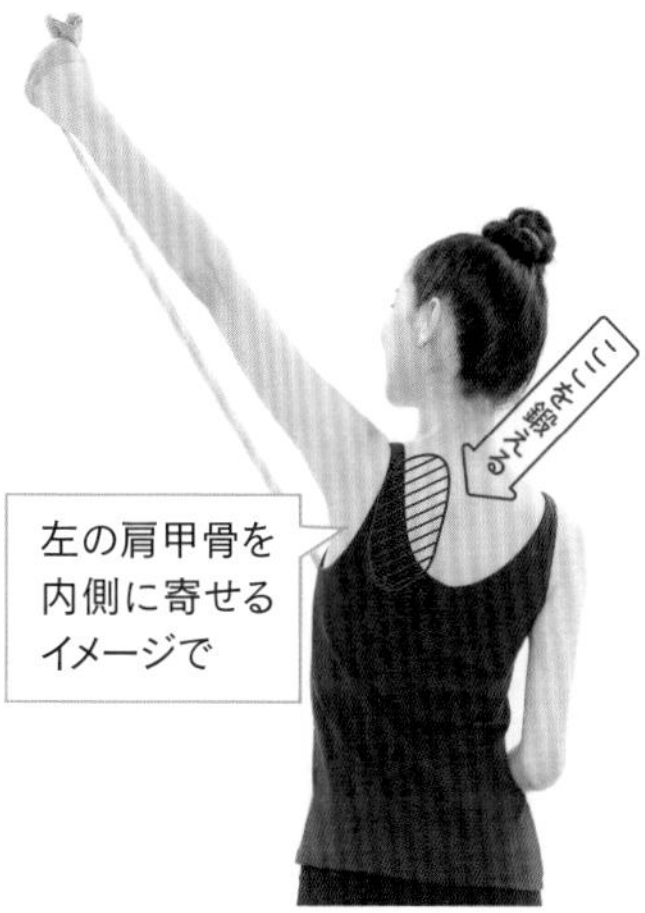
ココを鍛える
左の肩甲骨を
内側に寄せる
イメージで

2

右手は固定し、左ひじをゆっくりと伸ばしていき、左手を斜め上に上げる。左側の肩甲骨周辺の負荷を意識し、5秒キープ。

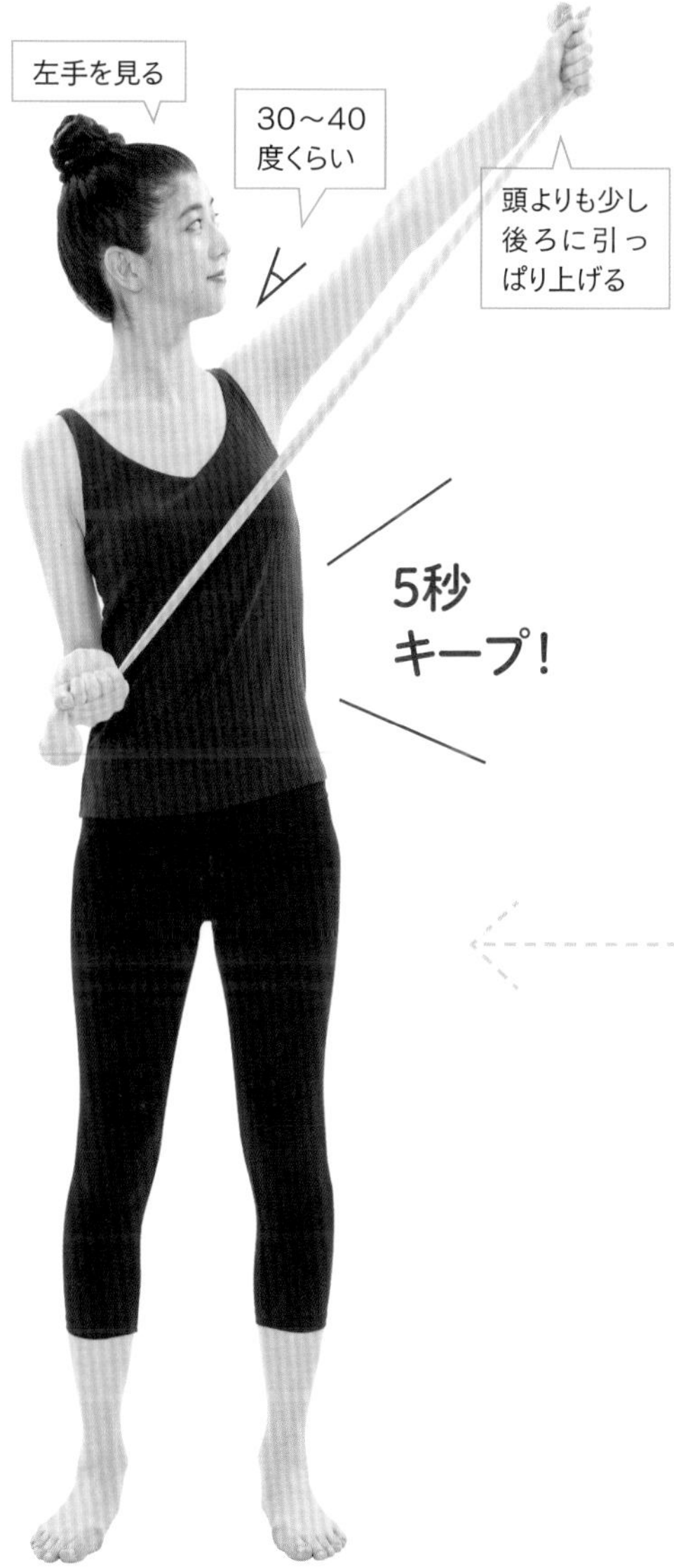
左手を見る
30〜40
度くらい
頭よりも少し
後ろに引っ
ぱり上げる
5秒
キープ!

これでもOK!

肩を傷めたことがある人は、腕を高く上げすぎなくてOK。

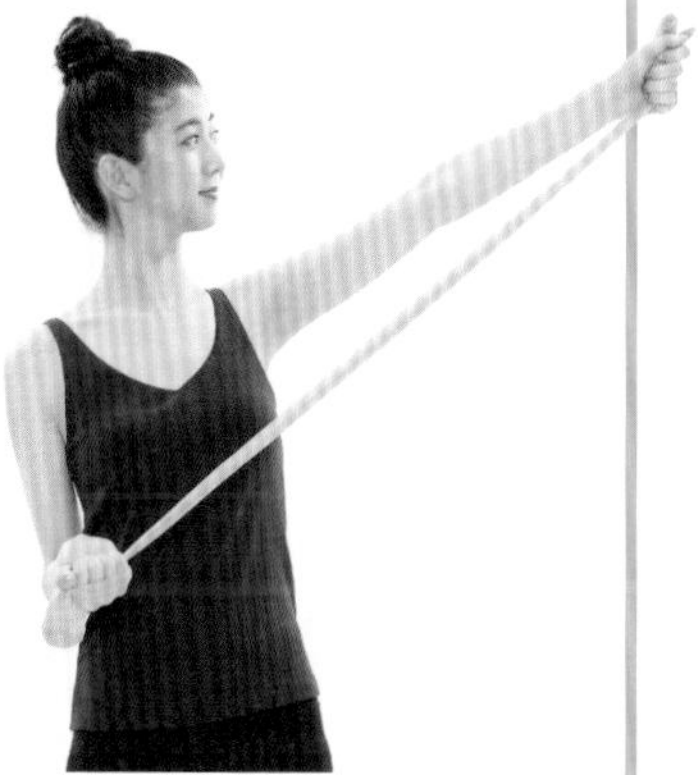

5秒キープ×5回 **左右を替えて同様に行なう**

コラム

なぜ頸椎症は治りにくい？ ② スマホをのぞき込む悪い姿勢

うつむくようにしてスマホを見る姿勢、頭を前に出してパソコンをのぞき込む姿勢——現代人が、ついとってしまうこうした姿勢は、じつは大きな負担を首にかけています。

私たちは、約5キロの重さの頭を首だけで支えています。その重さは、頭の位置が前に出ると、首にとって大きな重さに変わります。

たとえば、ボウリングの玉を持ち、その腕をまっすぐ前に出したとしましょう。腕や肩に大きな重さを感じるはずです。これと同じことが、頭が前に出ているときの首にもいえるのです。

実際に、その重さを調べた研究があります。それによれば、頭が首の真上にきている姿勢のときは、首にかかる頭の重さは4・5〜5・4キロ。これは、もともと頭が持つ重さとほぼ同一です。しかし、首の角度を30度くらいにして頭を前に出した姿勢では、首にかかる重さは一気に18キロに増加。さらに60度では、27キロとなり、本来の頭の重さの5〜6倍が首にのしかかるというのです。

こうした負担を、日々、首にかけ続けていれば、筋肉は緊張を強《し》いられてこりを生じ、やがては頸椎の変形まで招くことになるでしょう。

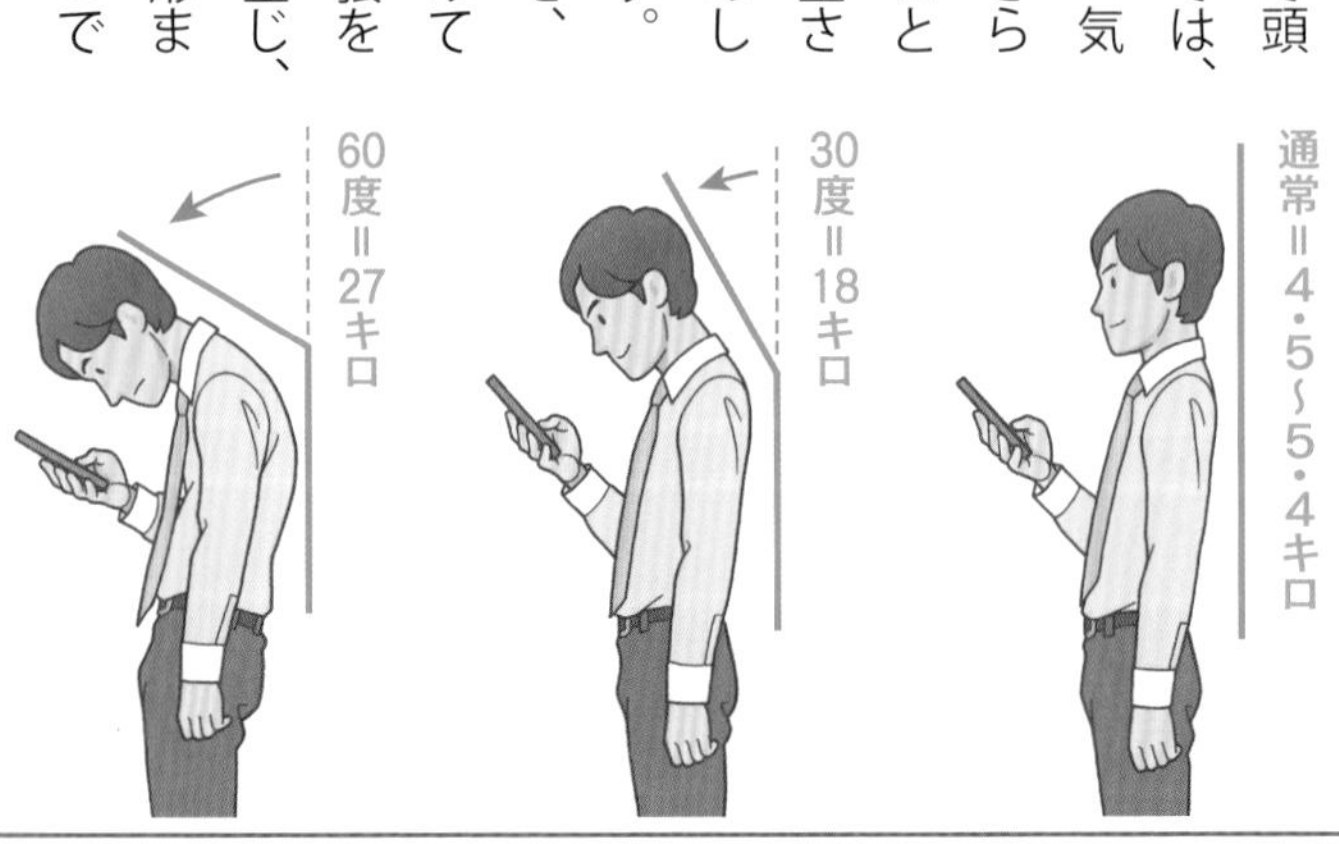

参考文献／Hansraj K.K.：Assessment of Stresses in the Cervical Spine Caused by Posture and Position of the Head.“ Surg. Technol. Int.” 25:277-279,2014

第3章

生活に取り入れたい！「首ケア」のワザ

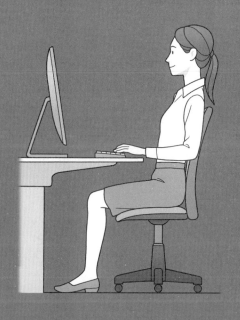

頸椎症を解決するために必須の生活改善

和式の生活スタイルを見直す

頸椎症《けいついしょう》を抱えている人は、場面や程度はそれぞれですが、日々の生活の中のどこかで、首・肩に負担をかける習慣を持っているものです。

本章では、そうした習慣を見直し、日々の悪影響から、首を守ってケアしていくノウハウを紹介します。頸椎症の改善や悪化防止のために、ぜひ取り組んでください。

その前に、お話ししておくべきことがあります。それは和式の生活スタイルは、イスを使った洋式の生活スタイルに比べて、頸椎に負担をかけやすいという事実です。

畳《たたみ》や床《ゆか》にお尻をつける和式の座りかたでは、骨盤《こつばん》が後ろに倒れやすく、どうしても背中が丸まって頭が前に出るため、首に負担をかける姿勢になってしまうのです（左ページ参照）。

座イスの背もたれを使えば、支えができて多少はよい姿勢をとりやすいものの、イスに座る姿勢のほうが、はるかに背すじを伸ばしたよい姿勢になりやすいです。

頸椎症を抱えていて、長年、和式の生活をしている人は、その座り姿勢が原因となって悪化し、発症している可能性もあります。

できれば、イスを使う洋式の生活に切り替えることをおすすめします。

和式の生活での座りかた例

正　座

正座は背すじを伸ばそうと力を入れ続ける必要があり、続けられない場合は背中が丸まる。背中に力を入れ続けるのは筋肉の緊張の原因ともなる。

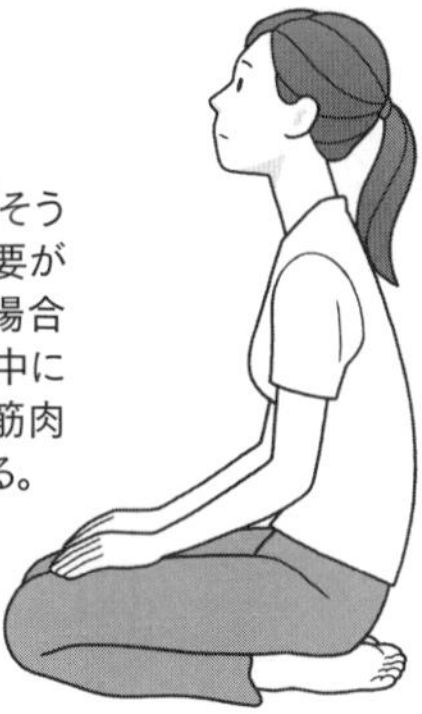

あぐら

あぐらで座ると、股関節の角度が狭くなって骨盤が後ろに倒れ、背中が丸まる。

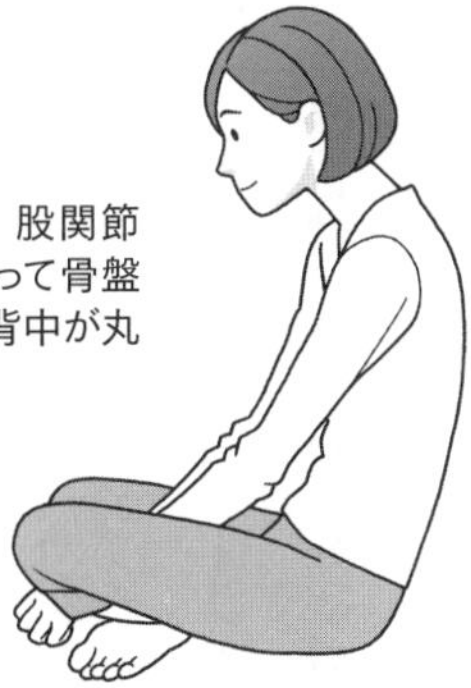

長　座

座イスや壁、ソファの脚の部分などにもたれて足を前に出す座りかた。骨盤が後ろに倒れ、背中が丸まる。

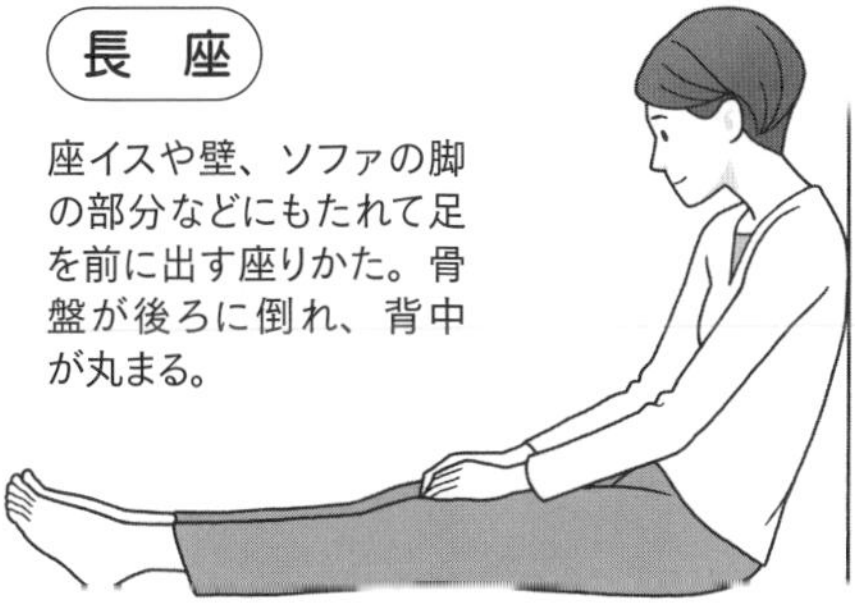

体育座り

背骨全体がCの字型に丸まる。この姿勢で背すじを伸ばすことは難しい。

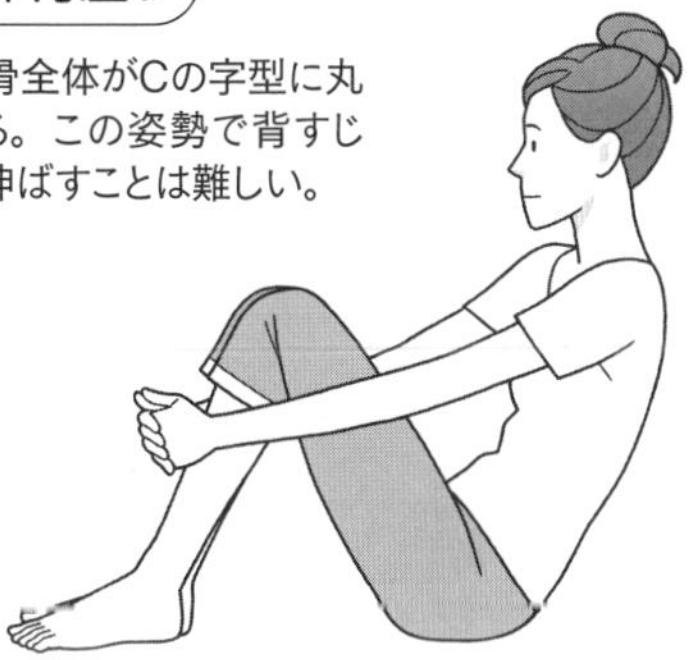

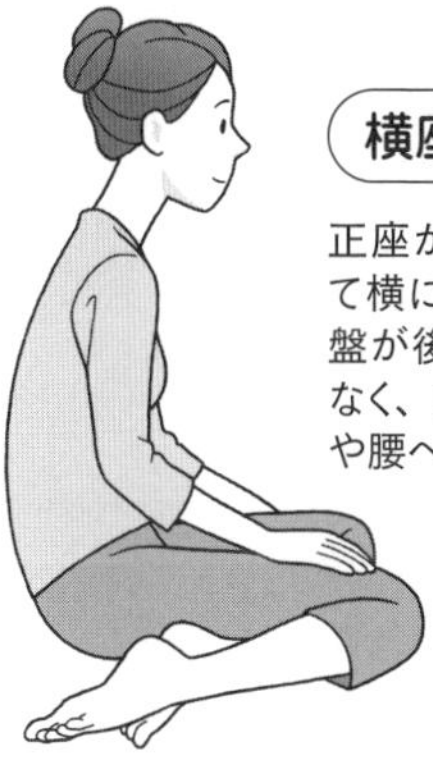

横座り

正座から、両足をそろえて横にずらした姿勢。骨盤が後ろに倒れるだけでなく、左右に傾くことで首や腰への負担も大きい。

女の子座り（アヒル座り）

正座からすねを左右に開いてお尻を落とした形。お尻が低くなり、骨盤も後ろに倒れ、背中が丸まりやすい。

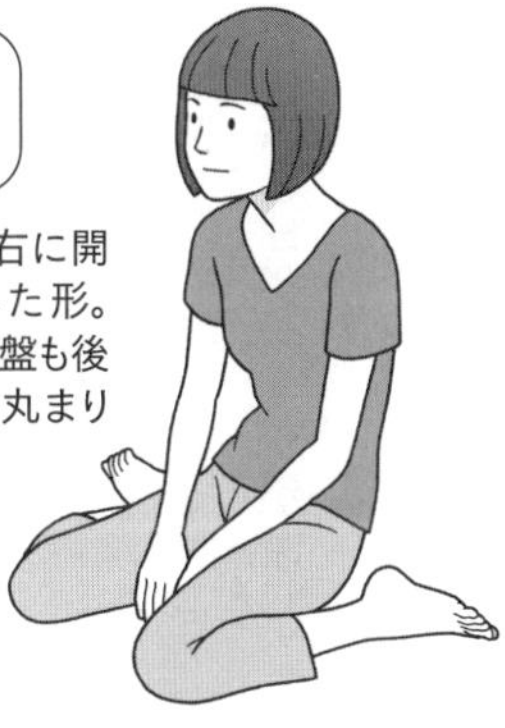

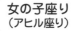

いずれも、背中が丸まり、首に負担をかける。首を守るためには、前提として床に座るライフスタイルは避けたい。

背骨のS字カーブを保つ骨盤を起こす座りかた

S字カーブと骨盤の関係

背骨は通常であれば、横から見るとゆるやかなS字カーブを描いています。

いちばん上の頸椎は前弯《ぜんわん》、中間の胸椎《きょうつい》は後弯《こうわん》、その下の腰椎《ようつい》は再び前弯するといった形です。

なぜこのようなカーブをしているかというと、まっすぐよりもこのほうが、運動によって体に伝わってくる衝撃を和《やわ》らげることができるからです。この仕組みによって、背骨はダメージを防止し、健康を保つことができるわけです。

よい姿勢とは、こうしたS字カーブを保持している姿勢のことです。

一方、頸椎症を発症している人は、このS字カーブが崩れていることが多いものです。

ゆるやかに前弯しているはずの頸椎が、ストレートネックになっていたり、胸椎の後弯が大きくなって、体全体が前屈《まえかが》みの、いわゆるネコ背の姿勢がクセになっているのです。腰椎も前弯がなくなり、S字カーブは崩壊した状態です。

じつは、前ページで指摘した骨盤が後ろに倒れる和式の座りかたは、背骨をこうした状態に追い込んでしまう座りかたなのです。

逆からいえば、骨盤を前側に起こすようにして座れば、背骨の自然なS字カーブが保てるよい姿勢になれるといえます。

姿勢と背骨の関係

よい姿勢とゆるやかなS字カーブ

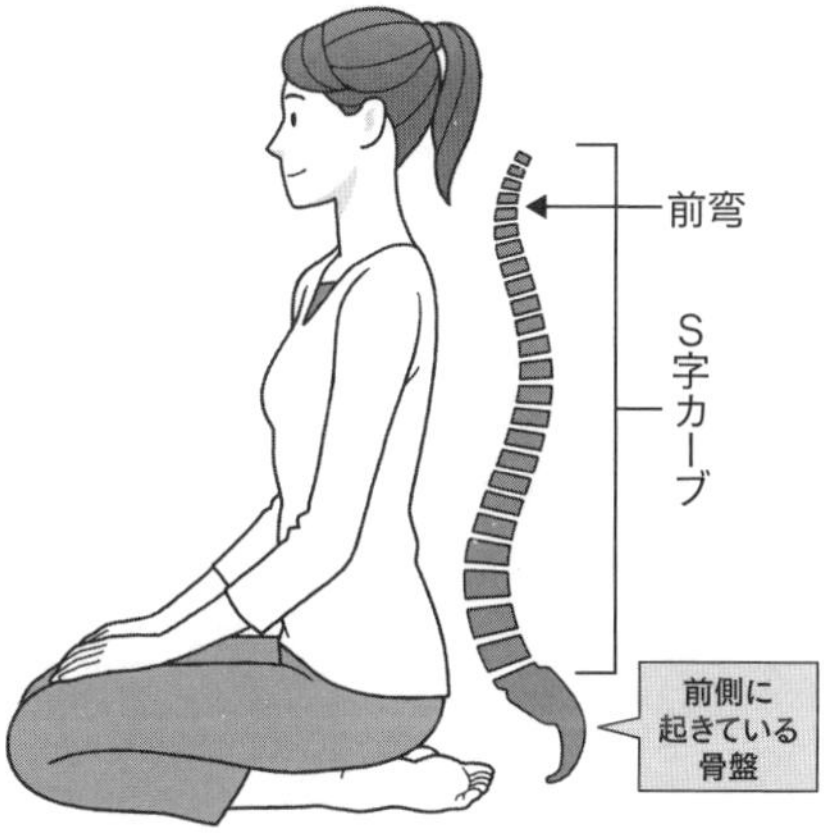
前弯
S字カーブ
前側に起きている骨盤

よい座りかたのときは、背骨がS字カーブになる。

悪い姿勢と崩れたS字カーブ

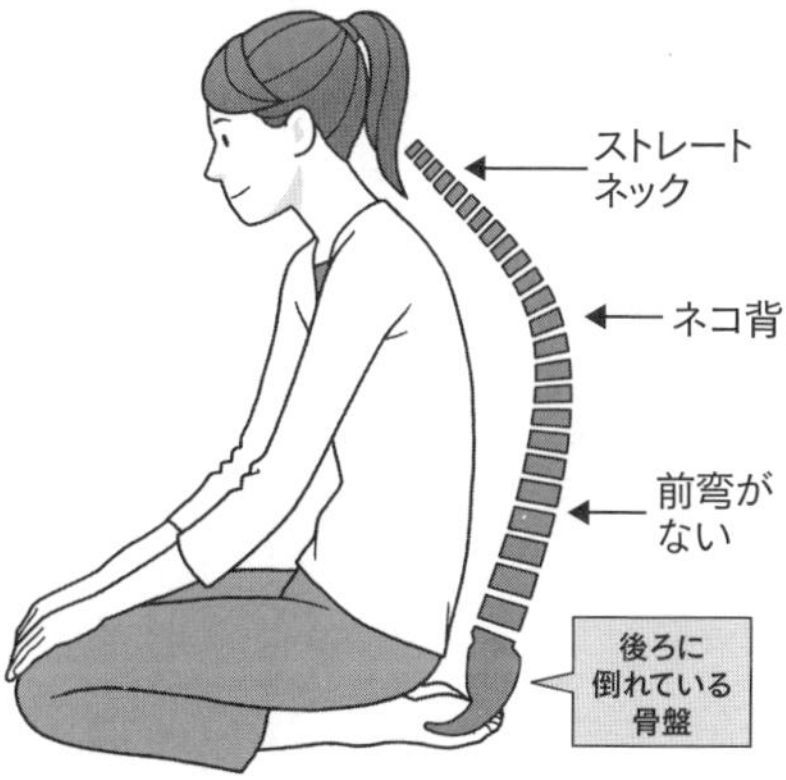
ストレートネック
ネコ背
前弯がない
後ろに倒れている骨盤

骨盤が後ろに倒れた状態で座ると、背骨が全体的に丸まりやすくなる。

骨盤を起こすための補正

正座

正座イスを使うと骨盤が自然に起き。リラックスしながらもネコ背になるのを防げる。

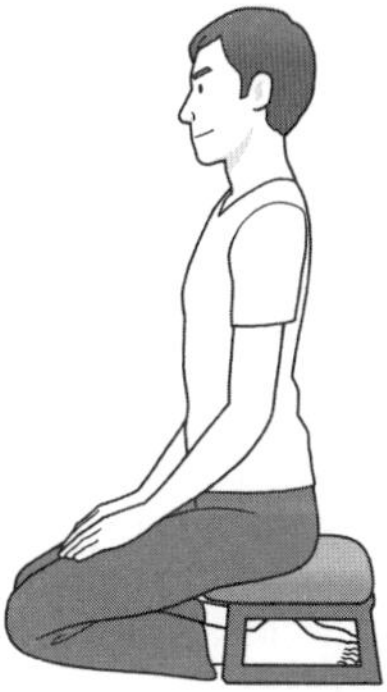

あぐら

半分に折った座布団やクッションなどの上にお尻を乗せると自然に骨盤が起きる。

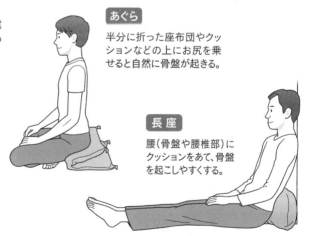

長座

腰（骨盤や腰椎部）にクッションをあて、骨盤を起こしやすくする。

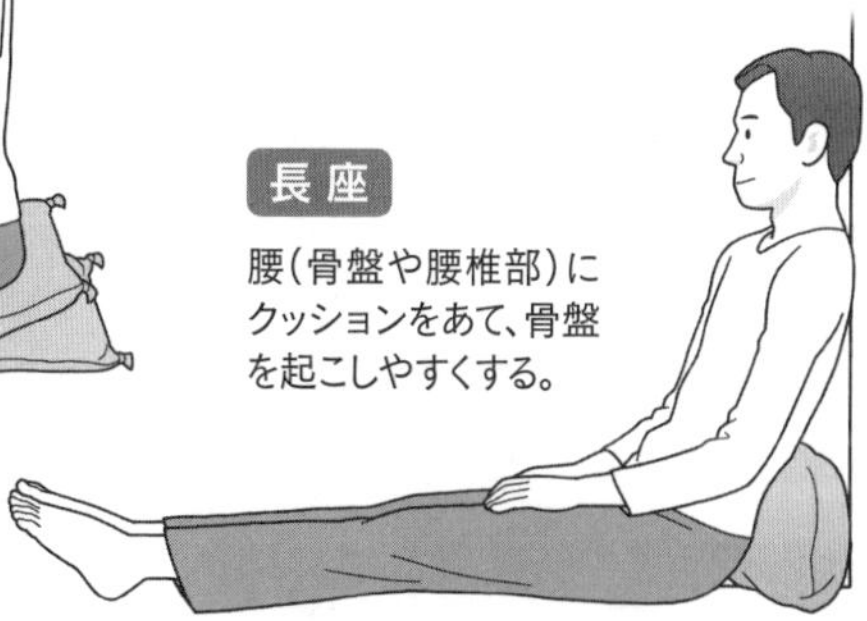

骨盤が後ろに倒れないように道具で補助すれば、S字カーブが保ちやすくなる。

よいイスを選んで正しく座り、日々の負担から首を守る

首・肩にやさしいイスとは

背骨のS字カーブを保った正しい姿勢をしたいなら、「イス選び」はとても重要です。悪いイスでは、そういう姿勢で座りにくいからです。

よいイスの条件は、左ページのとおりです。これらの条件を満たしており、**背中と背もたれの間にすき間がなく、座ったときに力を抜いても背すじが伸びた姿勢を保てるのがよいイスです。**買う前に、実際に座ってみて、体がリラックスしていられるか、確かめるとよいでしょう。

職場でも自宅でも長時間座るイスは、そのようなイスに買い替えることをおすすめします。

なお、小柄な女性では、大きすぎるイスに要注意です。とくに職場によくあるオフィスチェアは、男性の体格にも合わせた規格のものが多く、そういうイスは小柄な人にとっては、大きすぎる場合があります。座面の奥行きが深くて、背もたれに寄りかかりにくいうえ、座面が高すぎて床に足の裏がしっかりつきません。

ソファについては、沈み込みすぎないしっかりしたもので、背もたれに充分な高さがあればよいでしょう。最近のソファは背もたれが低いものも多いようですが、肩まで高さがあるものを選びましょう。なお、座イスは前述のとおり、背中が丸まりやすいのでおすすめできません。

首・肩にやさしいイス

座面と背もたれにクッション性がある

木やプラスティックなど、かたすぎると体に緊張を招く。

背もたれが肩甲骨のいちばん下よりも高い

イスは背もたれに寄りかかり、力を抜いて座るのが基本。背もたれが低いとそれができない。

ひじ掛けがない

ひじ掛けが邪魔になって、イスを充分に机に近づけられない場合、前屈みの悪い姿勢になりやすい。

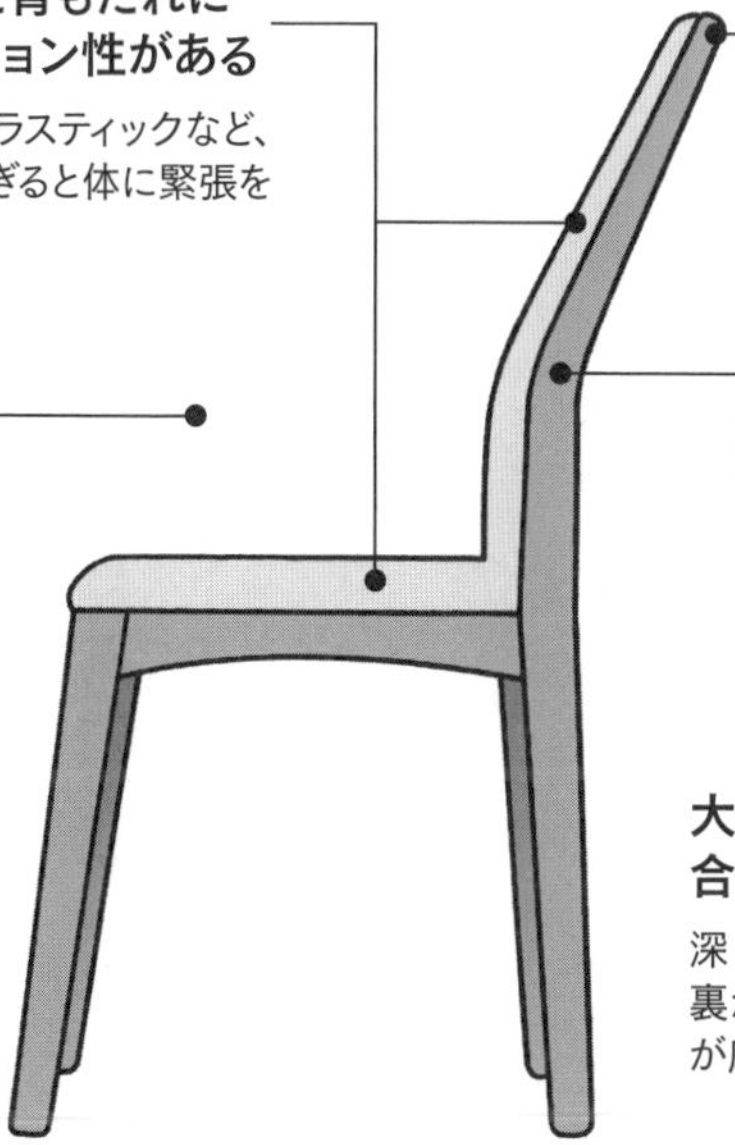

背もたれがやや垂直に立ち上がったあと、後ろに傾斜

寄りかかったとき、背骨のS字ーブが維持できる。

大きさが自分の体に合っている

深く腰かけたとき、ひざ裏が圧迫されずに足の裏が床につくぐらいがよい。

よくある悪いイス

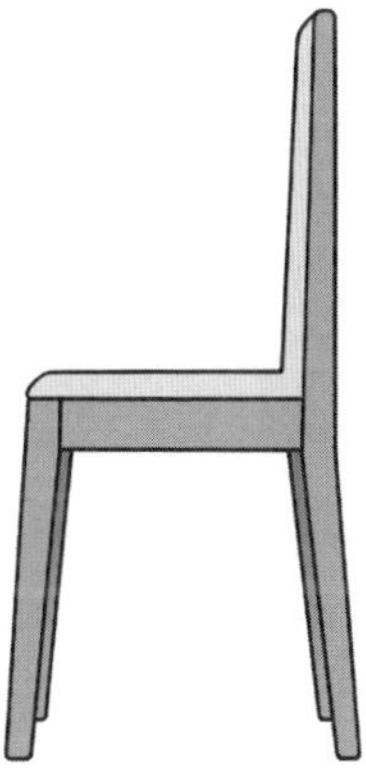

背もたれが直立していて、もたれにくい。

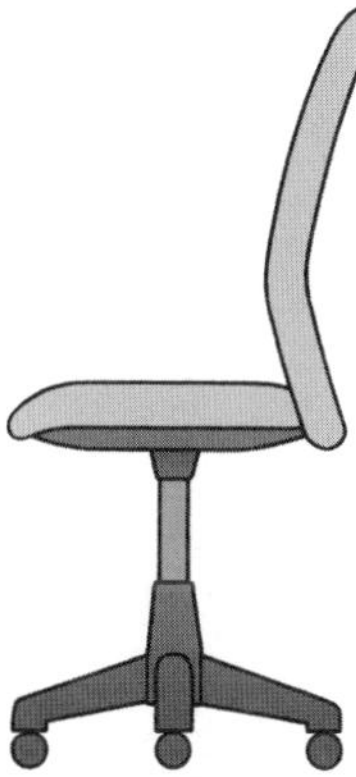

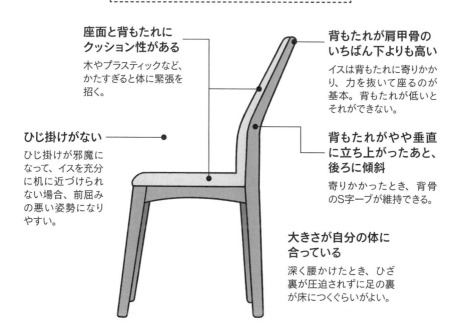

背もたれの腰の部分に、反りがあってよいが、直立しすぎ。角度調整できればOK。

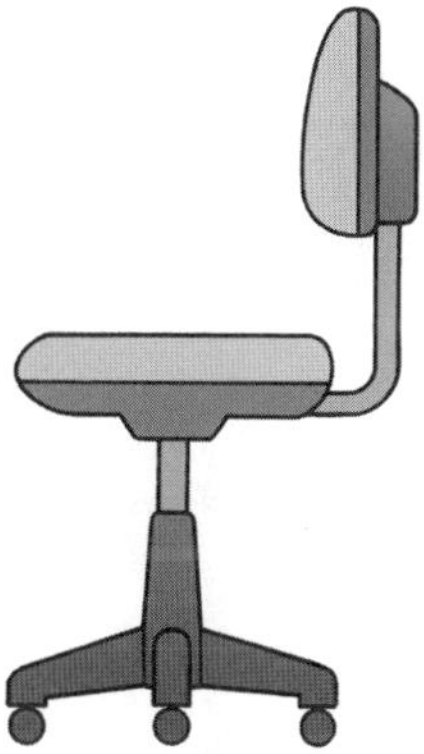

腰の部分に支えがないうえ、もたれにくい。

骨盤、背中、肩、頭をセットし、背もたれに寄りかかって座る

正しい座り姿勢をつくる5つのステップ

よい姿勢で座れるようになる方法を紹介しましょう。左に記したように、５つのステップを踏むことで、正しい姿勢がとれます。

重要なポイントは、最後のステップ５で、背もたれにもたれて力を抜くことです。**そのようにしてステップ1〜4でつくったよい姿勢を、無理なく長時間維持します。**首・肩の筋肉が緊張から解放され、頸椎症の改善につながります。

首・肩に悪いふだんの姿勢

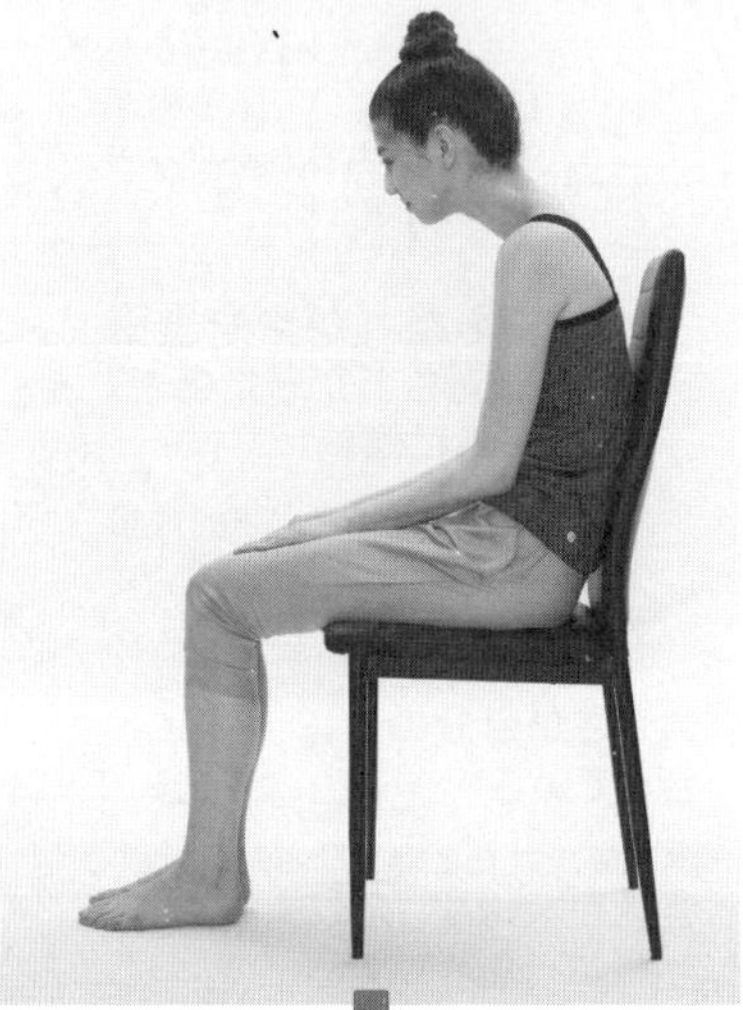

ステップ 1

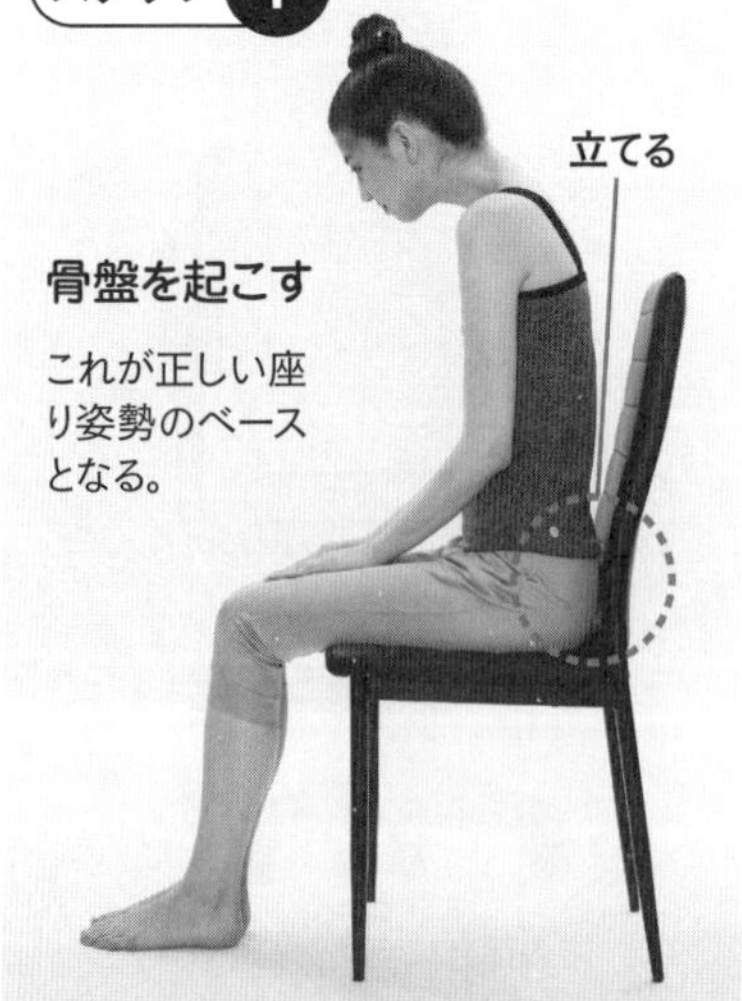

骨盤を起こす

これが正しい座り姿勢のベースとなる。

正しい座り姿勢をつくる5つのステップ

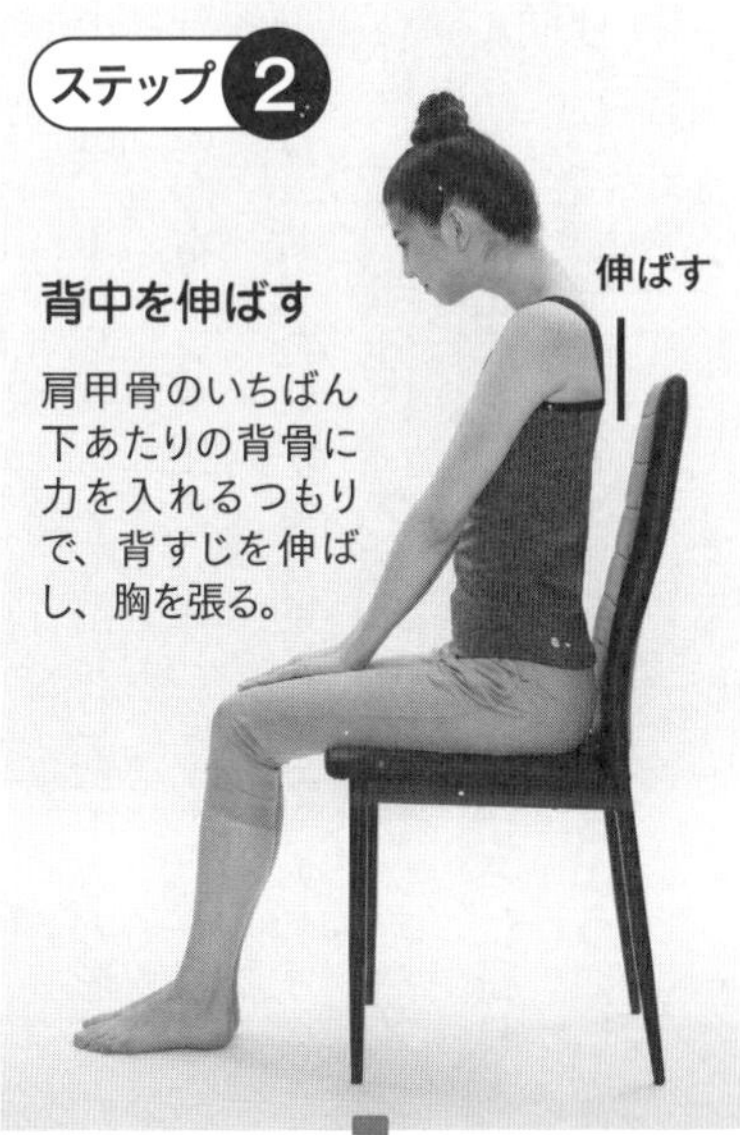

ステップ 2

背中を伸ばす

肩甲骨のいちばん下あたりの背骨に力を入れるつもりで、背すじを伸ばし、胸を張る。

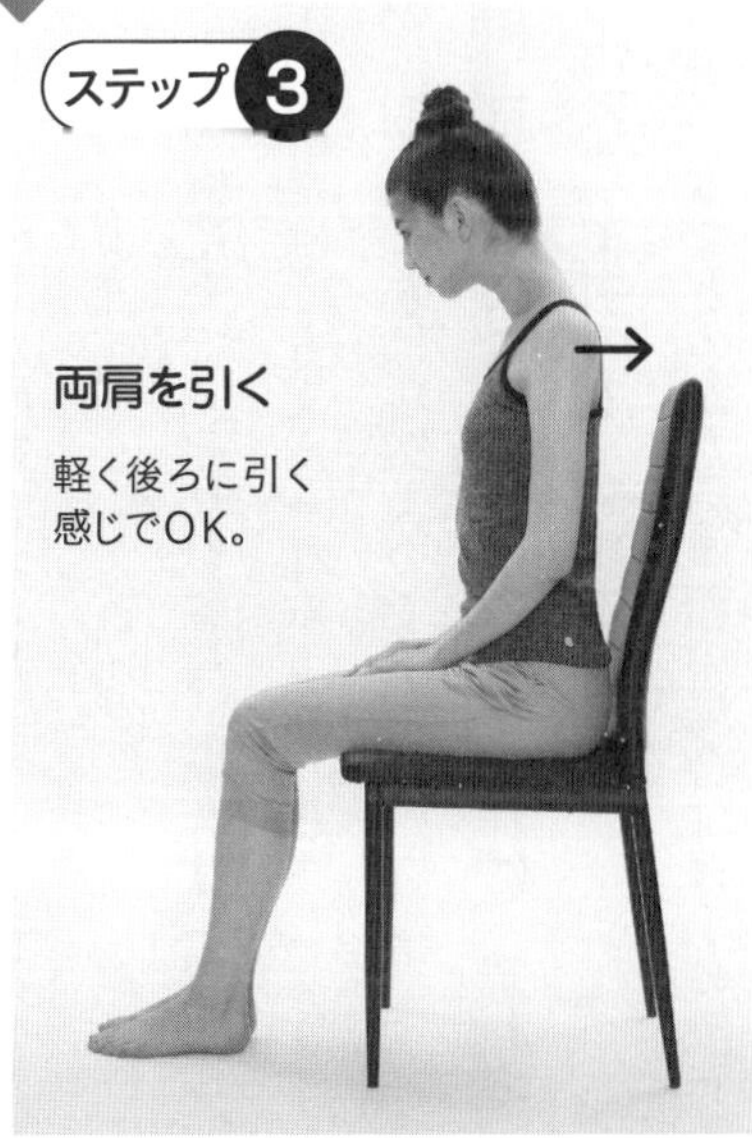

ステップ 3

両肩を引く

軽く後ろに引く感じでOK。

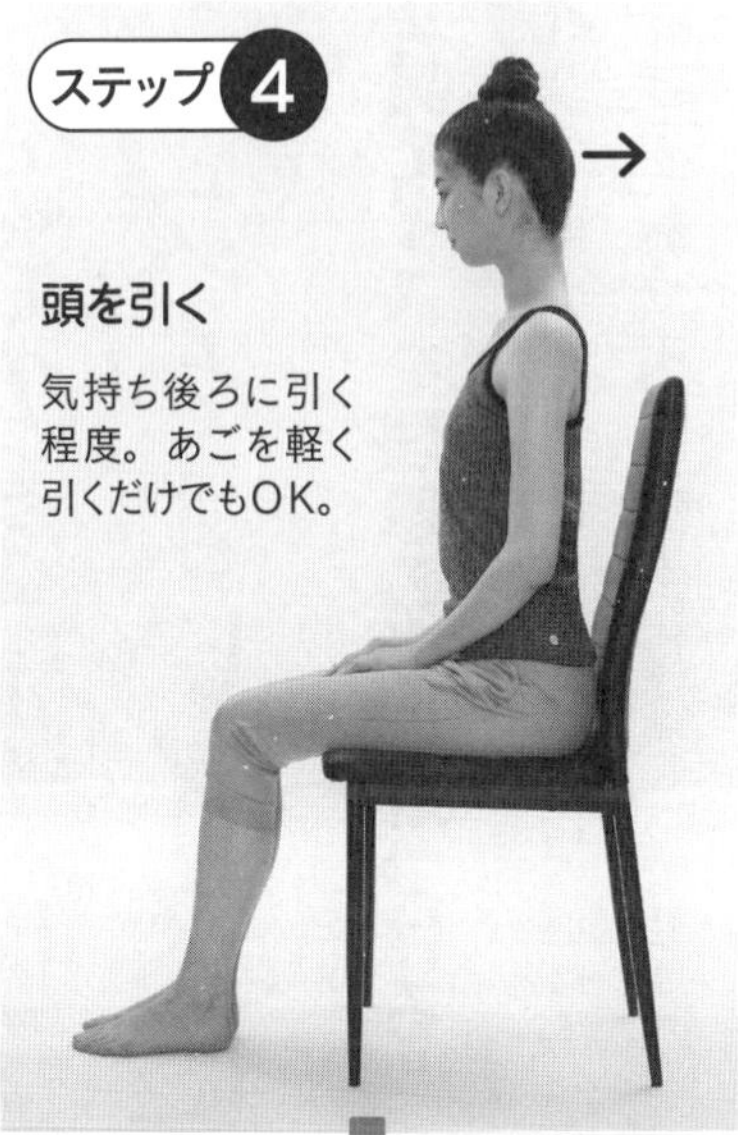

ステップ 4

頭を引く

気持ち後ろに引く程度。あごを軽く引くだけでもOK。

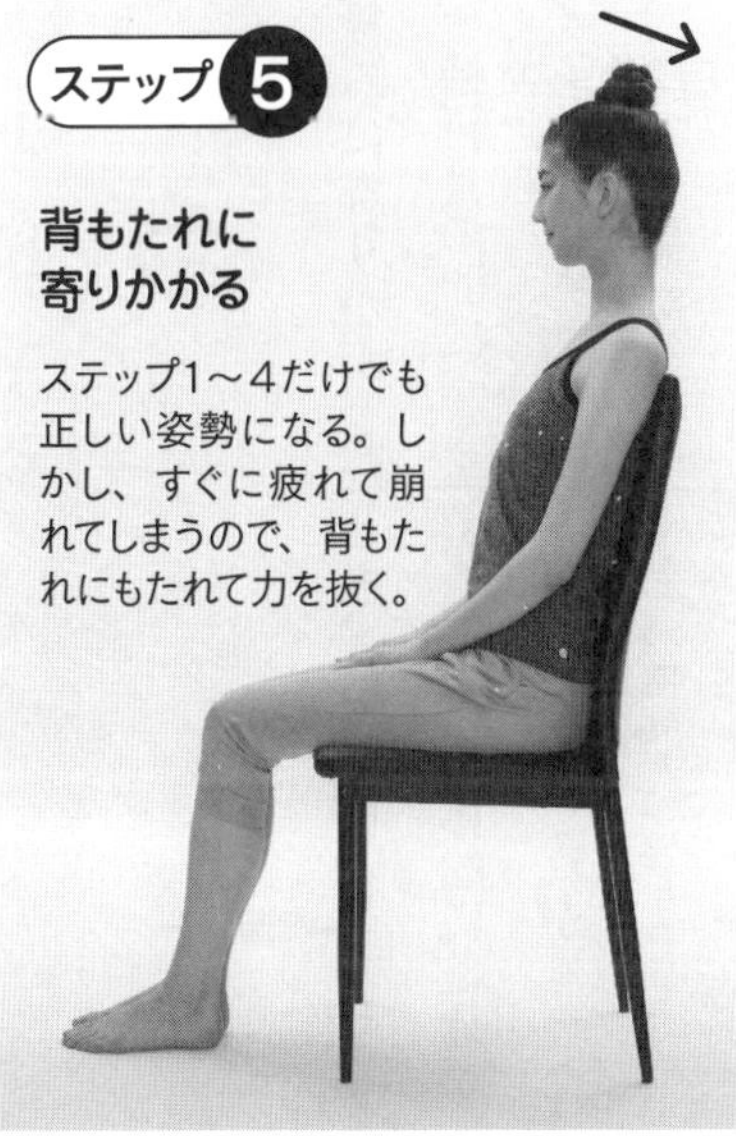

ステップ 5

背もたれに寄りかかる

ステップ1～4だけでも正しい姿勢になる。しかし、すぐに疲れて崩れてしまうので、背もたれにもたれて力を抜く。

身近なものを工夫して使い、悪いイスをよいイスに変える

補正具でイスを理想の形に近づける

102ページで紹介したようなイスに、いつも座れればよいのですが、現実には難しいでしょう。そこで、悪いイスを補正《ほせい》してよいイスに近づける方法もご紹介しましょう。

その際は、102ページで紹介したイスの形に近づけるのがポイントです。

たとえば、背もたれが全体的に直立ぎみのイスの場合は、**腰の部分に、クッションや巻いたバスタオルなどの補正具《ほせいぐ》をはさむことで、後ろに寄りかかりつつ、適度な腰の反りをつくれるようにします。**

後ろに寄りかかったとき、腰・背中と背もたれ・補正具の間にすき間がなく、全体的に上体が支えられればベストです。しかし、それが無理なら、腰（骨盤かそのすぐ上の腰椎部分）と背中（肩甲骨の下あたりで、女性でいえばブラジャーのライン）の2か所で支えられるとよい姿勢をとりやすくなります。

イスの構造上で、それも難しい場合は、どちらか1か所だけでも支えられるようにしましょう。支えがないよりは断然よいです。

補正具をイスに縛りつけて固定すれば、ずれの防止になりますので、便利です。

一方、木などのかたい座面の場合は薄手の座布

団などを敷くとよいでしょう。

ソファや車の座席も、基本的には、イスと同じ考えで補正します。ソファにはクッションや座布団など（補正具）を常備するとよいでしょう。

日用品店や家具店などで補正具が市販されています。活用を検討してみましょう。

イスやソファの補正例

背もたれが直立しているイス

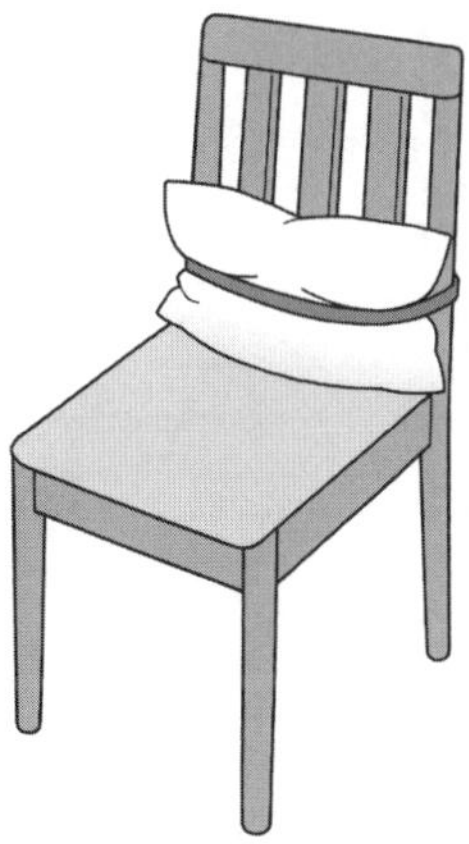

立ち上がるたびにずれてしまわないよう、補正具をひもで縛ったり、背もたれカバーをつくったりして固定。

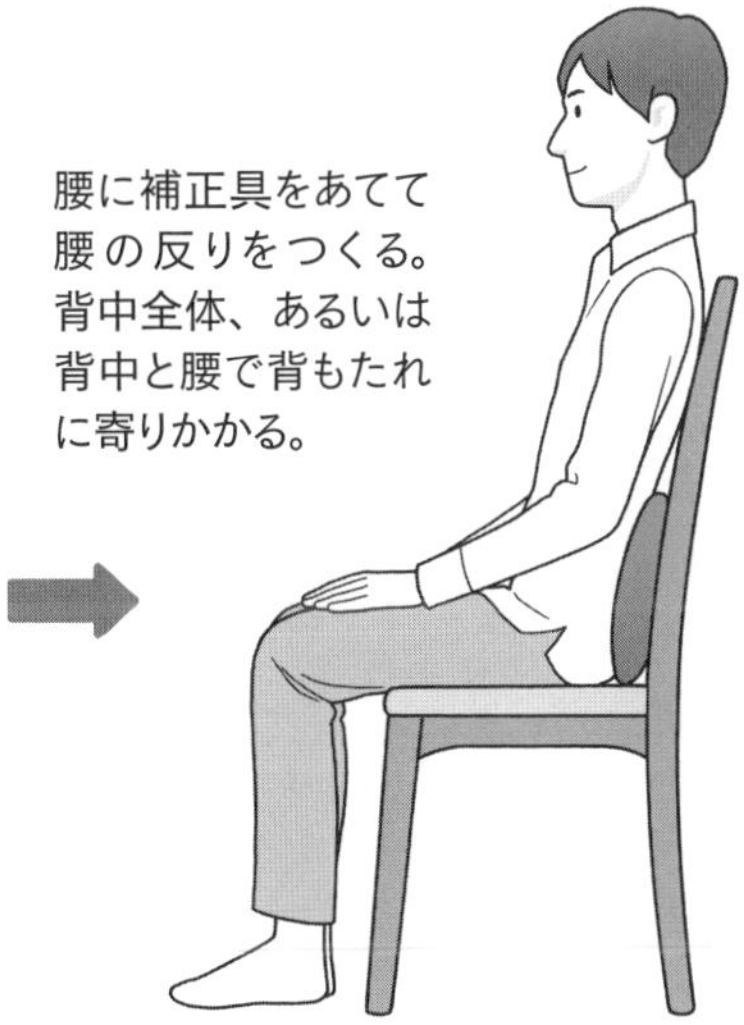

腰に補正具をあてて腰の反りをつくる。背中全体、あるいは背中と腰で背もたれに寄りかかる。

沈み込みやすいソファ

沈み込みやすいソファに座ると、背中が丸まりやすい。座布団やクッションなどを腰の後ろやお尻の下に置いて、沈み込みを減らす。

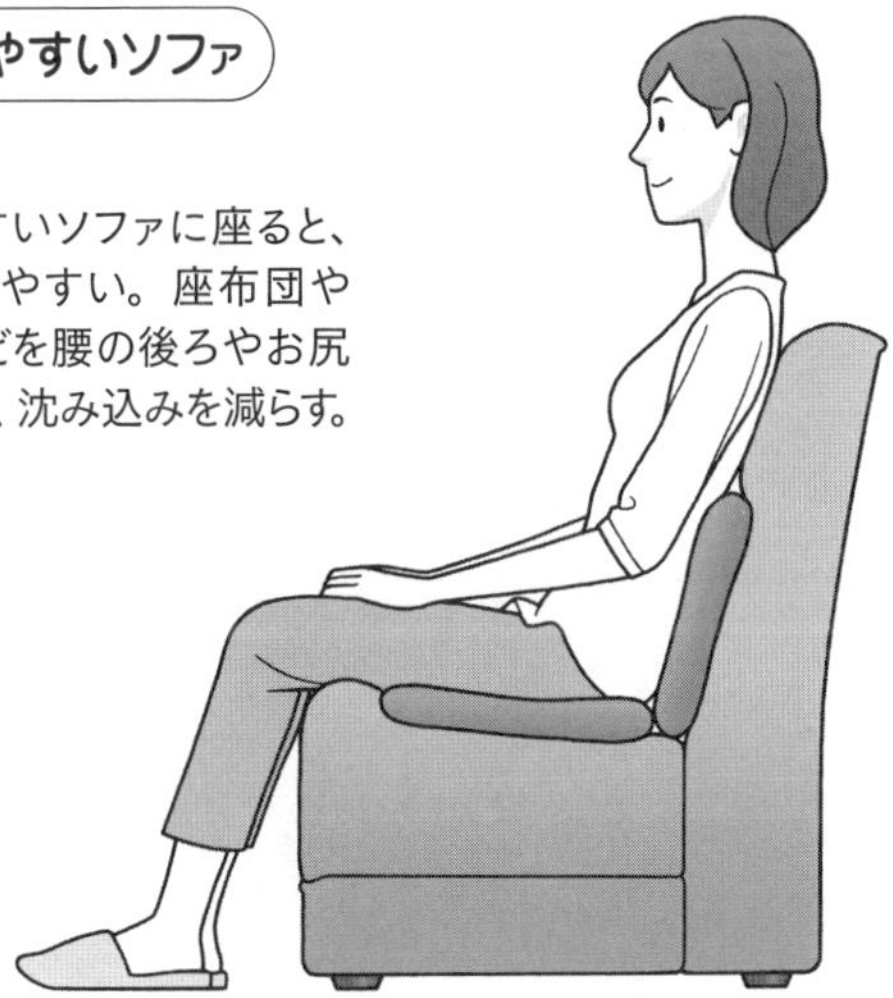

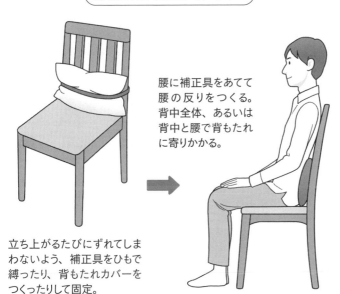

スマホは目の高さに持って首を負担から守る

スマホやタブレット端末はネコ背を生む

現代人の必需品、スマートフォン（スマホ）やタブレット端末などの機器は、頸椎症を起こす大きな原因になっています。なぜなら、座っているときでも立っているときでも、無意識に操作していると、たいていは機器をお腹や胸あたりの高さに持って見てしまうからです。

すると、背中が丸まってネコ背になり、頭が前に出ます。その分、首・肩には大きな負担がかかってしまいます（96ページ参照）。

その負担を減らすには、機器を高く持ち上げて可能な限り目の正面で見るのがよい方法です。

ただし、その姿勢を続けていると機器を持っている腕が疲れてきます。**片手で持てるスマホの場合なら、持ったほうと逆の手でひじを支えると、腕をラクにできます。**

重さのあるタブレット端末は、首も腕も疲れやすいので、首のケアの観点からいえば、なるべく机の上に置きながら使うほうがよいでしょう。専用のスタンドがいろいろと市販されていますので使用し、これもできるだけ目の高さに近づけて画面を見るようにしましょう。

なお、机がある環境でスマホを使う場合は、スマホを持った腕のひじを机につき、画面を目の正面に固定して見るのがよい方法です。

首・肩に負担の少ないスマホの持ちかた

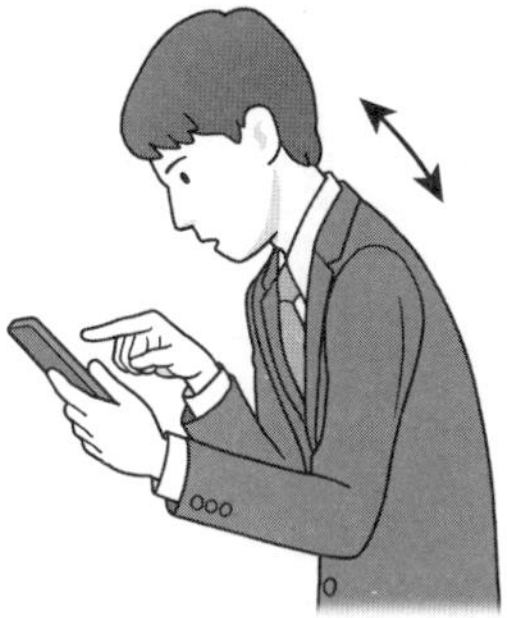

スマホ操作は、首を前に出して画面をのぞき込む姿勢になりがち。

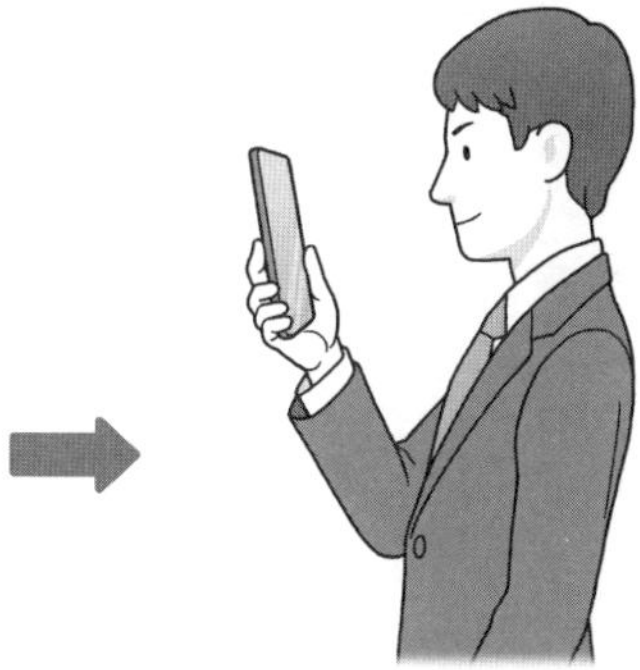

なるべく高く持ち、画面を目の高さにして見る。

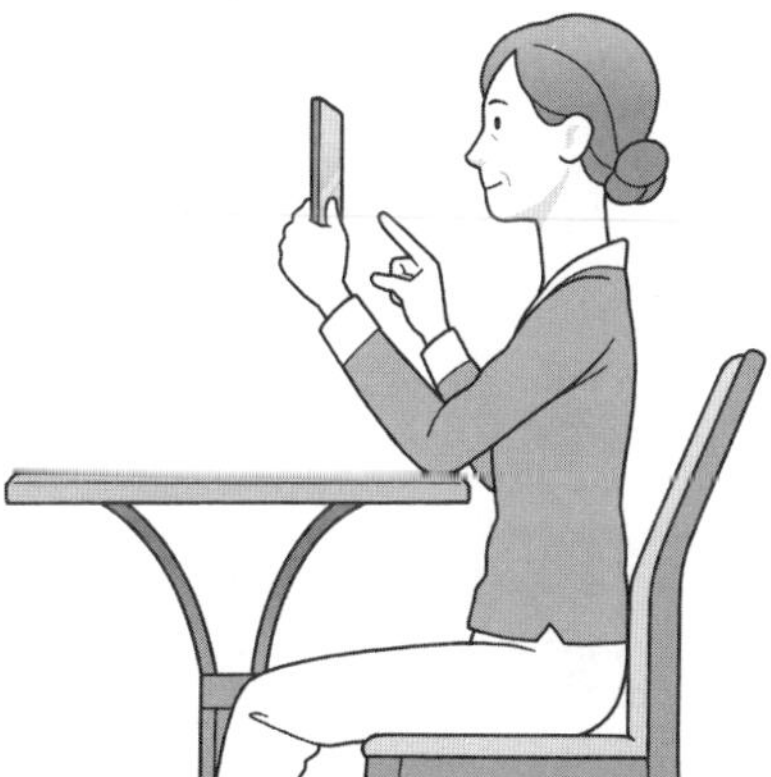

机に座っているときは、イスを前に引いて体を机に近づけ、スマホを持った腕のひじを机につく。画面を高くした状態をキープできる。

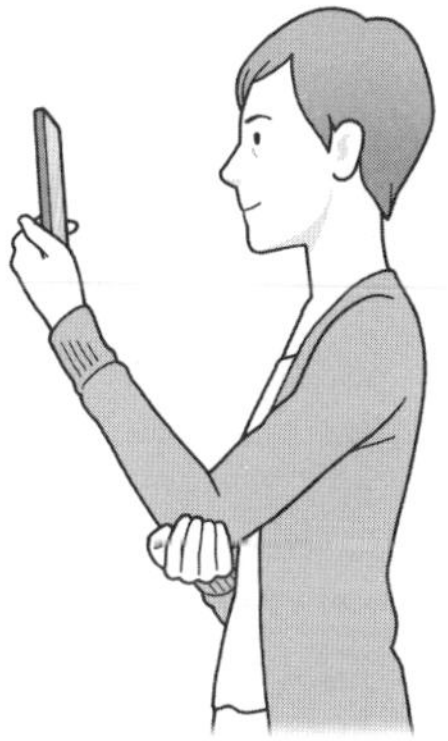

高く上げた腕が疲れないよう、逆側の手でひじを支えるようにする。

タブレット端末は…

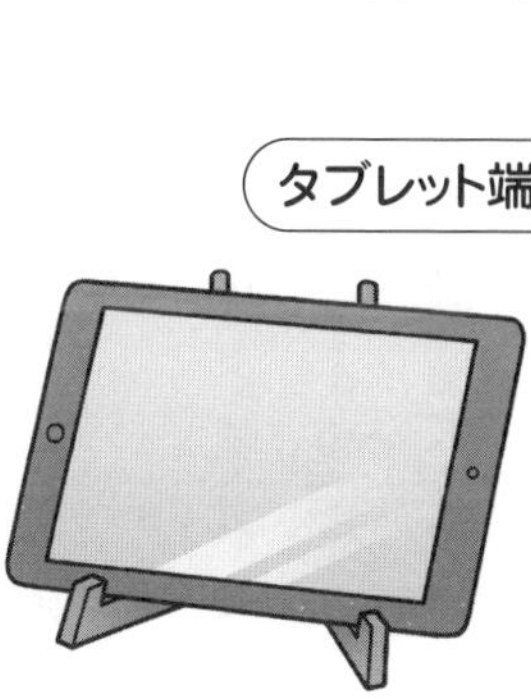

なるべくスタンドを使って机の上に置く。

パソコン作業は環境を整えて首・肩が疲れにくい姿勢で行なう

キーボードと画面の位置を見直す

スマホと同様、どうしても前屈みの姿勢になってしまうのがパソコン作業です。

仕事で長時間使うのであればもちろんのことですが、個人的に使う場合でも、パソコン作業をするときは、できるだけ首をケアする姿勢を心がけましょう。

基本となる座り姿勢は、これまでに述べてきたことと同じですが、ほかにパソコン作業特有の注意点を左ページであげておきましょう。

なお、首のケアの観点からいえば、ノートパソコンは好ましくありません。**ノートパソコンの画面は、デスクトップ型よりも小さいうえ、位置が目線の高さより低くなりすぎますので、どうしてものぞき込むような姿勢になりがちだからです。**

また、画面とキーボードが一体となっているので、手を前に伸ばすかたちとなり、首・肩を緊張させてしまいます。

持ち運ぶ必要がないのならば、自宅や職場で使うパソコンは、デスクトップ型がおすすめです。

それができない場合は、環境を整えてデスクトップ型に近い使いかたに変えましょう。手を前に出さなくてもすむよう、外付けのキーボードを設置。さらに、10~15センチほど画面を高くし、のぞき込むような姿勢になるのを防止します。

パソコン作業の姿勢と環境

デスクトップ型の場合

画面の高さは目線からやや下

目線が上を向くと、疲れる原因となり、逆に下すぎるとネコ背になる。ディスプレイの上端を目線の高さにするのがちょうどいい。

正しい姿勢で座る

102〜107ページ参照。

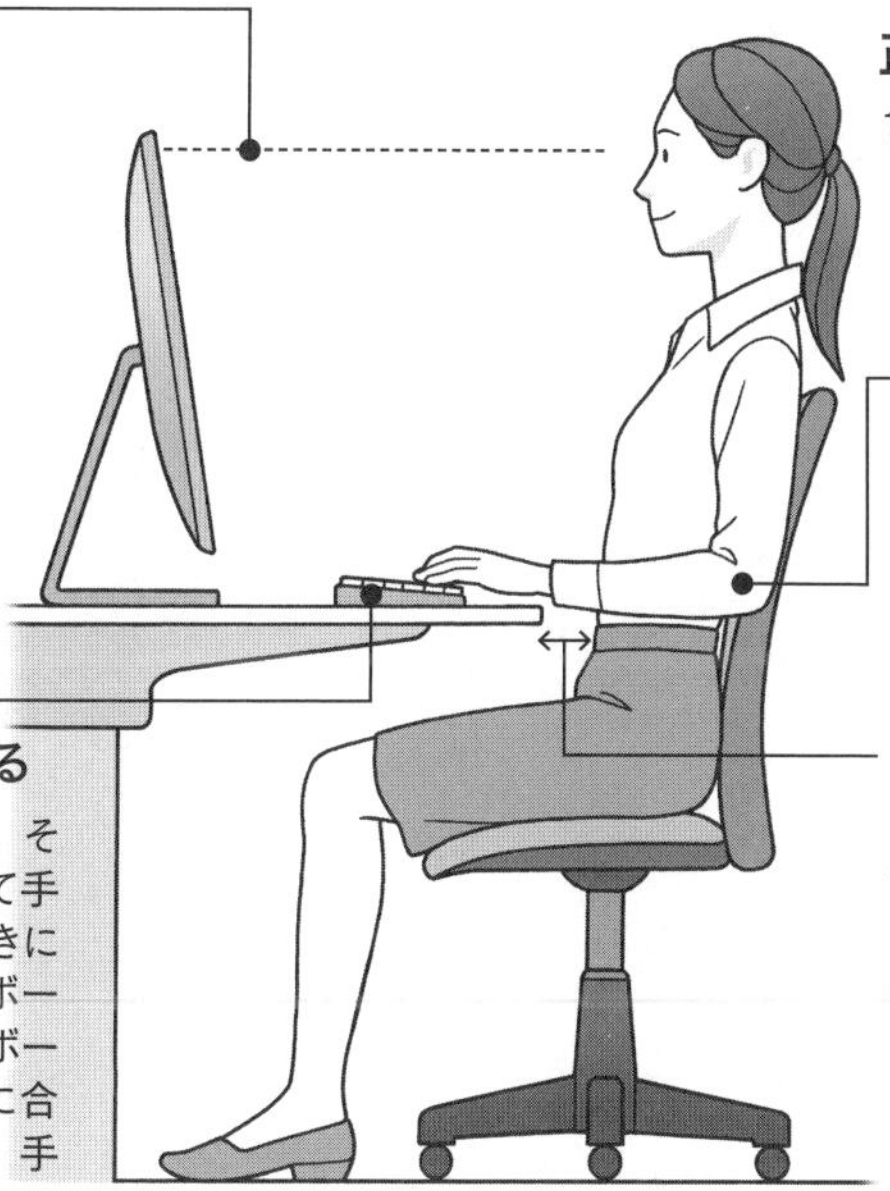

ひじは肩の真下に

ひじは前に出さず、肩の真下にくるようにする。首・肩の力が抜けてラクに座れる。

キーボードを手の下に持ってくる

ひじを肩の真下にし、それからひじだけ曲げて手を前に出す。そのときにくる手の位置にキーボードを持ってくる。キーボードを置いてからそれに合わせて手を伸ばすと、手が前に出てしまう。

イスと机を近づける

体と机が離れていると、前屈みの姿勢になる。イスを前に引いて、体を机にしっかり近づける。イスのひじ掛けが邪魔になるなら、外すかイスを替える。

ノート型の場合

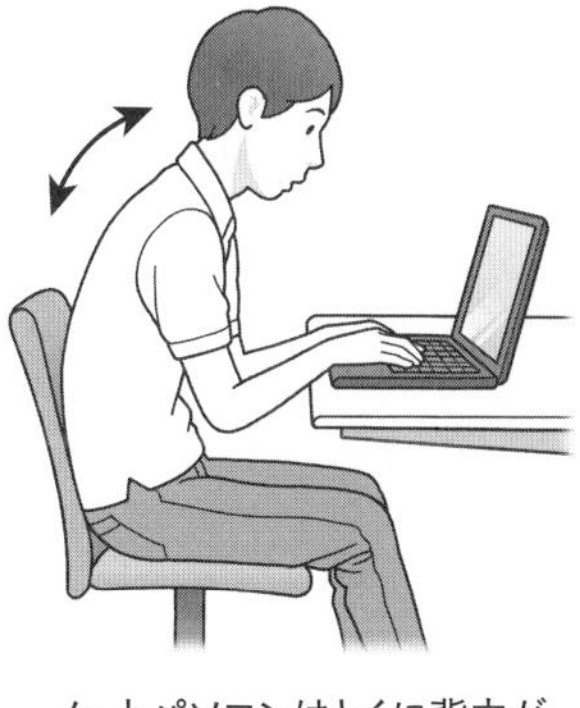

ノートパソコンはとくに背中が丸まりやすい。

背中が丸まりにくい環境にする

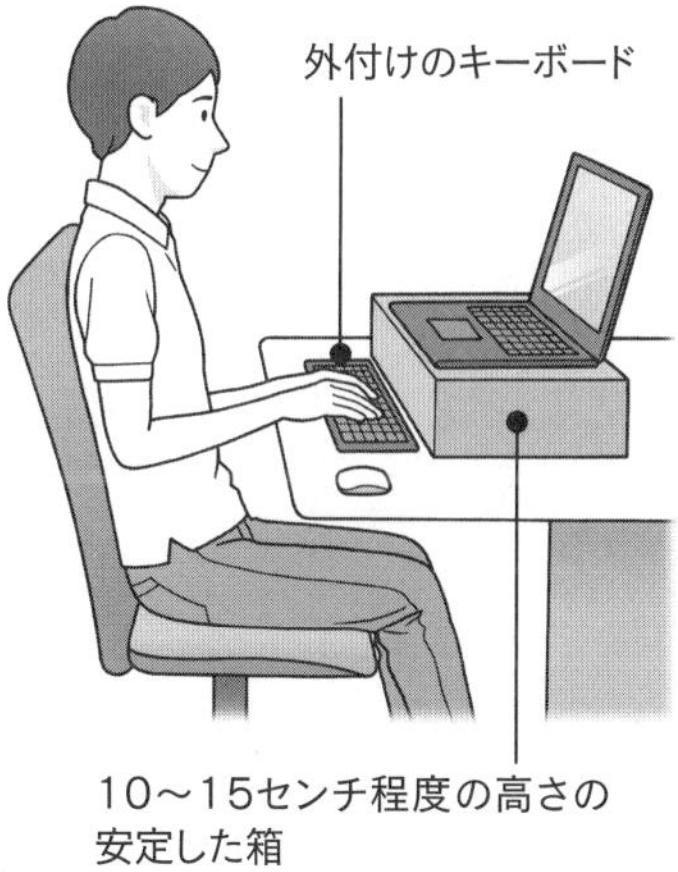

10〜15センチ程度の高さの安定した箱

5つのステップで首にやさしい運転姿勢をつくる

体格に合わせて上手に調節する方法

仕事や趣味の種類によっては、自動車の運転を長時間行なう人もいるでしょう。それが、悪い姿勢だったとしたら、首・肩への負担は大きくなります。次の5ステップで改善しましょう。

◉ ステップ1 シートに深く座る

車のシートに浅く腰かけると、骨盤に支えがなくなり後ろに倒れ、背中が丸まってしまいます。

◉ ステップ2 腰に補正具をあてる

深く座ったうえで、腰とシートの間にクッションや市販の腰あてなどの補正具を置き、骨盤が後ろに倒れるのを防ぎましょう。

◉ ステップ3 背もたれの角度を調節

背もたれの傾斜を起こしすぎると、前のめりの悪い姿勢になります。逆に、倒しすぎると、ハンドルが遠くなる分、手が前に出てネコ背になります。**リラックスして寄りかかれる最も小さい角度だけ倒します。**

◉ ステップ4 シートの前後位置を調節

シートの前後位置を、アクセル・ブレーキ操作しやすい位置にします。後ろに離れすぎているとネコ背になりやすいので、前にずらしましょう。**ハンドルを180度きる動きをしても、背もたれから肩が浮かない位置が適切です。**

◉ ステップ5 ハンドルの前後位置も調整

体格によっては、ステップ3と4で調整しても、ハンドル操作で肩が背もたれから離れてしまう人もいます。その場合、ハンドルの前後位置を調整できる車であれば、ハンドルを体に近づけて、背もたれに寄りかかりやすくしましょう。

また、長時間の運転は、どうしても首・肩に緊張を強《し》いることになります。小まめに休憩をとり、「首トレ」のストレッチを行なうとよいでしょう。

首にやさしい自動車運転の姿勢

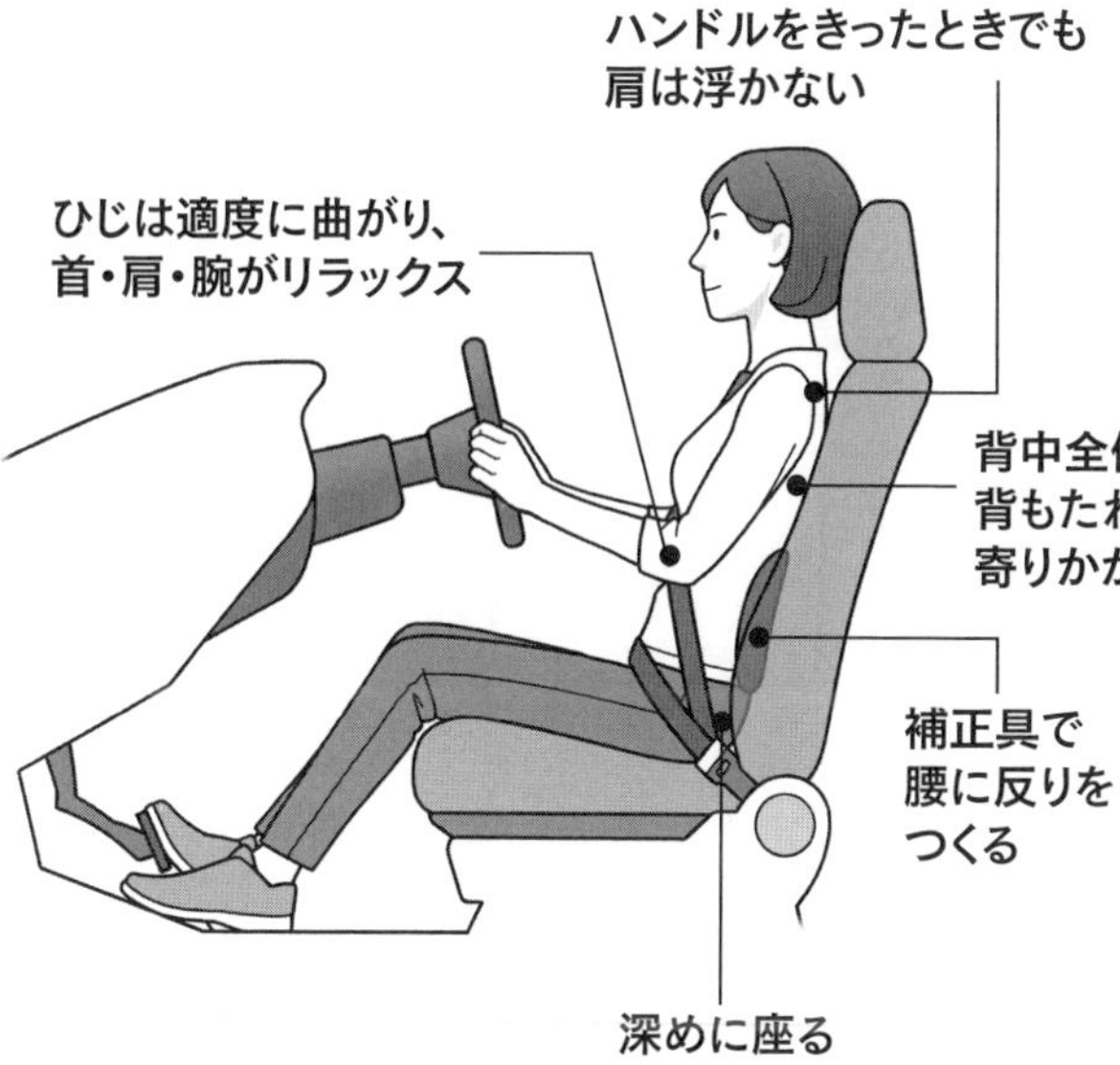
ハンドルをきったときでも
肩は浮かない
ひじは適度に曲がり、
首・肩・腕がリラックス
背中全体で
背もたれに
寄りかかる
補正具で
腰に反りを
つくる
深めに座る

運転姿勢の悪い例

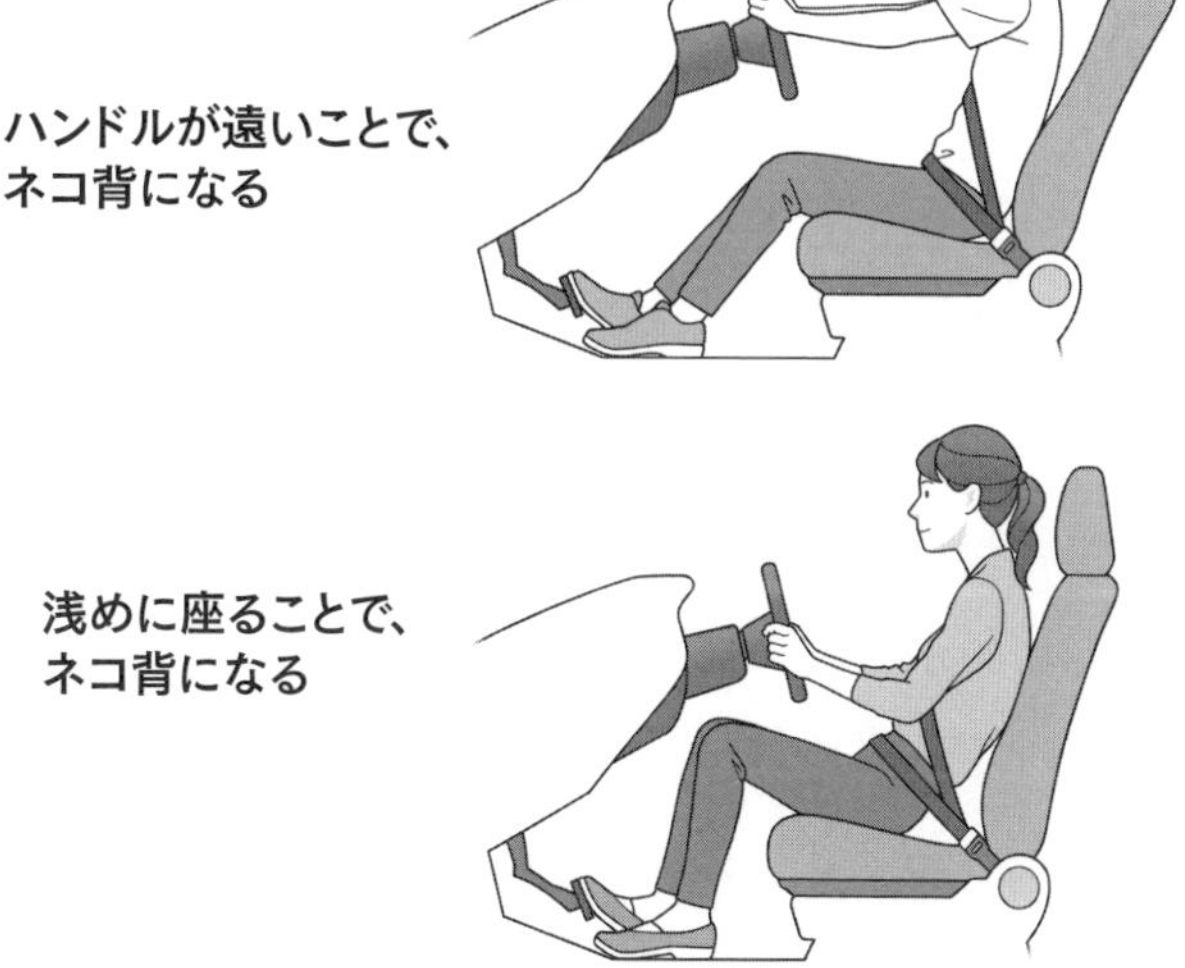
ハンドルが遠いことで、
ネコ背になる
浅めに座ることで、
ネコ背になる

「背中のボタン」を意識し、正しい立ち姿勢をつくる

よい立ち姿勢をラクにキープする

座っているときに比べれば、立っているときは比較的、首・肩に負担はかかりにくくなります。なぜなら、立つことで股関節《こかんせつ》が伸ばされると、腰に自然な反りができて、背中が丸まりにくくなるからです。

しかし、油断して背中や肩をゆるめすぎると、背中が丸まったネコ背の姿勢になってしまいます。**そのため、立ち姿勢でも背すじを伸ばすように心がける必要があります。**

理想的な立ち姿勢は、横から見たとき、「耳〜肩〜腰〜股関節〜ひざ〜外くるぶし」が一直線上にそろう形です。しかし、こうなるように自分で意識するのは、なかなか難しいことです。よい姿勢になろうと、体のあちらこちらを意識しても、そんな集中力は長くは持ちません。

そこで、立ち姿勢の改善をかんたんに行なえる方法を紹介します。それは、「背中のボタン」をイメージすることです。

そんなボタンが、どこにあるかというと、背中の中心線上で、高さが肩甲骨《けんこうこつ》のいちばん下くらいのところです。別のいいかたをすれば、左右の乳首のちょうど中間の背中側です。

この「背中のボタン」を押すだけで、たちまち立ち姿勢がよくなります。背中側からグーッと押

されているとイメージし、胸を起こしてください。

自然と背すじが伸び、肩が後ろに引かれ、頭が体の真上に乗る感じを体験できると思います。なかば自動的に「耳〜外くるぶし」が一直線上にセットされるのです。

実際に、誰かにこの位置を指で押してもらってみると、よりわかりやすくなるはずです。

意識を「背中のボタン」1か所に向けるだけなので、かんたんに首・肩にやさしい理想的な立ち姿勢がつくれるわけです。

正しい立ち姿勢をつくるコツ

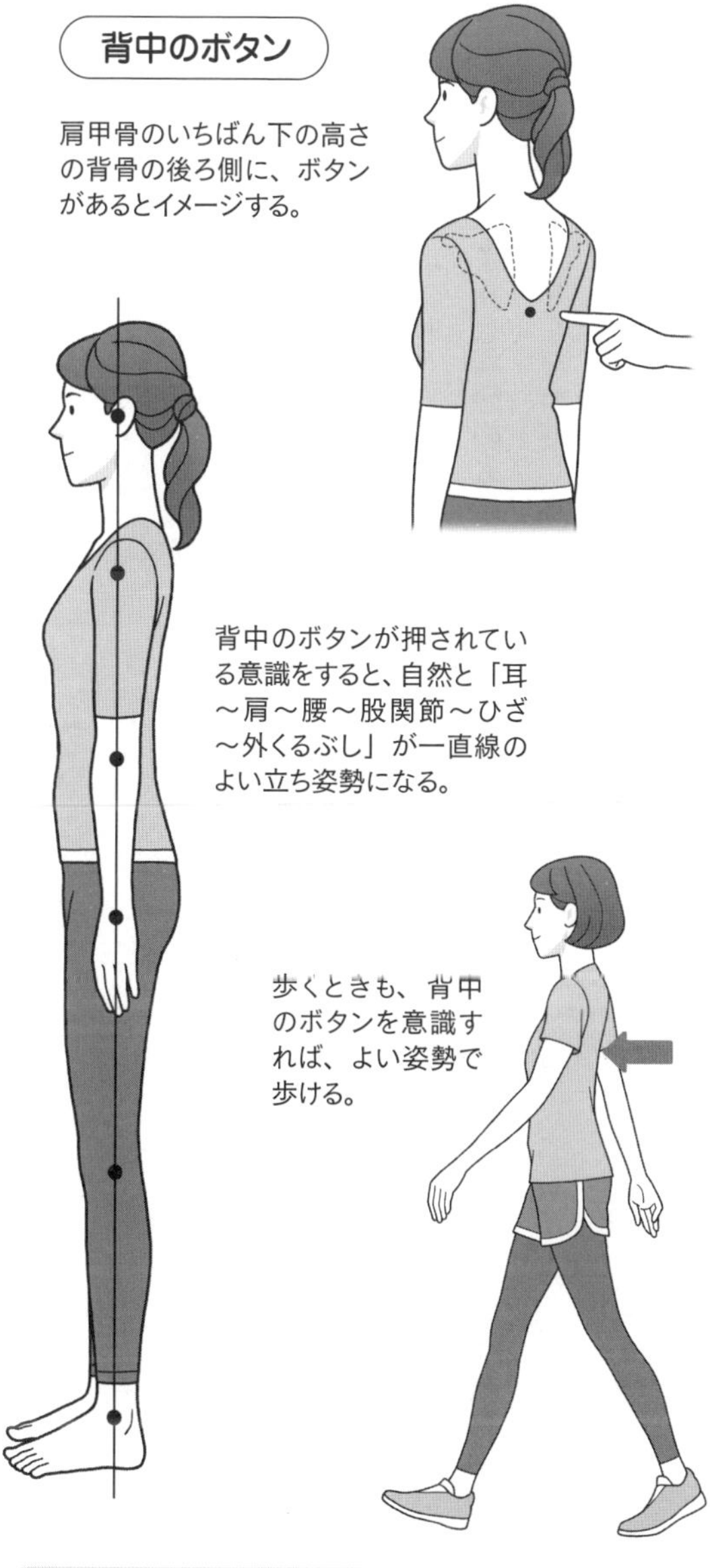
背中のボタン
肩甲骨のいちばん下の高さの背骨の後ろ側に、ボタンがあるとイメージする。
背中のボタンが押されている意識をすると、自然と「耳〜肩〜腰〜股関節〜ひざ〜外くるぶし」が一直線のよい立ち姿勢になる。
歩くときも、背中のボタンを意識すれば、よい姿勢で歩ける。

背中のボタンを意識するだけで、背すじが伸び、頭の位置がリセットされる。

頸椎症の人が知っておきたい正しい枕の選びかた

症状が出にくい姿勢を保つ

頸椎症の人は、首・肩がこり固まった状態にありますので、そのような状態の人に向かない枕を使えば、症状が出やすくなってしまいます。

以下に、枕選びのポイントをあげましょう。

⦿首を反らすと症状が出る人は高めの枕を

首を後ろに反らしたとき（上を向いたとき）に、痛みやしびれが出やすい人は、低めの枕は向きません。首が反って、症状が出やすい姿勢になりがちだからです。

つまり、**首を反らすと症状が出る人は、首が反りにくい高めの枕が向いているのです。**

なお、ふだんから頭が前に出ている人や、ストレートネックの人も、自分の首の角度に合うような高めの枕を選べば、首の負担が軽くなります。

⦿首を前に曲げると症状が出る人は低めの枕を

首を前に曲げたとき（下を向いたとき）に、痛みやしびれなどの症状が出やすい人は、首に無理のかからない低めの枕を使いましょう。

つまり、症状の出にくい姿勢を保てる枕を選ぶのがポイントなのです。

⦿低すぎる枕は避ける

横向きに寝ることが多い人は、横向きの姿勢のときに、首がまっすぐになる高さの枕が向いています。**枕が低すぎると、横を向いたとき、首が下**

がり、頸椎に負担がかかります。

なお、あおむけのときにちょうどよい枕の高さと、横向きのときのそれに大きな差がある人は、高い枕と低い枕を2つ用意しましょう。2つを並べて置き、横向きのときは高い枕に、あおむけのときは低い枕に頭を乗せるようにするのです。

⦿首の部分が高くなっている枕は避ける

首の部分が高くなっている枕（後頭部が下がる枕）や、首枕（首の下に置く円筒形の枕）は、首が反ってしまうので、頸椎症の人には向きません。

とくに、首を後ろに反らすと症状が出やすい人は、注意が必要です。

頸椎症の人に向く枕、向かない枕

症状が出にくい姿勢を保てる枕

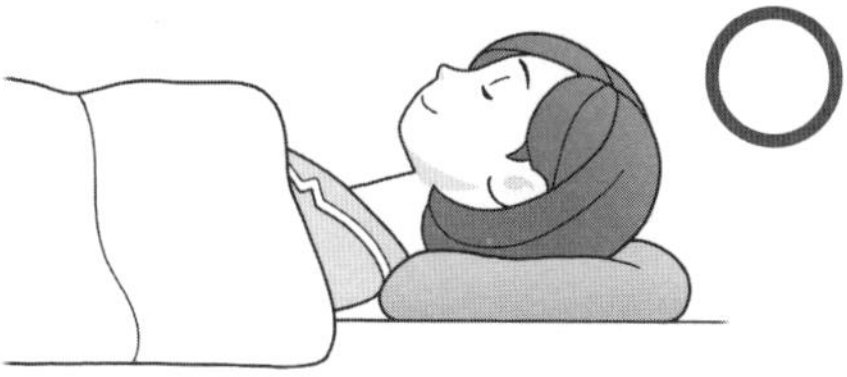

起きているときにラクである頭や首の位置が、寝たときにも保持できる枕がよい。

低すぎる枕

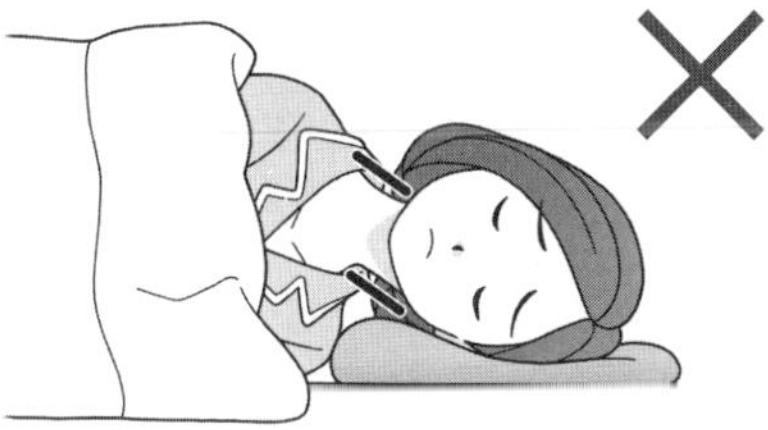

横になったときに枕が低いと、首が下がってしまい頸椎に負担がかかる。

首が反ってしまう枕

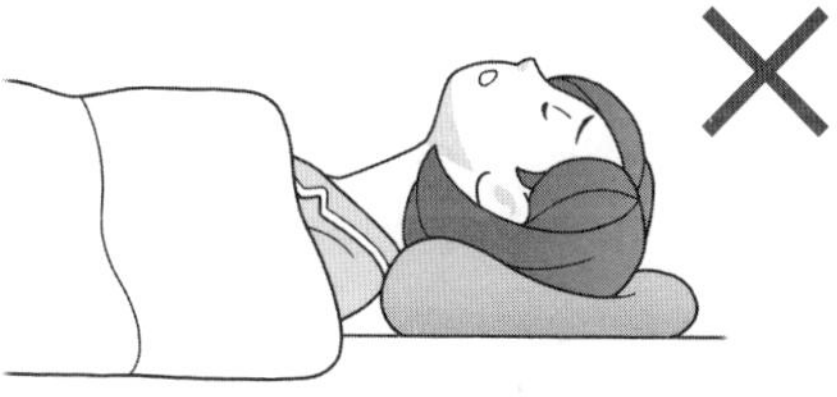

首の部分が高くなっている枕は、首が反って頸椎に負担がかかる。

腕の痛み・しびれがすぐにラクになるかんたんな工夫

神経をいたわり症状を出さない方法

頚椎症のステージ3「腕の痛み・しびれタイプ」の人が、腕の症状を軽減するための工夫があります。ここで、ご紹介しましょう。

◉腕を高く上げて神経の圧迫を和《やわ》らげる

腕を下げているときは、腕の重量がかかって神経が下に引っ張られ、腕の症状が出やすくなります。逆に、**腕を肩よりも高く上げれば、引っ張られていた神経がゆるみ、症状が軽くなります。**

ですから、腕の痛みやしびれが出てつらいときには、左ページにあるように、腕を高く上げればよいわけです。

とてもかんたんなことではありますが、これが案外、効果が高く、すぐに症状が軽減します。

これは寝ているときも同じで、腕の痛みやしびれを感じたら、頭の方向に腕を上げると症状が和らぎます。ただし、あおむけの状態で腕を上げ続けると、肩がつらくなることがあるので、上げた腕の下に、クッションなどを敷いて支えるとよいでしょう。

このようにして、なるべく症状を出さないようにしていれば、頚椎症の治りも早くなります。

◉症状のある側でバッグは持たない

バッグの持ちかたにも注意があります。

基本的に、**症状があるほうの腕や肩ではバッグ**

を持たないようにしましょう（両側の肩で持つリュックも同様に避けます）。

症状のない側の肩に、ショルダーバッグをかけて持つのは大丈夫です。しかし、片側の肩だけで持つと、ストラップがずれないように肩を上げてしまうため、首・肩が緊張します。

ですから、最もおすすめのバッグの持ちかたは、ショルダーバッグを、左のイラストにあるように、症状のない側の肩から、斜めにかけて持つ方法（袈《け》裟《さ》懸《が》け）です。

腕のしびれ対策

腕を高く上げる

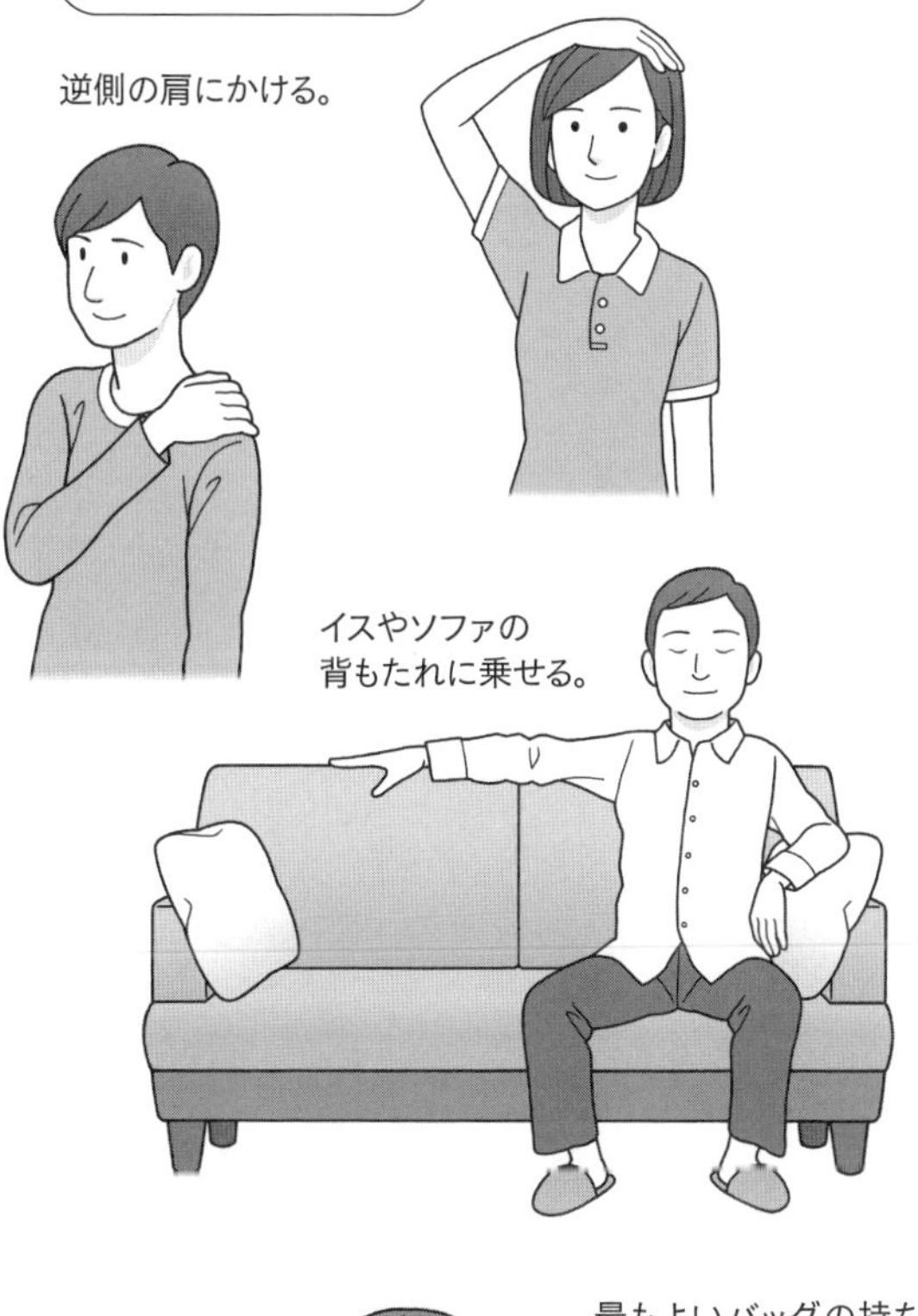
頭の上に乗せる。
逆側の肩にかける。
イスやソファの背もたれに乗せる。

斜めがけ

最もよいバッグの持ちかたは、ショルダーバッグを症状がない側の肩から、斜めにかけて持つ方法。

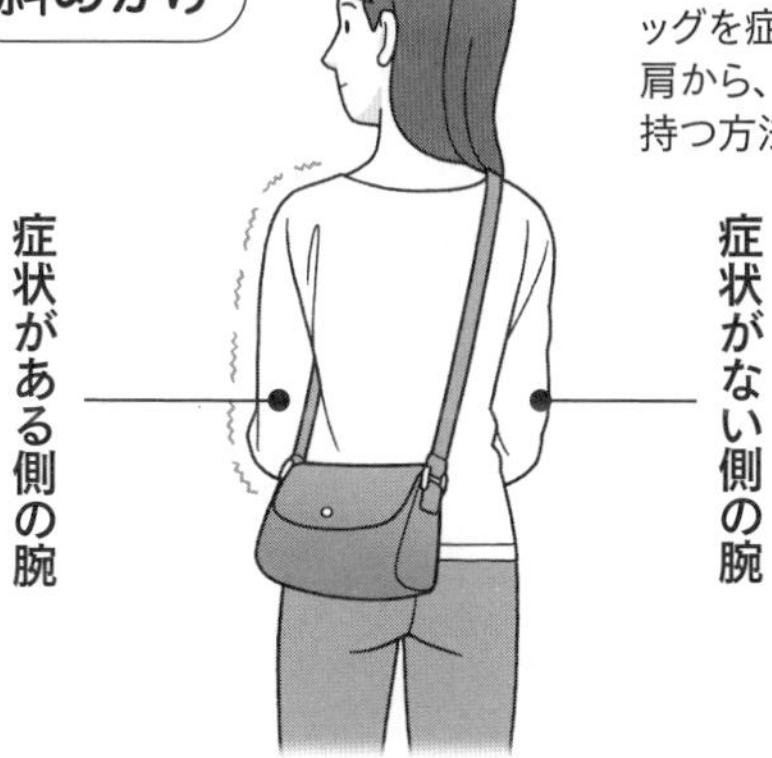
症状がある側の腕
症状がない側の腕

ストレスを上手に管理して、首・肩に溜まったこりを解消する

30分ルールで首・肩をリセット

14ページでも述べたとおり、毎日のストレスも、頸椎症悪化の要因となっています。

ストレスは、自律神経《じりつしんけい》のうち、緊張状態をつくりだす交感神経《こうかんしんけい》の働きを高ぶらさせ、頸椎症を悪化させる主要因である、首・肩の緊張と、こりを招くからです。

しかし、生活をしている以上、ストレスから完全に解放されるのは困難です。上手にストレスを管理することが必要となります。

具体的には、生活の場面の中で、適度に首・肩の力を抜いて緊張をゆるめたり、心身を休息させる時間をつくることです。

たとえば、オフィスで座って仕事をしているときなら、30分に1度は、姿勢をリセットして首・肩にかけていた緊張を解除する「30分ルール」（左ページ参照）を実行しましょう。

実行するための工夫としては、時計が「0分」と「30分」を示したときに姿勢をリセットするように習慣づけたり、スマホやパソコンのアラーム機能で、30分ごとに音を鳴らす設定にしておくといった方法があります。

また、お昼休みにはしっかり1時間の休息をとりましょう。そして、**昼食後には、15分ほどの仮《か》眠《みん》をするのがおすすめです。ストレスによる心身**

の疲れをリセットできます。

横になってしまうと、眠り込んでしまうので、座ったままがよいでしょう。首・肩が痛くならないなら、机に伏せる姿勢でもかまいません。

座った状態では、落ち着いて眠れないという人は、肩の力を抜き、静かに目を閉じて心を静める瞑想《めいそう》でも休息効果は得られます。

また、車や電車に長時間乗るときは、それを休息時間として使うのもよいでしょう。その場合も、肩の力を抜いて、**外からの情報をシャットアウトするために目も閉じ、心を静めましょう。耳栓《みみせん》をするのもおすすめです。**音や人の気配が消せるので、電車やオフィスでより心を静めやすくなるでしょう。

ストレス管理法

30分ルール

座って仕事をしているとき、30分に1度は立ち上がったり、部屋をちょっと歩いたり、あるいは66ページで紹介した胸のストレッチをしたりして、姿勢をリセットし、首・肩の緊張を解除する時間を設ける。

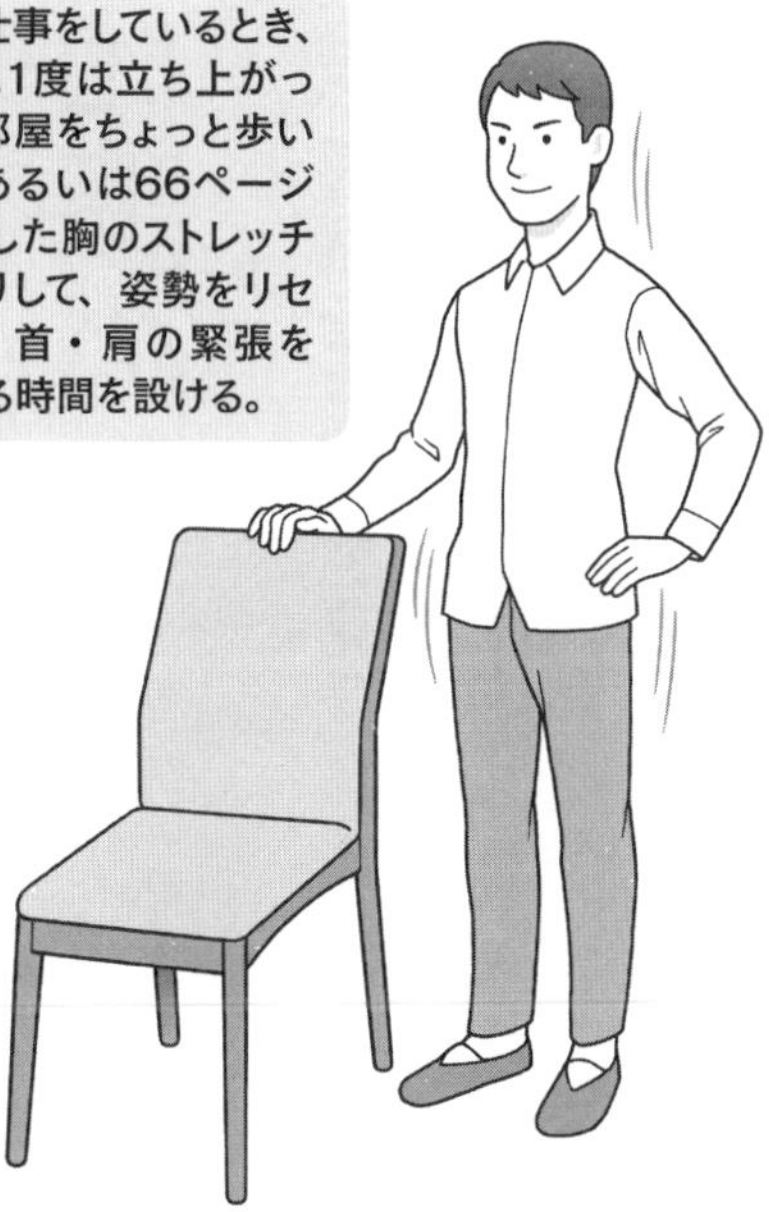

お昼の仮眠

座ったまま背もたれに寄りかかり、目をつぶってウトウトするだけでも効果は充分。飛行機の機内でよく用いられているネックピローを活用すると、首が安定するのでおすすめ。

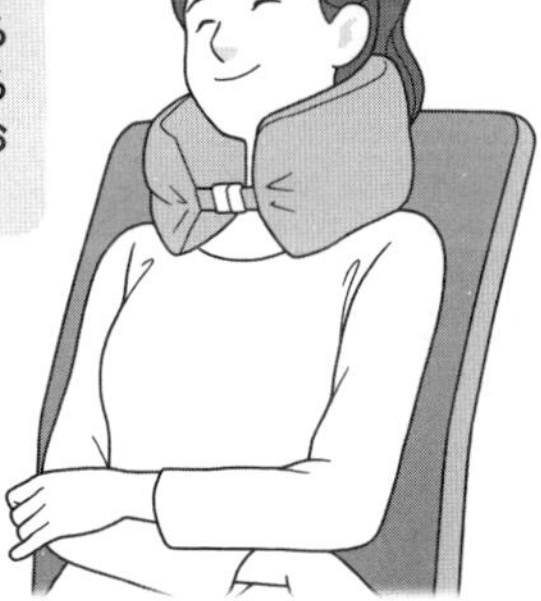

ストレスに打ち勝つ日々の体調の整えかた

運動・入浴・睡眠を見直そう

ストレスから逃《のが》れられなければ、ストレスに負けないよう、体調を整えることも必要です。以下の3つを実行しましょう。

◉全身運動

まずは、適度な全身運動《ぜんしんうんどう》です。頸椎症を抱えている人では、運動不足による体力低下も発症の要因となっている場合が多いものです。**ジョギングやウォーキングなど、自分にできる範囲でかまいませんので体全体を動かす習慣を身につけるようにしましょう。**体力がつき、病気への抵抗力を高められます。

なお、頸椎症の症状で、強めの痛みやしびれなどが起こっている人にとっては、手や腕を使う運動は、悪化を招く可能性がありますので、注意が必要です。

また、疲れているときに無理をして運動をするのは、かえって大きなストレスになり、逆効果です。休息を充分にとったうえで運動をすることが大切です。

◉入浴でリラックス

疲れた夜には、入浴して体をリラックスさせましょう。筋肉の緊張を引き起こす交感神経の働きが低下し、体に溜まっていたこりを解消できます。38～40度くらいのぬるめのお湯に、浅めに浸かり、しっかりと全身を温めましょう。**10分から20分、ゆったりと浸かれば、高い心身の休息効果が得られます。**

なお、お湯が熱いと交感神経を刺激して、逆効果になります。また、お湯が深いと心臓に負担がかかり、リラックスできません。

◉充分な睡眠

充分な睡眠をとることも重要です。睡眠中は交感神経の働きが低下して体の緊張がゆるみ、首・肩のこりもほぐされるからです。

概して、日本の成人は睡眠時間が短いといわれていますが、首ケアのためには、毎日、少なくとも7時間は睡眠できるように暮らしましょう。

寝床に入る1時間半くらい前に入浴するのがおすすめです。就寝のタイミングに向かって、体温が下がっていき、寝つきがよくなります。

体調を整える方法

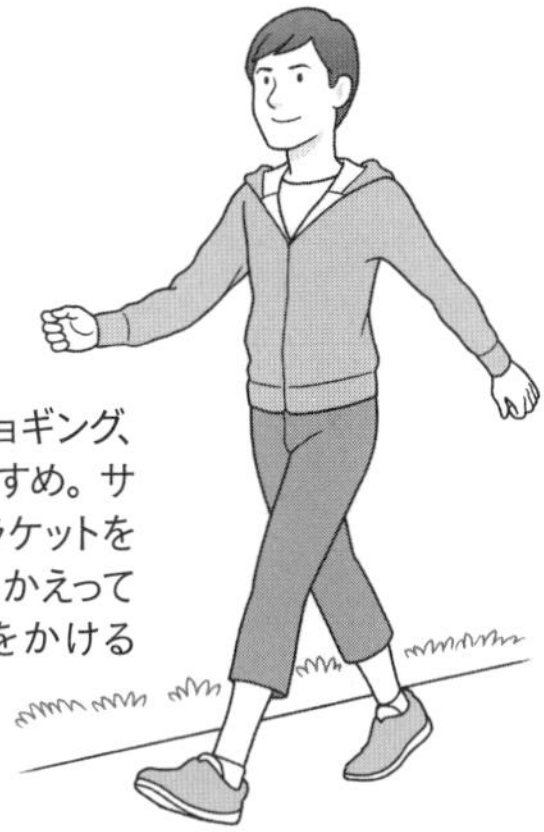

全身運動

ウォーキング、ジョギング、水泳などはおすすめ。サイクリングや、ラケットを使った運動は、かえって首・肩に負担をかける場合もある。

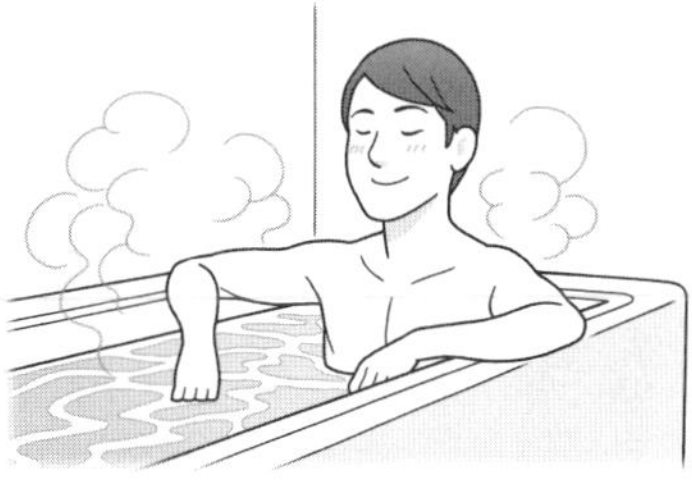

入浴でリラックス

10～20分程度の長さ、38～40度くらいのお湯に浅めに浸かるのがおすすめ。

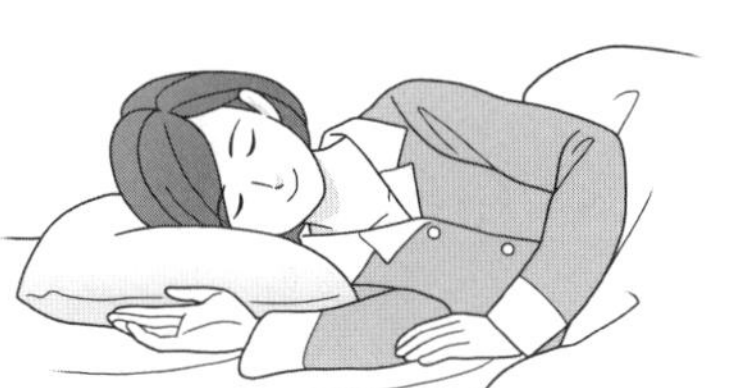

充分な睡眠

睡眠不足は頸椎症の悪化原因にもなる。ある米国の研究によると、成人に必要な睡眠時間は7～9時間で、足りていない分は「睡眠負債」として貯まり、心身に悪影響を与えることがわかっている。

コラム

なぜ頸椎症は治りにくい？③

ストレスフルな現代社会

ストレスの問題に、もう少し注目してみましょう。

日本語には、「首が回らなくなる」という慣用句があります。これは支払いや借金返済のやりくりがつかず、困ったときなどに使われる言葉です。

そんな状況は、精神的に大きなストレスです。こうなると、交感神経が働き、首の筋肉が過度に緊張し、首を回しにくくなってしまう……。この慣用句にそんな意味付けをすれば、ストレスと頸椎症のつながりを暗示するうまい表現といえるでしょう。

しかし一方で、ストレスは苦しいときだけでなく、好きなことをしているときでも、体にはかかるものです。好きな趣味やゲームに根を詰めて、長時間熱中すれば、交感神経が高ぶって疲れます。こうしたストレスにも注意しておくべきでしょう。

また、ストレスは、精神的なものだけでなく環境的なものもあります。

たとえば、寒いとき、人間は肩が縮《ちぢ》こまり、背すじも丸まってしまいます。それは首・肩の筋肉のこりにつながります。

騒音もストレスといえます。周りが騒がしい場所にいると、体は緊張しどおしです。

光もストレスです。とくに現代は、人工的な光に注意が必要です。夜にさえ、スマホやパソコンの光を浴び続けていれば、体に緊張を強いてしまいます。じつは、それらの画面の明るさを、少し暗くするだけでも、こりの軽減に効果はあるものなのです。

また、姿勢の悪さによって首にかかる負担は、物理的なストレスとして忘れてはなりません。

どんな種類であれ、ストレスは頸椎症と関係があり、注意を向けて管理する工夫が求められます。

付　章

首のスペシャリストが解答！頸椎症治療Q＆A

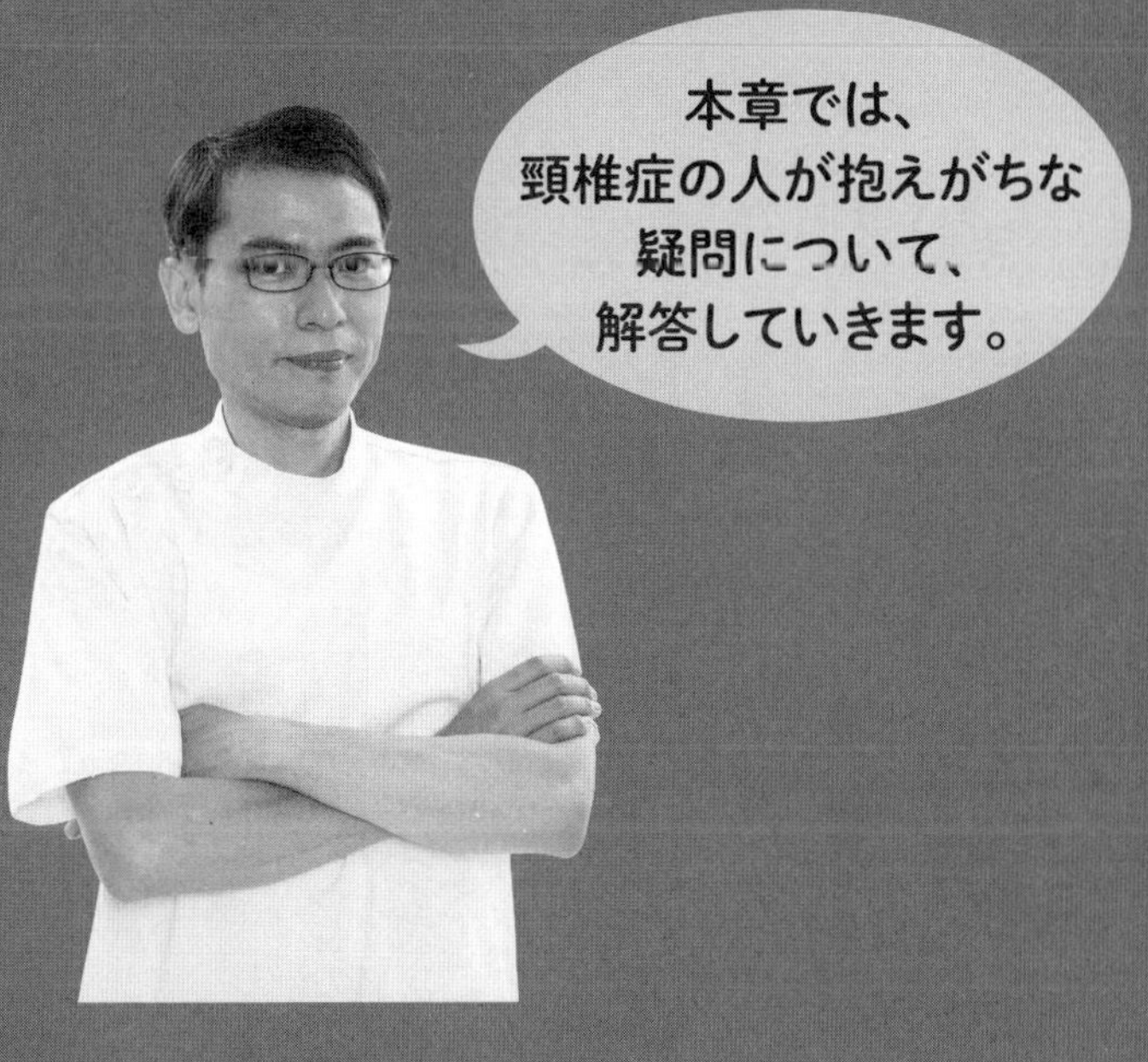
本章では、
頸椎症の人が抱えがちな
疑問について、
解答していきます。

Q1 整形外科では、どんな治療法が受けられますか？

A

主に薬や理学療法などの保存療法ですが、それらは対症療法であるため、根本的な解決にはなりません。

整形外科での治療は大きく、**「手術療法《しゅじゅつ》」と手術以外の治療法である「保存療法《ほぞん》」に分けられます。**「保存」というのは、「手術で体を傷つけないこと」です。

保存療法では、薬や治療器などを使って痛みやしびれなどの症状を和《やわ》らげることで、日常生活の支障を少なくしていきます。

まず、消炎鎮痛薬を中心とした薬物《やくぶつ》療法によって症状を和らげます。病院によっては、それと平行して牽引《けんいん》やホットパック、マッサージなどの理《り》学《がく》療法を行ないます。さらに、強い痛みに対しては神経ブロック療法を行なうケースもあります。

ただし、**こうした方法は、基本的には、こりや痛みの原因となる問題を根本的に解決するものではなく、症状を抑えるだけの対症療法にすぎません。**

対症療法によって、たとえ症状がなくなったとしても痛みの原因はなくなっていないので、再発しやすい状態が続くことになります。

また、保存療法に期待して、医師に従って治療を受け続けても効果が得られない場合も多いものです。

少なくとも、効果をあまり実感できない治療法は、医師と話し合って見直すようにし、なるべく時間と労力を浪費しないようにしましょう。

◎ 手術療法と保存療法

手術療法

手術は日常生活に重大な支障がある場合に行なわれる。
「頸椎前方除圧固定術」が用いられることが多い。これはのど側から切開し、神経根を圧迫している骨棘や変形した椎間板などを取り除いて神経圧迫を解除し、上下の頸椎を固定する方法。
病状によっては、首の後ろ側から切開する「頸椎後方除圧術」が用いられる。

保存療法

薬物療法

整形外科で頸椎症と診断されると、ほとんどの場合で薬物療法が行なわれる。その主体は鎮痛薬で、炎症を抑えるなどして、症状を緩和する。

《詳しくは128ページ》

理学療法

物理的手段で、患部に働きかけて症状の改善を図る。牽引療法、温熱療法、マッサージ療法などがある。薬物療法と並んで行なわれることが多い。

《詳しくは130ページ》

神経ブロック療法

ステージ3「腕の痛み・しびれタイプ」に対し、一部の医療機関で行なわれているのが「神経ブロック療法」。下記の２種類の方法がある。
神経ブロック療法は、痛みやしびれを緩和する効果が高く現れる場合もある一方で、効果は一時的なことも多い。
なお、首は重要な神経と血管が密集するデリケートな部位。相当のリスクを伴うので、高い技術を持つ信頼できる医療機関で受ける必要がある。行なっている医療機関も少ない。

神経根ブロック

首に注射針を刺し、圧迫されて症状を起こしている神経根を局所麻酔薬でマヒさせることで、症状を緩和。

星状神経節ブロック

のどの近くにある星状神経節という交感神経と関係している部位に麻酔薬を注射する。交感神経がマヒし、血管が拡張し、血流が促されるため、症状が緩和。

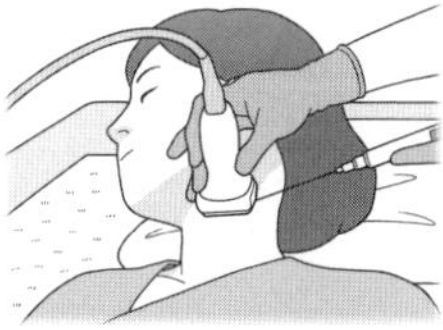

近年は、超音波を使って圧迫部位を詳しく調べて行なう方法がある。

Q2 薬物療法ってどんなもの？ どう飲めばいい？

A 鎮痛薬が主体です。しっかり効果を得られる薬を、適切な期間使って、治療のサポートとして役立てるようにしましょう。

整形外科での頸椎症治療で、中心となるのが薬物療法です。

主体になるのが鎮痛薬で、左ページのようにさまざまな種類があります。医師が、病状に応じて選択します。症状がつらいときには、その助けを借りてラクになる場合があります。

薬は根本治療にはなりませんので、薬で症状がラクになったとしても、それでよしとしてはいけません。**ラクになった分は、体操などセルフケアの活動を続けられるチャンスだと考えましょう。**

頸椎の状態を改善させないまま、薬だけに頼っていると、より強い薬を求めるようになってしまうことがあります。強い薬は、副作用が出やすく、体にダメージを与えかねません。

そこで、安全に薬を活用していただくため、左ページに頸椎症治療に使われる主な薬と、その注意点をあげておきます。

また、**効果を実感できない薬があれば、見直しましょう。**目安として、通常2〜3週間、長くて3か月間ほど使って症状がよくならなければ、その薬が合っていないとも考えられます。

その場合は、主治医と相談のうえで、やめるなり、種類を変えてもらうなりしてもよいでしょう。

◎ 頸椎症の薬物療法で使われる主な薬

鎮痛薬

消炎鎮痛薬（非ステロイド性抗炎症薬〔エヌセイズ〕）

商品名　ロキソニン、ボルタレン、セレコックスなど

炎症を抑えて痛みを緩和する薬。飲み薬タイプのほか、坐薬や湿布薬もあり、これらは副作用が出にくい。

副作用　胃腸障害があるので通常は胃腸薬とともに処方される。長期間の服用で、腎臓や肝臓に障害が現れることがある。湿布薬ではかぶれやかゆみを生じる人もいる

解熱鎮痛薬（アセトアミノフェン）

商品名　カロナール、タイレノールなど

中枢神経（脳と脊髄）に働きかけて痛みを抑える。解熱作用もある。

副作用　過剰摂取すれば肝臓に障害を起こすことがある

ワクシニアウイルス接種家兎炎症皮膚抽出液含有製剤

商品名　ノイロトロピン

痛みを感じにくくする神経を活性化させたり、末梢の血流を促したり、痛みや炎症に関係する物質を抑えることで鎮痛作用を発揮する。

副作用　胃の不快感など。しかし、発生頻度は低い

神経障害性疼痛治療薬（プレガバリン）

商品名　リリカ

神経が傷ついていることで起こる痛み（神経障害性疼痛）の場合に鎮痛作用をもたらす。副作用が多い。

副作用　めまい、吐き気、便秘、むくみ、肝機能障害など。少量の投与から始め、副作用が出ないことを確かめながら増量していく

弱オピオイド鎮痛薬

商品名　トラマール、トラムセット

麻薬ではないが、麻薬（モルヒネなど）が効くのと同様のメカニズムで、強い鎮痛作用をもたらす。副作用が強いため、上にあげた種類の鎮痛薬が効かない場合に、最終手段のように処方される。

副作用　胸のむかつき、吐き気、便秘、眠気など。少量の投与から始め、副作用が出ないことを確かめながら増量していく

その他

筋弛緩薬

商品名　ミオナール、リンラキサー、テルネリンなど

筋肉の緊張を和らげる薬。頸椎症では、筋肉の緊張が原因の1つなのでよく処方される。

副作用　眠気、めまい、頭痛、食欲不振など

ビタミンB_{12}製剤

商品名　メチコバールなど

不足すると、神経障害を起こすとされるビタミンB_{12}を補給する製剤。頸椎症のしびれに対して処方する医師も多い。ただし、バランスのよい食生活をしていれば不足しないので、不要な場合もある。

副作用　食欲不振など

Q3 理学療法には効果が期待できますか？

A 方法によっては、効果が期待できる場合もあるため、しばらく試してみるのもよいでしょう。効果が感じられなければ見直しましょう。

理学療法の中で、行なわれることが多いのは、首を引っ張る牽引療法、温めて血行をよくする温熱療法、こった筋肉をもんでゆるめるマッサージ療法などがあります。なお、運動療法も理学療法に含まれます。

基本的に、運動療法以外の保存療法は、おおもとの原因を充分に改善できるものではなく、これも対症療法に近いものと考えられます。

ですから、**すべての頸椎症患者に効く理学療法が確立されているわけではありません。**受ける際は、このことを踏まえてください。

しかし、人によっては、日々の症状がラクになるほど効果が実感できる場合もあります。

まずは、**しばらく試してみて、実際に改善が得られるようであれば、続けるとよいでしょう。**

そのためには、信頼できる医療機関や専門機関を探し、より自分に合う方法を専門家と話し合えるようにしておきたいものです。

注意が必要なのは、効果がないのに、「しばらく続けましょう」といわれるがままに続けることです。時間と労力が浪費されるばかりでなく、どんどん施術の強度を高くされてしまい、かえって痛みなどの症状が悪化するケースもあります。

◎理学療法の方法と注意点

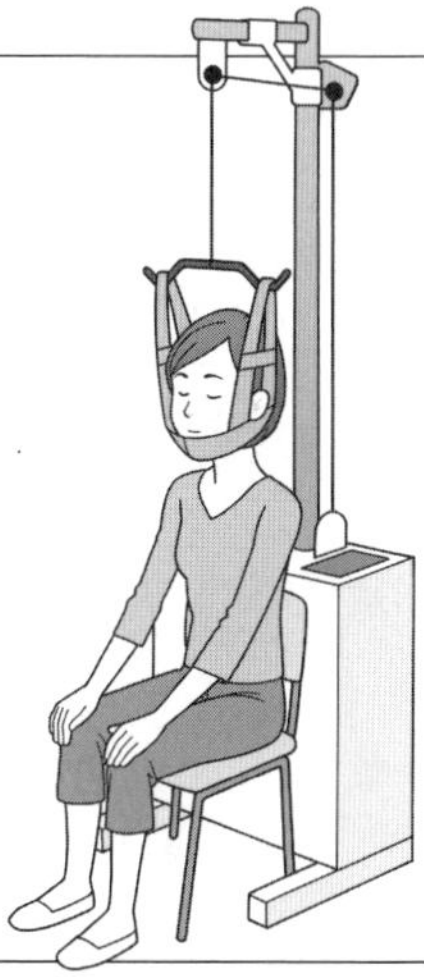

牽引療法

方法 あごの下から後頭部をベルトで支え、ゆっくり上に引き上げる方法が主流。狭くなっている頸椎同士のすき間を広げ、症状を緩和する。

注意点 一般的な牽引療法は真上に頭部を引っ張るだけで、これでは頸椎のすき間はごくわずかしか広がらない。頸椎同士の間を広げるには、垂直方向への牽引とともに首を前に曲げる動きも必要（76ページで紹介した「首伸ばし」はそれが可能）。そのため、牽引療法は期待するほどの効果が得られない場合も多いが、垂直方向のみの牽引で症状がラクになる人もいる。しばらく試してみて、効果が感じられないときは見直すとよい。

温熱療法

方法 患部を温めることで、筋肉の緊張をゆるめ、こりや痛みを緩和する。血行がよくなり、発痛物質の排出も促せる。ホットパック、赤外線、超短波などを用いる。

注意点 こりや痛みの原因となる問題を解決するものではなく、対症療法にすぎない。症状がラクになっても、効果は一時的にとどまることも多い。

運動療法

方法 本書で紹介した「首トレ」のような体操や、体力づくりのための全身運動。

注意点 医師や、その指示を受けた専門家（理学療法士など）が、直接患者に指導するのが理想だが、現状では、整形外科医が中心的な治療法として運動法を指導することはほとんどない。

マッサージ療法

方法 「あん摩マッサージ指圧師」という国家資格を持った施術者が、こわばった筋肉をもんで緊張をゆるめ、血行を促す。

注意点 温熱療法と同様、効果は一時的なことも多い。それで頻繁にマッサージ店に通う人も多いが、その店で国家資格を持った人が施術しているか、確認することも大切。頸椎症の知識のない無資格者に施術を受けるのは避けたい。また、マッサージ台でのうつぶせの姿勢で、顔が後ろへ押される形となると、頸椎のすき間が狭められ、腕のしびれが悪化するケースも少なくない。

低周波治療

方法 電気的な刺激で筋肉をほぐす。

注意点 温熱療法と同様、効果は一時的なことが多い。

装具療法

方法 重症の場合や、手術後などにネックカラーと呼ばれる保護具で首を支える。

Q4 カイロプラクティックは頸椎症をどう治療する?

A

頸椎を含む背骨を、主に矯正手技により効果的に調整することで、痛みやしびれなどを解消していきます。

手足の関節のように、大きな動きはしませんが、背骨も、椎骨の一つひとつは椎間関節と椎間板でつながっており、関節の働きをしています。

頸椎症の人は、背骨周囲の筋肉がかたくなることでこの関節の動きが悪くなっています。

こうした動きの悪い関節にカイロプラクティックで刺激を与えると、筋肉のこりが解消されるとともに関節の動きもよくなり、痛みなどの症状が軽減・解消されます。

筋肉の緊張が解消されれば、ストレートネックになっていた頸椎も、正しい形に戻りやすくなります。

また、すでに頸椎が変形して神経の圧迫がある場合でも、カイロプラクティックによって変形自

◎ カイロプラクティックとは

名称	ギリシャ語で、カイロは「手」、プラクティックは「技術」を意味。日本語では「脊椎徒手療法」などとも呼ばれる。
発祥	1895年、米国の治療家D・D・パーマーによって創始。
普及	WHO(世界保健機関)がヘルスケアとして認定。100か国に普及し、45か国でヘルスケアの専門職として公的に認知されている。米国ではカイロプラクターはドクター・オブ・カイロプラクティックと呼ばれ、医師のような存在。日本では法制化されておらず、公的資格がない。そのため、専門的な学校に通わずとも、カイロプラクターを誰でも名乗れる。

◎カイロプラクティックの効果と治療法

効　果

骨格、中でも背骨の異常を調整（矯正）して、全身の筋骨格系の幅広い症状に効果を発揮。代表的な適応症状は、腰痛、肩こり、頭痛、しびれなど。なお、年齢に関係なく、高齢の人でも効果は得られる。

治療法の特徴

矯正手技 アジャストメントともいう。関節の動きの悪い部分を見つけ、そこに対して、小さな動きではあるが、動かすスピードを極めて速くし、骨を瞬間的に矯正する。

筋肉の調整 筋肉のバランスが悪くなって背骨の配列が悪化していれば、かたくなっている筋肉はゆるめ、弱くなっている筋肉を強くなるように調整。本来のバランスに近づける。

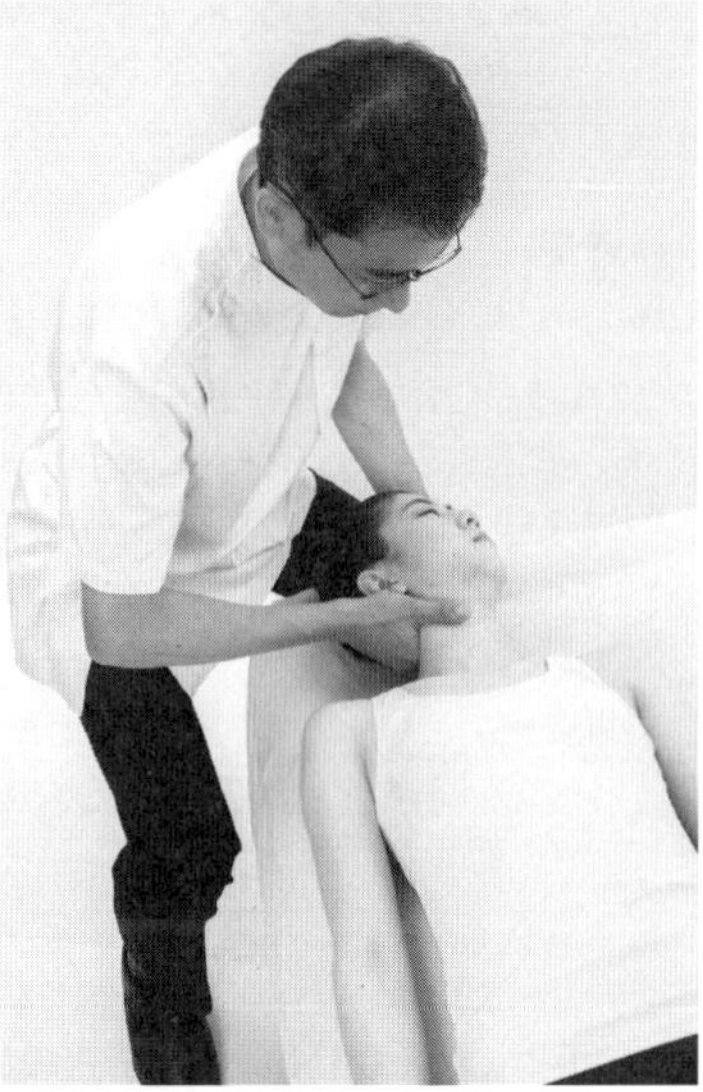

頸椎のアジャストメントの様子。

体はもとどおりに戻すことはできませんが、その原因となっている椎骨同士の狭まりが緩和されるので、腕のしびれも改善されます。

通常では、通院で施術を行ないますが、1回治療を行なっただけでも「ラクになった」という患者さんも多いです。**続ければ、しだいに背骨がよい状態になり、全身の健康にも寄与します。**

なお、治療院での施術には及びませんが、本書で紹介した首トレでも、継続すればカイロプラクティックと同様の効果が得られます。

もし、首トレや生活改善や整形外科での治療を行なっても、思うように改善しない人は、カイロプラクティックの治療を受けられてみることをおすすめします。

ただし、本書の内容は、私の持論が含まれていますので、どの治療院でも同じような考えに基づく治療が受けられるわけではありません。

Q5 手術は、いつ受けるべきでしょうか？

A

手術は最後の手段です。ステージ3以前では、手術以外でできる治療法にしっかり取り組みましょう。

整形外科でも、本書でいう「ステージ3」以前で、手術をすすめることはごく少数です。ステージ3で手術するかどうかは、患者自身のつらさや日常生活への支障ぐあいで判断されます。

しかし、ステージ3であれば、首トレ、生活改善、保存療法、カイロプラクティックなどでしっかり対処すれば、改善がかなり期待できます。

ただし、ステージ4「脊髄症《せきずいしょう》タイプ」になると、手術を検討したほうがよいでしょう。多くは徐々に悪化して重篤《じゅうとく》な神経障害も現れ、クオリティー・オブ・ライフ（QOL＝生活の質）が著しく低下していきます。**ステージ4の患者に対し、前述の治療法を行なっても、残念ながらあまり効果を期待できません。**

◎ ステージ別、手術の検討

ステージ1＆ステージ2
手術を検討する必要はない。

ステージ3
頸椎症性神経根症、頸椎椎間板ヘルニアの神経根症タイプ
手術をすすめられても、まだやり残した治療法があるなら、実践してみる。ただし、「手や腕に全然力が入らない」「四六時中、激しく痛み、眠れない」といった状況が続く場合は、手術を検討してもよい。

ステージ4
頸椎症性脊髄症、頸椎椎間板ヘルニアの脊髄症タイプ
巧緻障害に加え、手・足のマヒ、歩行困難、排便障害などの症状がある場合は手術を検討する。なお、手術した場合でも、再発防止のために、無理のない範囲で首トレや生活改善に取り組むべき。

Q6 頸椎症と紛らわしい病気はありますか？

A 頸椎症の症状によっては、胸郭出口《きょうかくでぐち》症候群《しょうこうぐん》、手根管症候群《しゅこんかんしょうこうぐん》、肘部管症候《ちゅうぶかんしょうこう》群《ぐん》との判別が難しい場合もあります。整形外科で鑑別してもらいましょう。

頸椎症以外にも、腕に痛みやしびれを起こす病気があります。

左に、ステージ3「腕の痛み・しびれタイプ」と紛らわしい代表的な3つの病気についてあげておきましょう。

◎ 頸椎症と紛らわしい3つの病気

胸郭出口症候群《きょうかくでぐちしょうこうぐん》

病態 頸椎から腕にいく神経や、心臓から腕にいく血管が、鎖骨付近の胸郭出口で筋肉や骨によって圧迫されたり、引っ張られたりして、腕に痛みやしびれが起こる。

特徴 若い女性に多く、腕や手の広い範囲がしびれる。多くの場合、両腕に現れる。これに対し、頸椎症のしびれは、多くの場合、左右一方の腕に現れるうえ、広範囲でなく部分的。

手根管症候群《しゅこんかんしょうこうぐん》

病態 手首の手のひら側には、骨と靭帯でできた手根管があり、その中には正中神経が通っている。これが圧迫されると、指にしびれが起こる。睡眠中、無意識に手首を曲げたままでいると、しびれが現れたりする。

特徴 幅広い年齢層で、女性に多い。しびれるのは指だけで、上腕～手のひらには現れない。また、小指以外の親指、人差し指、中指、薬指の中指側に症状が現れるのも特徴。

肘部管症候群《ちゅうぶかんしょうこうぐん》

病態 ひじの少し内側（肘部管という部位がある）を机などにぶつけて、腕がしびれた経験を持つ人は多い。それに近い症状が現れる。肘部管には尺骨神経が通っており、それが筋肉や骨によって圧迫されたり引っ張られたりして起こ

特徴 しびれるのは、前腕の小指側、および小指と薬指の一部のみ。長時間、ひじの内側を圧迫したり、睡眠中、無意識にひじが曲がった状態が続くと、しびれが悪化しやすい。

その他のQ&A

Q 症状がつらいとき、患部をもんでもよいでしょうか？

A ストレッチのほうが効果的です。

もんだり、たたいたりすることでラクになるのであれば、力を入れすぎず、心地よく感じる程度の力でやれば問題ありません。ただし、これは一時しのぎにすぎず、またすぐに症状が出てしまいます。

ストレッチのほうが、より効果的に首・肩の筋肉に働きかけられますので、おすすめです。

Q もむよりは、湿布薬のほうがよいでしょうか？

A どちらも、一時しのぎにすぎません。

湿布薬は痛み止めの薬効成分が皮膚から浸透し、使用中とその後の少しの間、貼った部分の炎症が減少して症状がラクになります。

こりや痛みは湿布薬で治ると信じられがちですが、湿布薬も、たたいたり、もんだりするのと、そんなに違いはなく、根本的な改善ではありません。

Q つらいときは、患部を温めるといいのでしょうか？

A 慢性的な症状であれば、温めるのは効果が期待できます。

頸椎症で首・肩のこりや痛みが慢性化している人は、首・肩の筋肉がかたくなって、血行が悪くなっていると考えられます。

そういう場合、温めると筋肉がゆるんで、血行が促され、症状の軽減が期待できます。

方法としては、ホットパック、使い捨てカイロの使用や、入浴することなどがあります。

おすすめは、貼るタイプの使い捨てカイロです。長時間温められますし、効果のある場所をピンポイントで温められるからです。

効果のある場所とは、21ページで紹介した僧帽筋や肩甲挙筋です。この筋肉の範囲を温められるよう、左右にカイロを貼りましょう。

低温やけどを起こさないよう、直に肌に触れないように注意しましょう。

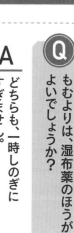

Q 症状がつらいとき、冷やしてもよいでしょうか？

A 急性の痛みの場合、冷やすとよくなることがあります。

寝違えたときなど、急性の強い痛みの場合では、冷やすことで患部の炎症や痛みの神経伝達が低下し、症状がラクになることがあります。

そういう場合は、アイスパックで冷やしましょう。なお、湿布薬に冷やす効果があると思っている人が多いですが、湿布薬にその効果はありません。

急性の痛みや強い痛み以外の場合では、冷やすのはおすすめしません。

近年のように、猛暑が続く夏では、熱中症対策として、首回りを冷やす健康グッズがよく使用されますが、これは筋肉をかたくし、血行を悪くしてしまいます。

また、クーラーで体を冷やしすぎたり、首・肩に長時間扇風機の風をあてるのも筋肉をかたくし、こりを悪化させる要因となります。

冷えには充分注意しましょう。

Q 首を動かしてポキッと鳴らすと症状が和らぐのですが、やってよいでしょうか？

A あまりおすすめできません。

カイロプラクティックの施術でも、患部の関節を矯正するとポキッと音が鳴ることがあります。自分で動かして鳴らすのも、これと似た現象であり、心地よい感じがするかもしれません。

ただし、カイロプラクティックの場合は、関節の動きがかたくなっている部分だけを、ポキッと施術しているのであって、自分で首を振って動かすのとは違います。

自分で動かす場合は、悪くないゆるい関節まで同時に動かしてしまいます。それを習慣的に行なうと、もとは健康だった関節が、ゆるみすぎてしまうことがあります。

ポキポキ鳴らすのがクセにならないよう、注意してください。

Q 朝の寝起きのとき、とくに症状が強いのですが、なぜでしょう？

A 歯ぎしりなどで、睡眠中も緊張しているのかもしれません。

本来なら、睡眠中はリラックスできますので、朝起きたときは、首・肩の緊張がラクになって症状も軽くなるはずです。

朝のほうが症状がつらいなら、睡眠中に歯ぎしりや食いしばりで、首・肩に力を入れ続けていたり、睡眠時無呼吸症候群（睡眠中に短い呼吸停止をくり返す病気）で睡眠中に体を緊張させていたりする可能性があります。

これがある人は、その治療が症状の改善につながります。歯ぎしりや食いしばりなら歯科へ、睡眠時無呼吸症候群なら呼吸器内科や耳鼻咽喉科を受診しましょう。

Q 頸椎症に効くサプリメントはありますか？

A サプリメントより、毎日の食事を大切にしましょう。

いまのところ、頸椎症の症状改善に有効だったという明確な根拠が示されたサプリメント（栄養補助食品）はありません。

サプリメントに頼るよりも、気をつけたいのが、日々の食事です。

筋肉、骨、軟骨、靭帯、神経、血液など、人体の組織はすべて、日常で摂取した栄養によってつくられているからです。

このことに注意したいのは、食事が質素になりがちな高齢の人やダイエット中の人です。そういう人こそ、たんぱく質、ビタミン、ミネラルなどを、積極的に摂るべきです。

とくに肉、魚、卵などに含まれるたんぱく質は人体の組織のもとになりますから、欠乏しないよう注意すべきです。また、カルシウムなどのミネラルも不足すると、骨粗しょう症が進み、頸椎が変形しやすくなってしまいます。

当然ながら、健康的に生活を続けるには、これら以外にもさまざまな栄養が必要です。栄養バランスを考えながら、日々の食事を充実させましょう。

Q 首・肩の症状がつらいとき、頭痛もするのですが、関係ありますか？

A 頸原性頭痛かもしれません。

頸椎の中を通っている脊髄は、脳の神経と同様に中枢神経です。頸椎に異常があると、頸椎を通る脊髄を介して脳の神経が刺激され、頭痛が起こる場合があります。頸原性頭痛といいます。

こうした頭痛は、首トレやカイロプラクティック施術で頸椎の状態がよくなれば、症状が和らぐ場合があります。

Q 目の疲れは、首・肩の不調と関係ありますか？

A 深い関係があります。

首・肩のこりと疲れ目、いずれも交

感神経の働きが高ぶると起こりやすいので、併発することは多いものです。

両方の症状を感じやすい人は、なるべく目を休ませ、肩の力を抜いてリラックスする時間をつくるようにしましょう。

疲れ目は、メガネやコンタクトレンズが合っていない場合や、スマホやパソコンの画面が明るすぎると生じやすくなります。それを調整すると、疲れ目と同時に、首・肩のこりもよくなることがあります。

Q　首・肩のこりと、胃腸の不調は、関係ありますか？

A　交感神経の働きで、両者が引き起こされる場合があります。

頸椎と胃腸は離れた位置にあるので、首・肩の不調と胃腸の不調が関連していると思う人は、少ないかもしれません。

しかし、ストレスが、首・肩だけでなく内臓不調の原因となることもあります。ストレスは交感神経を高ぶらせ内臓の働きを悪くするからです。

また、ネコ背の姿勢が内臓を圧迫し、胃腸の機能障害を起こす場合もあります。

その証拠に、ネコ背の人にカイロプラクティックの施術を行なうと、胃腸の調子が改善するケースがしばしばあります。

Q　むち打ち症でも、首トレを行なってよいでしょうか？

A　慢性期には改善の役に立つことがあるでしょう。

むち打ち症（外傷性頸部症候群、頸椎捻挫）は、交通事故などによって、首に強い力が突発的に加わることで起こります。

発症後、1週間ぐらいの急性期には、首を安静にしていたほうがよいので、本書の首トレは行なわないほうがよいでしょう。急性期には、めまいや吐き気などが出る場合があるからです。

もともと頸椎症の傾向がありながら、むち打ち症を起こした場合では、むち打ち症の治療を行なうだけでは治りにくいことがあります。

むち打ち症を起こしてから2～3か月も経っているのに、なかなか痛みが引かない場合は、頸椎症の併発が疑われます。首トレをやってみてもよいでしょう。

ただし、医師と相談してから行なってください。

ケース紹介！

つらい頚椎症が改善した4人

ケース1 熱心に体操を続けて、ストレートネックの改善に成功

ステージ1 K・Sさん（20代・女性）

派遣社員として会社の事務仕事を始めて2年経ったK・Sさん。約2週間に1度の繁忙期には、日中はパソコンにかじりつきで、そんな日々には、決まって肩こりと頭痛が現れるようになりました。

整形外科では、医師から「ストレートネックだから肩がこるのだ」といわれ、湿布薬を処方されました。また、温熱療法とマッサージの通院も始めました。効果はあまり感じられず、仕事の繁忙期を過ぎるころには症状がラクになったため、通院をやめたそうです。

しかし、仕事が忙しくなると、たちまちもとどおりに……。そんな状況に約1年苦しんだ末、K・Sさんは当院を訪れました。

K・Sさんはネコ背がクセになっていて、首・肩・背中上部の筋肉が非常にかたくなっていました。私はカイロプラクティックの手技で筋肉をほぐして、首トレを指導し、通院していただくことにしました。

K・Sさんは仕事が忙しいときでも、朝・昼・晩3回、首トレに取り組まれました。

通院を始めて1か月半。繁忙期にも頭痛と肩こりが出なくなり、ネコ背とストレートネックで頭が前に出ていた姿勢がほとんど直っていました。

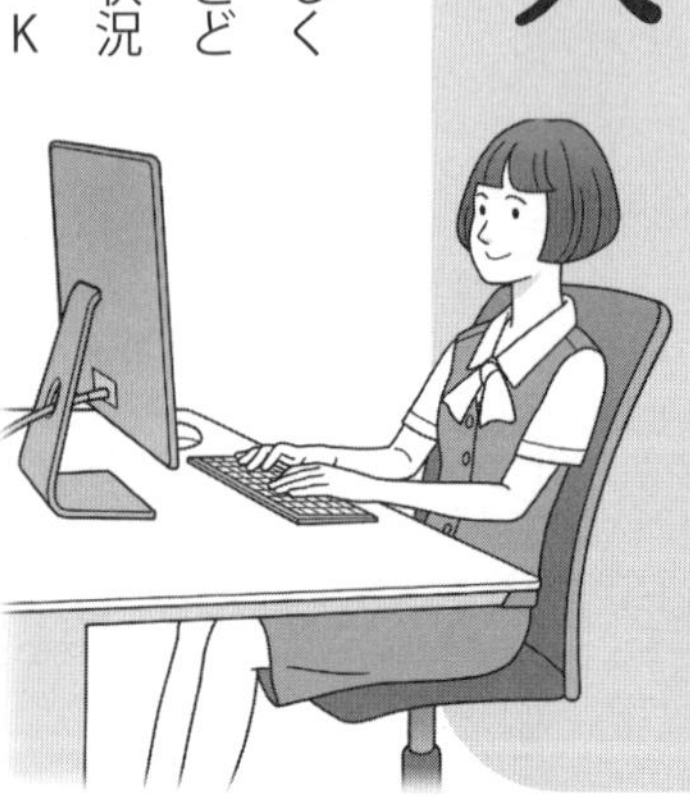

ケース2

姿勢の悪さが原因とわかり、徹底的な対処で痛みを解決

ステージ2

H・Iさん（30代・男性）

システム・エンジニアのH・Iさん。20代後半から約10年間、肩こりに悩まされ続けてきました。整形外科の画像診断では、頸椎の3か所に小さな骨棘が見つかっていました。当院来院の4年前からは、右を振り向くとズキッとくる首の痛みも現れました。

また、その痛む箇所が、強く痛むことが1年に2回程度あり、そのたびに整形外科で鎮痛薬をもらい、牽《けん》引《いん》を受けてしのいできました。しかし、痛む回数も強さも増すばかり。それで当院を訪れました。

H・Iさんは、若いころはマラソンの完走も数度達成し、20代後半からは週1〜2回は水泳をするという、健康的な生活をしている人です。しかし、首・肩が広範囲に非常にかたくなっていました。

聞くところによると、子どもの頃から周囲の人に姿勢が悪いといわれているそうで、確かにネコ背がクセになって、頸椎の動きもかたくなっていました。

平日の日中は、ずっと集中してノートパソコンで作業をしていたといいますから、これは痛くなってもおかしくありません。

私はカイロプラクティックの手技を行ない、同時に首トレも指導しました。ストレッチは、右側を入念にやるようにアドバイスし、ノートパソコンの環境改善（110ページ参照）を実行してもらいました。

H・Iさんは当初、姿勢が首の痛みに関係しているとは考えたこともなかったようですが、通院すること約3週間、姿勢を直したことに高い効果を感じているといいました。

これまでの悪かった姿勢を反省し、イスも肩まで背もたれがあるものに買い替えたそうです。

結局、約2か月通っていただくと、痛むことがほとんどなくなり、通院は終わりました。

ケース3

リラックスする習慣を身につけ、つらかった毎日を克服

ステージ2

A・Mさん（40代・女性）

A・Mさんは、10代から肩こりに悩み、30代後半からは首の痛みも現れるようになりました。整形外科では、薬物療法と週1回の理学療法（牽引、マッサージ、低周波治療）を受けてきました。

しかし、当院に来院する半年前から痛みが悪化し、耐え難くなってきました。首と肩甲骨周辺（肩甲間部）の左側が鈍く痛み、首を後ろに反らすと痛みが増します。とくに、うがいをするときや、高い場所にあるものを取ろうとする動作が苦痛となっていました。鍼《はり》治療も試しましたが、効果は一時的なものだったそうで、その後、当院に来院されました。

A・Mさんは、子育てと家事で休む暇がなく、体を酷使しているようで、実際、広範囲に首、肩、胸椎がとてもかたくなっていました。

私はカイロプラクティックの手技を施し、首トレと姿勢の改善法を指導しました。

そのうえ、A・Mさんは凝り性の気質があり、何かと無意識のうちに体に力を入れてしまうようでしたので、「日に5回でも10回でも、我に返って力を抜くようにしましょう」とお伝えしました。また、毎日15分ぐらいのお昼寝もおすすめしました。

改善がみえるまでに1か月以上かかりましたが、「ヨガや瞑想のことも勉強し始め、力を抜くということがわかった」とおっしゃられた頃から、だんだんと筋肉がやわらかくなり、結局は、痛みは解消されました。おまけに半ばあきらめていた長年の肩こりも気にならなくなったと、喜んでいました。

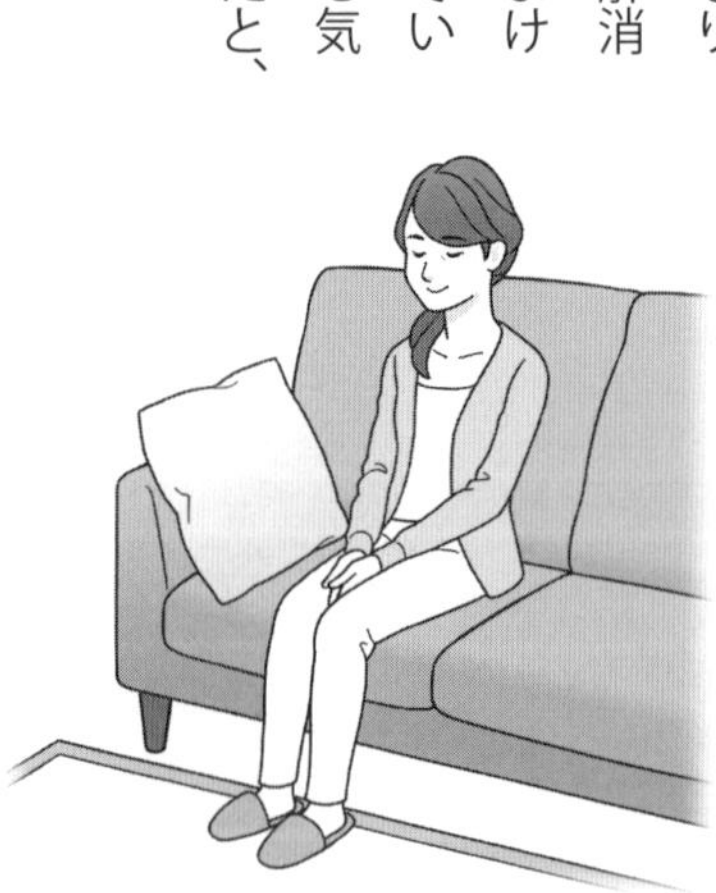

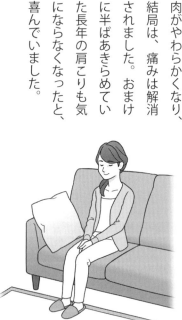

ケース4 首伸ばしが上手にできるようになると、すぐに改善の兆しが現れた

ステージ3 N・Oさん（50代・男性）

タクシーの運転手をしているN・Oさんは、肩こりとは長年の付き合いで、職業病とあきらめていました。しかし、当院に来院される5か月前から、夜中、左腕の痛みと左手の親指のしびれで目覚めてしまう症状に悩まされるようになりました。日中も、運転をしているとじわじわと腕がつらくなって耐えられません。

整形外科では、第4～5、それと第5～6頸椎の間が狭くなって神経根症となっているといわれ、痛み止めの服用と週3回の牽引を始めました。しかし、2か月続けても、しびれは一向に改善せず、薬を強めの鎮痛薬に変えましたが、効果はありませんでした。

それで、N・Oさんは当院を来院されました。

N・Oさんは、ひどく首・肩がこって、頸椎の動きもかたくなっていました。しばらくカイロプラクティックの手技を続けられるよう、なるべく頻繁の通院をおすすめし、首トレも指導しました。

また、運転中、肩が浮かないように座席を調節するようお話ししました（後日聞いたのですが、この座席の調節は、細かい話ではあったものの、実際にうまく調節できると、効果は高かったとのことでした）。

通院を始めて2週間、あまり症状の改善がみられませんでした。「首伸ばし」のやりかたがよくなかったようで、首をたらすだけでなく、しっかり曲げるよう再度指導しました。すると、その翌週から、治療の効果が現れてきて、1か月続けた結果、症状がほとんどなくなりました。夜も眠れるようになり、仕事への支障もなくなったとのことでした。

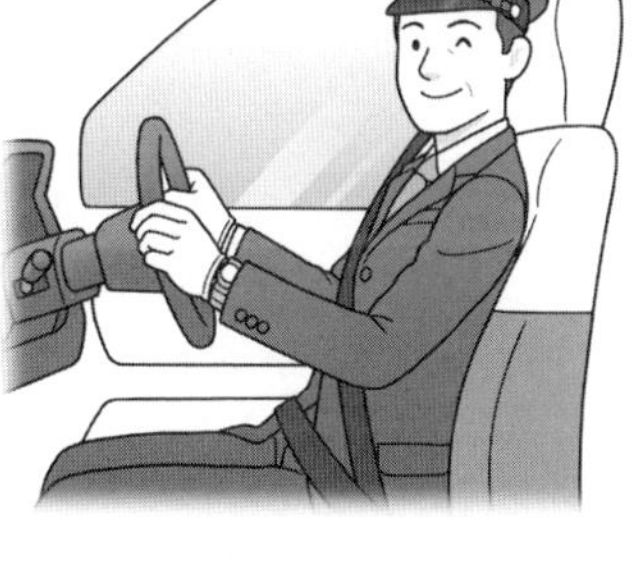

【著者】
竹谷内康修（たけやち・やすのぶ）

竹谷内医院院長。整形外科医・カイロプラクター。東京都生まれ。2000年に東京慈恵会医科大学卒業後、福島県立医科大学整形外科へ入局。3年間臨床に携わる。2003年、米国のナショナル健康科学大学へ留学し、カイロプラクティックを学ぶ。2006年、同大学を首席で卒業。2007年、東京駅の近くにカイロプラクティックを主体とした手技療法専門のクリニック（現・竹谷内医院）を開設。肩こり、首の痛み、腕のしびれ、腰痛、腰部脊柱管狭窄症、関節痛などの手技治療にとり組む。また、雑誌、新聞、テレビなど多数のメディアで健康関連のトピックをわかりやすく解説している。祖父、父は日本におけるカイロプラクティックのパイオニア。著書に『腰痛を根本から治す』『腰・首・肩のつらい痛みは2分で治る!』（以上、宝島社）、『首の痛みは、自分で簡単に治せる!』（三笠書房）などがある。

【参考文献】
『整形外科 外来シリーズ5 頸椎の外来』菊地臣一ほか編集（メジカルビュー社）、『標準整形外科学』寺山和雄ほか監修（医学書院）、『今日の整形外科治療指針 第5版』二ノ宮節夫ほか編集（医学書院）、『オーチスのキネシオロジー 身体運動の力学と病態力学』山崎敦ほか監訳（ラウンドフラット）、『筋骨格のキネシオロジー』嶋田智明ほか監訳（医歯薬出版）、『ビジネスパーソンのための快眠読本』白川修一郎著（ウェッジ）、『すべての疲労は脳が原因』梶本修身著（集英社）、田原昭彦ほか：「眼精疲労」『医学と薬学』67：13-18, 2012（自然科学社）、Hansraj K.K.：Assessment of Stresses in the Cervical Spine Caused by Posture and Position of the Head. “Surg. Technol. Int.” 25:277-279,2014

【スタッフ】
カバーデザイン　柿沼みさと
本文デザイン&DTP　島崎幸枝
撮影　谷山真一郎
イラスト　勝山英幸
ヘアメイク　川原恵美
モデル　丹羽奏恵（オスカープロモーション）
編集制作　風土文化社（中尾道明）

頸椎症《けいついしょう》の名医《めいい》が教《おし》える 竹谷内式《たけやちしき》 首《くび》トレ

5分《ふん》の体操《たいそう》で首《くび》の痛《いた》み・肩《かた》こり・腕《うで》のしびれが消《き》える

初版第一刷　2020年 8 月31日
初版第五刷　2023年10月20日

著　者　竹谷内康修
発行者　小宮英行
発行所　株式会社 徳間書店
〒141-8202 東京都品川区上大崎3-1-1 目黒セントラルスクエア
電　話　【編集】03-5403-4350【販売】049-293-5521
振　替　00140-0-44392

印刷・製本　図書印刷株式会社

ISBN978-4-19-865096-4